JN121063

Contents

必須問題集❶

《物　理》――― 3

［Ⅰ］物質の物理的性質 ――― 4

Ⓐ物質の構造　4

Ⓑ物質のエネルギーと平衡　18

Ⓒ物質の変化　36

［Ⅱ］化学物質の分析 ――― 42

Ⓐ分析の基礎　42

Ⓑ溶液中の化学平衡　46

Ⓒ化学物質の定性分析・定量分析　54

Ⓓ機器を用いる分析法　62

Ⓔ分離分析法　70

Ⓕ臨床現場で用いる分析技術　76

《化　学》――― 83

［Ⅰ］化学物質の性質と反応 ――― 84

Ⓐ化学物質の基本的性質　84

Ⓑ有機化合物の基本骨格の構造と反応　100

Ⓒ官能基の性質と反応　108

Ⓓ化学物質の構造決定　120

Ⓔ無機化合物・錯体の構造と性質　126

［Ⅱ］生体分子・医薬品の化学による理解 ――― 132

Ⓐ医薬品の標的となる生体分子の構造と化学的な性質　132

Ⓑ生体反応の化学による理解　138

Ⓒ医薬品の化学構造と性質、作用　144

［Ⅲ］自然が生み出す薬物 ――― 164

Ⓐ薬になる動植鉱物　164

Ⓑ薬の宝庫としての天然物　172

《生　物》 181
[Ⅰ] 生命現象の基礎 182
Ⓐ細胞の構造と機能　182
Ⓑ生命現象を担う分子　186
Ⓒ生命活動を担うタンパク質　196
Ⓓ生命情報を担う遺伝子　202
Ⓔ生体エネルギーと生命活動を支える代謝系　218
Ⓕ細胞間コミュニケーションと細胞内情報伝達　226
Ⓖ細胞の分裂と死　230
[Ⅱ] 人体の成り立ちと生体機能の調節 232
Ⓐ人体の成り立ち　232
Ⓑ生体機能の調節　246
[Ⅲ] 生体防御と微生物 260
Ⓐ身体をまもる　260
Ⓑ免疫系の制御とその破綻・免疫系の応用　268
Ⓒ微生物の基本　276
Ⓓ病原体としての微生物　288

《衛　生》 299
[Ⅰ] 健　康 300
Ⓐ社会・集団と健康　300
Ⓑ疾病の予防　308
Ⓒ栄養と健康　320
[Ⅱ] 環　境 340
Ⓐ化学物質・放射線の生体への影響　340
Ⓑ生活環境と健康　364

物理

PHARMACIST

I　物質の物理的性質

Ⓐ物質の構造

《化学結合》

□(1) 塩化水素(気体)のH原子とCl原子の間の結合として正しいのはどれか。1つ選べ。106-4

1　共有結合　　2　イオン結合　　3　水素結合
4　金属結合　　5　疎水結合

□(2) 配位結合が関係している化合物はどれか。1つ選べ。

1　アンモニア　　2　塩化アンモニウム　　3　エチレン
4　アセチレン　　5　塩化ナトリウム

□(3) 自由電子が関係している結合はどれか。1つ選べ。

1　イオン結合　　2　配位結合　　3　金属結合　　4　共有結合
5　水素結合

□(4) sp^2混成軌道をもつ化合物はどれか。1つ選べ。

1　ピペリジン　　2　テトラヒドロフラン　　3　エチレン
4　アセチレン　　5　メタン

□(5) 混成軌道を考えるとき、電子の昇位に関与する軌道の関係はどれか。1つ選べ。

1　1s軌道→2s軌道
2　1s軌道→2p軌道
3　2s軌道→2s軌道
4　2s軌道→2p軌道
5　2p軌道→2p軌道

□(6) 分子軌道法の1つであるLCAO法に関する記述のうち、正しいのはどれか。1つ選べ。

1　原子軌道の積で表される。
2　原子軌道の差で表される。
3　原子軌道の線形結合で表される。
4　結合性分子軌道のみが求まる。
5　電子は基本的に各原子軌道に属すると考える。

(1) 1

1 ○ 共有結合とは、原子間での電子対の共有をともなう化学結合である。

2 × イオン結合とは、陽イオンと陰イオンが互いに逆符号の電荷をもつため、両者の間にクーロン力（静電的相互作用に基づく力）が引力的に働いて形成される化学結合である。

3 × 電気陰性度の大きい原子（A）に共有結合した水素原子は正電荷を帯び、電気陰性度の大きい他原子（B）との間でA–H…B型の結合を形成する。水素結合とは、このときのH…B間の結合のことである。

4 × 金属結合とは、規則正しく配列した金属原子間を自由に移動できる自由電子（価電子）による化学結合である。

5 × 疎水結合とは、水中で疎水性分子や疎水基が水を避けて会合する現象のことである。

(2) 2

塩化アンモニウムのアンモニウムイオン$[NH_4]^+$の1つのN–H結合はアンモニアの窒素原子の非共有電子対とプロトンの配位結合から形成されている。

(3) 3

自由電子は金属陽イオン間を自由に動き回っている電子で、この自由電子が関与した金属陽イオン間の結合を金属結合という。配位結合は電子をもたない原子が他方の原子のもつ非共有電子対を共有した結合で、共有結合は2個の原子がもつ不対電子を共有した結合である。

(4) 3

エチレン$CH_2=CH_2$は2つの炭素原子がsp^2混成軌道をもち、炭素原子間でπ結合を形成している。ピペリジンとテトラヒドロフランはすべての原子がsp^3混成軌道をもつ脂肪族複素環化合物である。アセチレン$CH \equiv CH$は2つの炭素原子がsp混成軌道をもち、炭素原子間で2つのπ結合を形成している。メタンCH_4は炭素原子がsp^3混成軌道をもつ。

(5) 4

エネルギーの低い原子軌道からエネルギーの高い原子軌道へ電子を励起させることを昇位という。この昇位によってつくられた仮想的な電子配置を原子価状態という。1s軌道は内核であるので、結合には関与しない。また、同じエネルギーのs軌道間やp軌道間での電子励起はない。したがって、昇位は最外殻の原子軌道2s→2p軌道間で起こる。

(6) 3

分子軌道法の1つであるLCAO法は、LCAO MOともよばれ、原子軌道(AO)の線形結合（LC）を取って分子軌道を表す。選択肢1と2のように、単なる原子軌道の積や差で表す方法ではない。4は原子よりもエネルギーの安定な結合性分子軌道と不安定な反結合性分子軌道が求まる。5は電子が分子全体に広がった軌道に属すると考える。

(7) 結合軸が x 軸のとき、π 分子軌道を形成する原子軌道の組合せはどれか。1つ選べ。

1　2s 軌道–2s 軌道
2　$2p_x$ 軌道–$2p_x$ 軌道
3　$2p_x$ 軌道–$2p_y$ 軌道
4　$2p_y$ 軌道–$2p_y$ 軌道
5　$2p_y$ 軌道–$2p_z$ 軌道

(8) 共鳴構造を表すとき、移動させるのはどれか。1つ選べ。

1　σ 電子の移動
2　π 電子の移動
3　σ 電子と π 電子の移動
4　σ 結合の移動
5　原子の移動

(9) 鎖状の共役系炭化水素はどれか。1つ選べ。

1　1–ブテン　　2　ペンタン　　3　1,4–ペンタジエン
4　ヘキサン　　5　1,3,5–ヘキサトリエン

(10) 非共有電子対（孤立電子対）が sp^2 混成軌道に収容されているのはどれか。1つ選べ。 **100-7**

1　CH_3CN
2　（フラン）
3　（アニリン、NH_2）
4　（ピロール、NH）
5　$N(CH_2CH_3)_3$（H_3CH_2C–N(–CH_2CH_3)–CH_2CH_3）

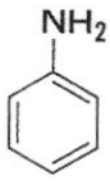

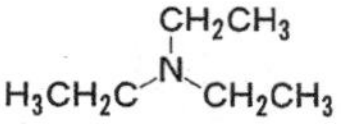

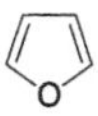

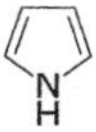

《分子間相互作用》

(11) ペンタン、2–メチルブタン、2,2–ジメチルプロパンを、沸点の高いものから順に並べたのはどれか。1つ選べ。

1　ペンタン ＞ 2–メチルブタン ＞ 2,2–ジメチルプロパン
2　ペンタン ＞ 2,2–ジメチルプロパン ＞ 2–メチルブタン
3　2,2–ジメチルプロパン ＞ 2–メチルブタン ＞ ペンタン
4　2,2–ジメチルプロパン ＞ ペンタン ＞ 2–メチルブタン
5　2–メチルブタン ＞ 2,2–ジメチルプロパン ＞ ペンタン

(7) 4

結合形成が可能な原子軌道間の組合せは 2s−2s、$2p_x-2p_x$、$2p_y-2p_y$、$2p_z-2p_z$ の各軌道間である。結合軸が x 軸なので、σ 分子軌道は 2s−2s 軌道間と結合軸方向に極大をもつ $2p_x-2p_x$ 軌道間から形成される。一方、π 分子軌道は結合軸に対して垂直な方向に極大をもつ $2p_y-2p_y$ と $2p_z-2p_z$ 軌道間から形成される。なお、選択肢3と5の2p軌道間の組合せからは結合は形成されない。

(8) 2

共鳴構造は原子核の位置は動かず、π 電子あるいは非共有電子対だけを移動させて書かれた構造である。また、すべての共鳴構造は必ず Lewis 構造をとらなければならない。

(9) 5

共役系は2つ以上の二重結合や三重結合と一重結合が交互に結合した構造である。選択肢5は二重結合と一重結合が交互に結合しているので、共役系炭化水素である。1は二重結合が1つであり、2と4は飽和炭化水素で、3は二重結合と一重結合が交互に結合していないので、共役系炭化水素ではない。

(10) 2

1 × アセトニトリル：窒素原子は sp 混成、非共有電子対は sp 混成軌道を占めている。

2 ○ フラン：酸素原子は sp^2 混成、2つの非共有電子対は sp^2 混成軌道と p 軌道を占めている。

3 × アニリン：窒素原子の非共有電子対はベンゼン環と共鳴していない状態（窒素は sp^3 混成）では sp^3 混成軌道、共鳴した状態（窒素は sp^2 混成）では p 軌道を占めている。

4 × ピロール：窒素原子は sp^2 混成、非共有電子対は p 軌道を占めている。

5 × トリエチルアミン：窒素原子は sp^3 混成、非共有電子対は sp^3 混成軌道を占めている。

(11) 1

アルカンの炭素数が同じであれば、直鎖状であればあるほど分子間に働くファンデルワールス力が大きくなるので、沸点が高くなる。

$CH_3CH_2CH_2CH_2CH_3$

ペンタン
（沸点 36℃）

$CH_3CH(CH_3)CH_2CH_3$

2−メチルブタン
（沸点 28℃）

$CH_3C(CH_3)_2CH_3$

2,2−ジメチルプロパン
（沸点 10℃）

(12) イオン間にはたらくクーロン力の特徴として誤っているのはどれか。1つ選べ。 106-5

1 媒質の比誘電率に反比例する。
2 イオン間の距離に反比例する。
3 イオンのもつ電荷の大きさに比例する。
4 同じ符号の電荷をもつイオン間では斥力となる。
5 真空中で最も強くなる。

(13) 塩化ナトリウム結晶中で働く相互作用のうち、主要なものはどれか。1つ選べ。 99-1

1 ロンドン（分散）力
2 水素結合
3 静電相互作用
4 疎水性相互作用
5 双極子－双極子相互作用

(14) クーロン力と電荷間の距離の関係はどれか。1つ選べ。

1 距離に反比例
2 距離に比例
3 距離の2乗に反比例
4 距離の2乗に比例
5 距離の6乗に反比例

(15) 陽イオン、陰イオンが水和している状態を最も適切に表しているのはどれか。1つ選べ。 102-2

	1	2	3	4
陽イオン	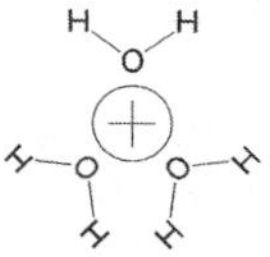	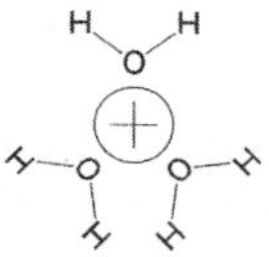	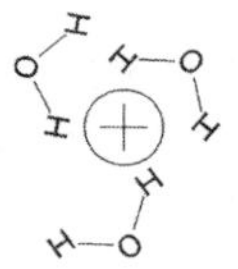	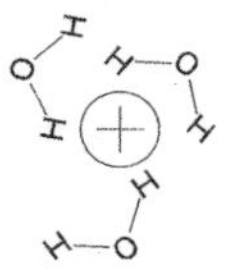
陰イオン	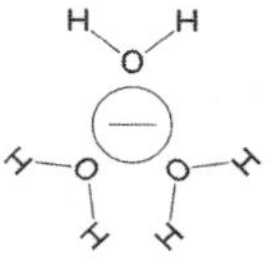	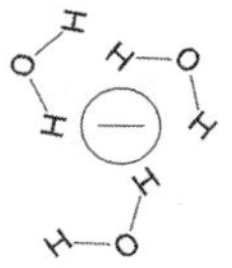	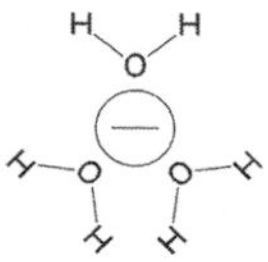	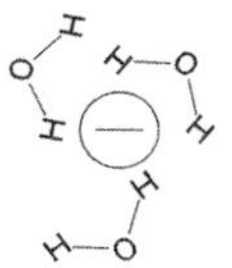

(16) 分子間に双極子─双極子相互作用が働く化合物はどれか。1つ選べ。

1 ベンゼン　2 $H_2C = C = CH_2$　3 $O = C = O$
4 エタン　5 NH_3

(12) 2

2つの電荷 Q と Q' が距離 r 離れているときに働くクーロン力 F は次式で示される。

$$F = \frac{Q \cdot Q'}{4\pi\varepsilon r^2}$$ （ε は媒質の誘電率、4π は SI 単位系での補正因子）

したがって、クーロン力は、媒質の誘電率に反比例し、距離ではなく距離の2乗に反比例し、電荷の大きさに比例する。比誘電率 ε_r は媒質の誘電率 ε および真空の誘電率 ε_0 との間に $\varepsilon_r = \varepsilon/\varepsilon_0$ の関係があり、真空の誘電率 ε_0 は定数なのでクーロン力は媒質の比誘電率に反比例する。2個の電荷が同種の場合は反発力（斥力）で、異なる場合は引力となる。誘電率は真空で最も小さいと考えられる。

(13) 3

1 × 無極性分子間に働く分子間力を分散力といい、特に瞬間双極子－誘起双極子相互作用をロンドン力という。その引力エネルギーは分子間距離の10^6 に反比例する。

2 × 電気陰性度の大きな原子Xと水素原子との間の共有結合が、その近くにある他の電気陰性度の大きな原子Yとの間に $X^{\delta-}–H^{\delta+}\cdots Y^{\delta-}$ の型を形成する弱い結合をいう。

3 ○ 塩化ナトリウムは塩素イオンとナトリウムイオンとの間のクーロン力により結晶を形成している。2個の電荷間に働く相互作用を静電相互作用という。

4 × 水や極性溶媒中で疎水性基や疎水性分子が凝集するときに働く相互作用をいう。

5 × 一般には、極性分子や極性基に存在する電気双極子間に働く静電相互作用をいう。

(14) 3

クーロン力は2つの電荷の積に比例し、電荷間の距離の2乗に反比例する。距離に反比例するのはポテンシャルエネルギー、距離の6乗に反比例するのはファンデルワールス相互作用である。

(15) 2

水和している状態とは、水溶液の中で溶質の分子やイオンがいくつかの水分子を引き付けて、1つの分子集団を形成する現象である。水分子のO－H結合は、大きな結合モーメントを有し、$O^{\delta-}－H^{\delta+}$で表記される。$O^{\delta-}$や$H^{\delta+}$の近傍に対イオン（負イオンには＋イオン、正イオンには－イオン）があると、静電力による水素結合をすることでイオンを中心とした分子集団が形成される。

(16) 5

双極子－双極子相互作用は極性分子間の相互作用である。無極性分子は双極子をもたないので、双極子－双極子相互作用が働く化合物は極性分子のNH_3 である。

☐(17) 双極子モーメントをもつ化合物はどれか。1つ選べ。
1 メタン　2 二酸化炭素　3 硫化水素　4 二硫化炭素
5 四塩化炭素

☐(18) 双極子モーメントが最も大きい分子はどれか。1つ選べ。98-1
1 HF　2 HCl　3 HBr　4 HI　5 H_2

☐(19) 同圧下で最も沸点の高いのはどれか。1つ選べ。101-1
1 HF
2 HCl
3 HI
4 H_2O
5 H_2S

☐(20) 分子内水素結合を形成する化合物はどれか。1つ選べ。
1 水分子　2 マレイン酸　3 フマル酸
4 酢酸　5 エタノール

☐(21) 沸点が最も高いのはどれか。1つ選べ。
1 CH_4　2 CH_3OH　3 CH_3CH_3　4 CH_3CH_2OH　5 $CH_3CH_2CH_3$

☐(22) 電子供与体（D）と電子受容体（A）の間で形成される電荷移動錯体の構造はどれか。1つ選べ。
1 DからAへの完全な電子移動（D^+–A^-）
2 AからDへの完全な電子移動（D^-–A^+）
3 DとAが接触した状態（D･･･A）
4 D^+–A^-とD･･･Aが共鳴した状態
5 D^-–A^+とD･･･Aが共鳴した状態

(17) 3

硫化水素 H_2S は、結合角 92° の二等辺三角形型に屈曲しており、結合モーメントは打ち消し合わないので、双極子モーメントをもっている。選択肢 1 と 5 は正四面体型構造をとり、2 と 4 は直線状構造をとるので、結合モーメントは打ち消し合うので、双極子モーメントをもたない。

(18) 1

微小距離（問題の場合は原子間結合距離）を隔てて原子が存在するとき、その電荷の偏りの大きさを双極子モーメントという。電荷の偏りは電気陰性度で説明され、異原子の電子を引きつける相対的な力の大きさを表す。その大きさは周期表で知ることができ、一般には同一周期では右に進むほど大きくなり、同一族では上に進むほど大きくなる。ハロゲン族ではフッ素が最も電子を引きつける。

(19) 4

一般的に、構成分子の分子間力（分子間相互作用）が大きいほど、分子はエネルギー的に安定化する。沸点は分子間力を切るのに必要なエネルギーに達する温度であり、安定化した分子では大きなエネルギーが必要となり、沸点は高くなる。分子間力の中で最も強いのは水素結合であり、選択肢の中で水素結合が関与できるのは HF と H_2O である。分子量の大きさも沸点に影響を与えるが、分子量がほぼ同じである HF と H_2O では、水素結合部位が複数ある H_2O のほうが沸点は高くなる。Cl も弱い水素結合力を有する。

(20) 2

分子内水素結合を形成するためには、分子内に 2 つ以上の水素結合可能な置換基（−OH、−COOH、NH_2 など）をもっていなければならない。この条件を満たす分子は 2 個のカルボキシ基をもつマレイン酸（シス型）とフマル酸（トランス型）である。しかし、フマル酸はトランス型であるので、分子間水素結合しか形成できない。

(21) 4

沸点は分子量が大きくなるにつれ高くなる。またヒドロキシ基が存在すると分子間水素結合ができるため、沸点が高くなる。

(22) 4

電荷移動錯体は電子供与体 D から電子受容体 A へ電子が完全に移動した状態 D^+−A^- と、単に接触した状態 D···A が共鳴して単独の D や A より安定化した構造の錯体のことである。

(23) 界面活性剤のミセル形成に関与する主な相互作用はどれか。1つ選べ。

1 静電相互作用　2 ファンデルワールス相互作用
3 疎水性相互作用　4 イオン－双極子相互作用
5 電荷移動相互作用

(24) 疎水性相互作用によって増大する物理量はどれか。1つ選べ。

1 内部エネルギー　2 エンタルピー
3 エントロピー　4 ギブズエネルギー
5 ヘルムホルツエネルギー

《原子・分子の挙動》

(25) 次の測定法のうち、最もエネルギーが低い電磁波を用いるのはどれか。1つ選べ。**99-5**

1 赤外吸収スペクトル法　2 核磁気共鳴スペクトル測定法
3 X線回折測定法　4 紫外可視吸光度測定法　5 蛍光光度法

(26) NMRスペクトル測定に用いる電磁波はどれか。1つ選べ。

1 X線　2 マイクロ波　3 可視光線　4 赤外線　5 ラジオ波

(27) 日本薬局方において、旋光度の測定に通常用いる電磁波はどれか。1つ選べ。

1 X線　2 紫外線　3 可視光線　4 赤外線　5 マイクロ波

(28) 振動エネルギー準位間の遷移に基づくスペクトルはどれか。1つ選べ。

1 NMRスペクトル　2 回転スペクトル
3 紫外・可視吸収スペクトル　4 赤外吸収スペクトル
5 蛍光スペクトル

(29) NMRスペクトルに関係するエネルギー準位はどれか。1つ選べ。

1 並進エネルギー　2 回転エネルギー準位
3 振動エネルギー準位　4 電子エネルギー準位
5 ゼーマンエネルギー準位

(23) 3

ミセルは疎水性相互作用で形成され、水和水の排除効果によるエントロピー増大が駆動力である。エンタルピーではないことに注意せよ。静電相互作用はイオン結晶、ファンデルワールス相互作用は黒鉛（グラファイト）、イオン－双極子相互作用は水和（溶媒和）、電荷移動相互作用は電荷移動錯体形成である。

(24) 3

疎水性相互作用は、炭化水素や両親媒性分子の疎水性基が水との接触部分を小さくするように疎水性基同士が集合して安定化する相互作用である。その結果、新しいかご状構造を形成する水分子の数が少なくなり、自由な水分子が増えるためエントロピーが増大する。

(25) 2

各測定法に用いられる電磁波は、1 赤外線、2 ラジオ波、3 X線、4 紫外線及び可視光線、5 紫外線及び可視光線、である。これらを波長領域の短い方から長い方に順に並べると、X線 → 紫外線 → 可視光線 → 赤外線 → ラジオ波、となる。電磁波のエネルギーは、波長に反比例する（振動数に比例）ので、このうちで最もエネルギーが低いのは、波長が最も長いラジオ波である。

(26) 5

例えば、磁場中に ^{1}H 核をもつ物質を置くと、エネルギーの低い α スピン状態と高い β スピン状態の 2 つに分裂する（ゼーマン分裂）。核スピンがラジオ波を吸収して低エネルギーの核スピン状態から高エネルギーの核スピン状態に遷移する現象を利用したスペクトルが NMR スペクトルである。

(27) 3

通常、旋光度は温度 20℃、層長 10 cm、ナトリウム D 線（可視光線の 589 nm）で測定する。選択肢 1 はレントゲン撮影や X 線結晶解析、2 は紫外吸収スペクトル、4 は赤外吸収スペクトル、5 は回転スペクトルの測定で用いる。

(28) 4

赤外吸収スペクトルは振動エネルギー準位間の遷移で、双極子モーメントが変化する振動で観測される。選択肢 1 は核ゼーマンエネルギー準位間、2 は回転エネルギー準位間、3 と 5 は電子エネルギー準位間の遷移である。

(29) 5

NMR スペクトルは核ゼーマンエネルギー準位間の核スピンの遷移で観測される。選択肢 1 はエネルギー連続として取り扱われ、スペクトルは観測されない。2 は回転スペクトル、3 は赤外吸収スペクトル、4 は紫外可視吸収スペクトルが関係する。

☐(30) 2つの波が互いに影響しあって波に強弱が生じる現象はどれか。1つ選べ。

1 散乱　2 吸収　3 共鳴　4 干渉　5 分散

☐(31) 結晶多形を確認できる方法はどれか。1つ選べ。

1 吸光光度法　2 赤外吸収スペクトル法　3 旋光度測定法
4 屈折率法　5 液体クロマトグラフ法

《放射線と放射能》

☐(32) α壊変により放出されるα粒子はどの元素の原子核に相当するか。1つ選べ。 **102-3**

1 ^{1}H　2 ^{4}He　3 ^{7}Li　4 ^{11}B　5 ^{12}C

☐(33) 原子番号が1つ増加する放射性壊変はどれか。1つ選べ。

1 α壊変　2 β^-壊変　3 β^+壊変　4 軌道電子捕獲
5 γ壊変

☐(34) 親核種よりも原子番号が1つ小さい娘核種を生成する放射壊変はどれか。1つ選べ。 **104-1**

1 α壊変　2 β^-壊変　3 β^+壊変　4 γ転移（核異性体転移
5 自発核分裂

☐(35) 透過性の最も小さな放射線はどれか。1つ選べ。

1 α線　2 β^-線　3 β^+線　4 γ線　5 中性子線

☐(36) 次の放射線で粒子線<u>でない</u>ものはどれか。1つ選べ。

1 α線　2 β^-線　3 β^+線　4 γ線　5 中性子線

☐(37) PET用放射性医薬品に用いられる放射性核種はどれか。1つ選べ。

1 ^{3}H　2 ^{14}C　3 ^{18}F　4 ^{33}P　5 ^{123}I

☐(38) 壊変形式上γ線のみを放出する放射性核種はどれか。1つ選べ。

1 ^{32}P　2 ^{90}Sr　3 ^{99}Tc　4 ^{123}I　5 ^{131}I

(30) 4

干渉は、2つの波が相互作用して強弱の模様が生じる現象。散乱は波が物質に当たって進行方向を変える現象。吸収は、例えば物質がエネルギーを取り入れることで電磁波の強度が減少する現象である。

(31) 2

結晶多形の測定法には、融点測定法、密度測定法、粉末X線回折法、熱分析法などがある。選択肢2以外は液体状態で測定する方法なので、結晶多形の測定には用いられない。

(32) 2

α粒子は、陽子2個及び中性子2個から成っており、質量数4のヘリウムの原子核に相当する。^{238}Uのような比較的質量数の大きな放射性同位体が壊変して放出される。

(33) 2

β^-壊変は核内の中性子が電子1個を放出して陽子となる。したがって、原子番号は1つ増加する。

(34) 3

核内の陽子が陽電子を放射して中性子に変換することにより、親核種よりも原子番号が1つ小さい娘核種を生成する壊変はβ^+壊変である。核内の1個の中性子が陽子1個に変換されて原子番号が1つ大きくなる娘核種を生成するのがβ^-壊変である。

(35) 1

一般に、透過性は大きいものから、中性子線＞γ線＞β線＞α線の順となる。電離作用はこれと反対の順である。

(36) 4

α線、β^+線、β^-線、中性子線は全て粒子線。γ線のみが電磁波である。

(37) 3

^{11}C、^{13}N、^{15}O、^{18}Fなどの放射性核種は陽電子（ポジトロン）を放出し、PET用診断薬の標識に用いられる。例えば、がんの診断薬として^{18}F-FDGがよく用いられる。

(38) 4

^{123}Iの壊変形式は100％軌道電子捕獲（EC）で、γ線のみが放出される。^{32}Pと^{90}Srはβ^-線を放出する。^{99}Tcは^{99m}Tcのγ線放出で生じる。^{131}Iはβ^-線とγ線を放出する。

☐(39) 放射性核種のうち、β^+線を放出するのはどれか。1つ選べ。**98-3**

1 ^{14}C　2 ^{18}F　3 ^{32}P　4 ^{35}S　5 ^{60}Co

☐(40) 物理的半減期が最も短い放射性核種はどれか。1つ選べ。

1 ^{32}P　2 ^{3}H　3 ^{60}Co　4 ^{14}C　5 ^{131}I

☐(41) 次に示す放射性核種のうち、放出されるγ線が診断に用いられるのはどれか。1つ選べ。**100-3**

1 ^{3}H　2 ^{14}C　3 ^{32}P　4 ^{90}Sr　5 ^{201}Tl

☐(42) 放射線核種と主な集積場所の組合せで、正しいのはどれか。1つ選べ。

1 ^{32}P(肝臓)　2 ^{40}K(骨)　3 ^{90}Sr(筋肉)　4 ^{131}I(甲状腺)　5 ^{137}Cs(肺)

☐(43) 分解時間の最も長い放射線検出器はどれか。1つ選べ。

1 GM カウンタ　2 電離箱　3 半導体検出器

4 NaI (Tl) シンチレーションカウンタ

5 液体シンチレーションカウンタ

(39) 2

^{14}C は軟 β^- 線（0.156 MeV）、^{32}P は強 β^- 線（1.71 MeV）、^{35}S は軟 β^- 線（0.167 MeV）、^{60}Co は β^- 線（0.318 MeV）と 2 本の γ 線（1.17 MeV、1.33 MeV）を放出する。

(40) 5

各放射性核種の物理学的半減期は短いものから、^{131}I（8.02 日）＜ ^{32}P（14.3 日）＜ ^{60}Co（5.27 年）＜ ^{3}H（12 年）＜ ^{14}C（5730 年）となり、^{131}I が最も短い放射性核種である。

(41) 5

5 の ^{201}Tl は γ 線放出核種で、*in vivo* 診断用放射性医薬品の標識に用いられる。1・2 は弱 β^- 線放出核種、3 は強 β^- 線放出核種であり、いずれもトレーサ実験での試薬の標識に用いられる。4 は β^- 線放出核種で、γ 線や X 線よりも透過性が低く、*in vivo* 診断用放射性医薬品の標識には用いられない。

(42) 4

放射線核種の ^{131}I は甲状腺に集積する。^{32}P は骨に、^{40}K は筋肉、全身に、^{90}Sr は骨に、^{137}Cs は筋肉、全身に集積する。

(43) 1

放射線が入射後、次の放射線が入射しても検出できない時間帯がある。この時間帯を分解時間といい、大小の違いはあるものの、いずれの検出器にもこの時間帯が存在する。GM カウンタの分解時間は長く、強い放射能線源を測定する場合には補正が必要となる。

Ⓑ物質のエネルギーと平衡

《気体の微視的状態と巨視的状態》

☐(1)「一定温度において混合気体の全圧は、それぞれの気体の分圧の和に等しい」とするのはどれか。1つ選べ。

1　ドルトンの法則
2　ボイルの法則（等温変化）
3　シャルルの法則（等圧変化）
4　トルートンの規則
5　ラウールの法則

☐(2) 理想気体の物質量 n、圧力 p、気体定数 R、熱力学温度 T、体積 V について成立する関係はどれか。1つ選べ。 **103-4**

1　$n=\frac{RTV}{p}$　　2　$n=\frac{pT}{RV}$　　3　$n=\frac{pRT}{V}$
4　$n=\frac{pV}{RT}$　　5　$n=\frac{RT}{pV}$

《エネルギー》

☐(3) $\frac{3}{2}RT$ で表されるのはどれか。1つ選べ。ただし、R は気体定数、T は熱力学温度である。

1　1 mol の理想気体の全運動エネルギー
2　1個の理想気体分子の平均運動エネルギー
3　根平均二乗速度
4　理想気体分子の平均二乗速度
5　ボルツマン定数

☐(4) 量子化された2つのエネルギー準位間への分子数の分布比は、そのエネルギー差に依存し、エネルギーが高くなるほど指数関数的にその状態の実現確率は減少し、エネルギー差が大きくなるほど温度依存性が大きくなるとしたのはどれか。1つ選べ。

1　アレニウス理論　　2　デバイ・ヒュッケルの極限則
3　ノイエス・ホイットニーの式　　4　ファンデルワールスの状態方程式
5　ボルツマン分布則

☐(5) 気体定数をアボガドロ定数で割った値をもち、1原子当たりの熱エネルギーを示すのはどれか。1つ選べ。

1　電子の角運動量　　2　プランク定数　　3　ファラデー定数
4　ボルツマン定数　　5　熱容量

(1) 1

1 ○ ドルトンの分圧の法則ともいわれる。

2 × 温度一定のとき、一定量の気体の体積はその圧力に反比例する。

3 × 圧力一定のとき、一定量の気体の体積はその熱力学温度に比例する。

4 × 多くの液体でモル蒸発熱 $\Delta_{vap}H$ と標準沸点 T_b との比（$\Delta_{vap}H/T_b$）はほぼ一定で、85 ～ 88 J K^{-1} mol^{-1} である。

5 × 混合溶液の各成分の蒸気分圧はそれぞれの純液体の蒸気圧と混合溶液中のモル分率の積で表される。

(2) 4

通常、理想気体の状態方程式は $pV = nRT$ で表現される。選択肢のように物質量 n を表す式に変形するために両辺を RT で除すと、$\frac{pV}{RT} = n$ である。

(3) 1

2 × 1 分子の平均運動エネルギーは $\frac{3}{2}k_BT$ で表され、k_B はボルツマン定数である。

3 × 根平均二乗速度は $\sqrt{\frac{3RT}{M}}$ で表される。M は分子の質量である。

4 × $\frac{3RT}{M}$ で表されるのは平均二乗速度である。

5 × $k_B = \frac{R}{N_A}$ で表され、k_B がボルツマン定数、N_A はアボガドロ定数である。

(4) 5

1 は反応速度定数の温度依存性、2 は平均活量係数のイオン強度依存性、3 は溶解過程が拡散律速であるときの固体の溶解速度式、4 は実在気体の温度、圧力、体積、物質量の間の関係式である。

(5) 4

1 × ボーア理論では電子の角運動量は mvr で定義され、量子化されて $h/2\pi$ の整数倍のみが許される。m は電子の静止質量、v は電子の軌道運動の速度、r は軌道半径、h はプランク定数である。

2 × 光子の流れが持つエネルギーは $h\nu$ で表され、h がプランク定数、ν は振動数である。

3 × 電子 1 mol 当たりの電荷で値は 96,485 C mol^{-1} である。

5 × 物質の温度を 1℃だけ上昇させるのに必要なエネルギーである。

☐(6) 外界との間にエネルギーの授受があり、物質の授受がない系はどれか。1つ選べ。

1 宇宙　2 閉じた系　3 孤立系　4 開いた系　5 境界

☐(7) 栓をしたフラスコ内の化学反応の系はどれか。1つ選べ。

1 宇宙　2 閉じた系　3 孤立系　4 開いた系　5 境界

☐(8) 系が15Jの熱を受け、外界に10Jの仕事を行い、2Jの熱を放出したとき、系の内部エネルギー変化の値として、正しいのはどれか。1つ選べ。

1 3J　2 7J　3 23J　4 25J　5 27J

☐(9) 熱力学第一法則はどれか。1つ選べ。

1 エネルギー等分配の法則　2 エネルギー保存則
3 エントロピー増大の法則　4 運動の法則　5 質量作用の法則

☐(10) 示強性状態関数の熱力学的パラメータはどれか。1つ選べ。 **101-3**

1 ギブズ自由エネルギー（G）
2 エンタルピー（H）
3 圧力（P）
4 エントロピー（S）
5 内部エネルギー（U）

☐(11) 示強性状態関数はどれか。1つ選べ。

1 内部エネルギー　2 仕事　3 エンタルピー　4 エントロピー
5 化学ポテンシャル

☐(12) 示量性状態関数はどれか。1つ選べ。

1 熱　2 仕事　3 温度　4 内部エネルギー　5 圧力

☐(13) エンタルピーHの定義式はどれか。1つ選べ。ただし、Uは内部エネルギー、pは圧力、Vは体積である。

1 $H = pV$　2 $H = U + pV$　3 $H = p + UV$
4 $H = V + pU$　5 $H = UV$

(6) 2

孤立系は外界との間にエネルギーと物質の授受がない系で、開いた系は外界との間にエネルギーと物質の授受がある系である。宇宙は系と外界を合わせたものであり、孤立系とみなすこともできる。境界は系と外界を隔てる境である。

(7) 2

化学反応の物質は栓によって外界に移動することがないが、反応熱はフラスコから外界に移動することができるので、閉じた系に分類される。なお、フラスコに栓がしていなければ、開いた系となる。

(8) 1

系が受けた熱を q、系になされた仕事を w としたとき、内部エネルギー変化 ΔU は $\Delta U = q + w$ と表される。$w = -10\,\mathrm{J}$、$q = 15\,\mathrm{J} - 2\,\mathrm{J} = 13\,\mathrm{J}$ であるので、$\Delta U = 13\,\mathrm{J} - 10\,\mathrm{J} = 3\,\mathrm{J}$ となる。

(9) 2

熱力学第一法則は系と外界との間でやり取りするエネルギーの保存則である。選択肢 1 は分子の運動エネルギーがあらゆる方向に均等に分配されるというものである。3 は熱力学第二法則、4 はニュートンの運動の第二法則、5 はニュートンの運動の第三法則である。

(10) 3

選択肢にある熱力学的パラメータのうち G、H、S、U は加成性が成り立つ示量性状態関数である。示強性状態関数には、その他に温度、濃度、密度、化学ポテンシャルがあり、加成性が成り立たない。熱、仕事は経路関数である。

(11) 5

示強性状態関数は系の物質量に依存しないもので、系を二等分しても値は変化しない。化学ポテンシャル、温度、圧力、密度などは示強性状態関数である。選択肢 1、3 と 4 は示量性状態関数で、2 は経路関数である。

(12) 4

示量性状態関数は系の物質量に依存するもので、系を二等分すると値が半分になる。内部エネルギー、体積、質量、エンタルピー、エントロピーなどは示量性状態関数である。熱と仕事は系の変化に伴って変化する経路関数で、温度と圧力は示強性状態関数（前問の解説参照）である。

(13) 2

エンタルピーは圧力 p 一定のもとでの系に流入する熱に等しく、$H = U + pV$ が定義式である。H、U、pV はともにエネルギーの次元である。

□(14) エンタルピー H に関する記述のうち、正しいのはどれか。1つ選べ。
1 一定体積のもとで系に流入する熱に等しい。
2 一定圧力のもとで系になされた仕事に等しい。
3 エンタルピーの単位は JK^{-1} である。
4 エンタルピーは温度上昇に伴い増加する。
5 エンタルピーは経路関数である。

□(15) 水の相転移の標準エンタルピー変化に関する記述のうち、正しいのはどれか。1つ選べ。
1 融解エンタルピーは負の値である。
2 蒸発エンタルピーは負の値である。
3 凝固エンタルピーは正の値である。
4 凝縮エンタルピーは正の値である。
5 昇華エンタルピーは融解と蒸発のエンタルピーの和に等しい。

□(16)「エンタルピー変化は途中の反応経路によらず、反応前後の状態のみで決まる。」という法則はどれか。1つ選べ。
1 シャルルの法則　2 質量保存の法則　3 ヘンリーの法則
4 ラウールの法則　5 ヘスの法則

《自発的な変化》

□(17) 系の乱雑さを定量的に表す熱力学量はどれか。1つ選べ。**103-1**
1 内部エネルギー　2 エンタルピー　3 エントロピー
4 ギブズエネルギー　5 化学ポテンシャル

□(18) 等温可逆変化で、エントロピー変化（ΔS）と系に流入するときの熱（q）の関係式として、正しいのはどれか。1つ選べ。ただし、T を熱力学温度とする。
1 $\Delta S = q + T$　2 $\Delta S = q - T$　3 $\Delta S = qT$
4 $\Delta S = q/T$　5 $\Delta S = T/q$

□(19) エントロピー変化（ΔS）の単位はどれか。1つ選べ。
1 J　2 N　3 Nm　4 JK　5 JK^{-1}

□(20) 熱力学第二法則で、必ず増大する物理量はどれか。1つ選べ。
1 化学ポテンシャル（μ）　2 ギブズエネルギー（G）
3 エントロピー（S）　4 エンタルピー（H）　5 内部エネルギー（U）

□(21) 孤立系で、不可逆変化が起こると増大するのはどれか。1つ選べ。
1 内部エネルギー　2 エンタルピー　3 エントロピー
4 ギブズエネルギー　5 熱

（14）4

$H = U + pV$ であるので、温度の上昇に伴って U が増大するので H は増大する。一定圧力のもとで温度が T_0 から T_1 へ上昇したとき、エンタルピーは $\Delta H = \int_{T_0}^{T_1} Cp\,\mathrm{d}T$ だけ増加する。エンタルピーは一定圧力のもとで系に流入する熱に等しく、その単位は J で、状態関数である。したがって、選択肢 1、2、3 と 5 は誤りである。

（15）5

融解、蒸発する際、系はエネルギーを必要とするので、吸熱変化のために正の値である。一方、凝縮、凝固する際、系はエネルギーを減じる必要があるので、発熱変化のため負の値をとる。

（16）5

選択肢 1 は気体の温度と体積に関する法則で、2 は反応の前後で物質全体の質量の和が一定であるという法則である。3 は気体の溶解度とその蒸気分圧に関する法則で、4 は溶媒の蒸気分圧が混合溶液中の溶媒のモル分率と純溶媒の蒸気圧との積に等しいという法則である。

（17）3

系の乱雑さを定量的に表すのはエントロピーである。内部エネルギーは静止した系のもつ全エネルギーであり、エンタルピーは定圧変化において系が吸収する熱量に等しい状態量である。ギブズエネルギーは、一般的な熱力学系の平衡状態を規定する基本的な量であり、定圧下における自由エネルギーをいう。1 モル当たりのギブズエネルギーを化学ポテンシャルという。

（18）4

なお、定圧変化であれば、ΔH をエントロピー変化とすると、$q = \Delta H$ となるので、$\Delta S = \Delta H/T = q/T$ となる。相転移の際のエントロピー変化はこの関係から求める。

（19）5

系に流入するときの熱を q、熱力学温度を T をとすると、エントロピー変化は $\Delta S = q/T$ であるので、単位は $\mathrm{J\ K^{-1}}$ である。

（20）3

熱力学第二法則は「孤立系において自発的に起こる不可逆変化で、必ずエントロピーが増大する」ことを表す。選択肢 1 は 1 モル当たりのギブズエネルギーである。熱力学温度を T とすると、2 は $G = H - TS$ で表される。4 は一定圧力下で出入りする熱で p を圧力 、V を体積とすると、$H = U + pV$ で表され、5 は熱力学第一法則のエネルギー保存則である。

（21）3

熱力学第二法則の表現はいくつかあり、「孤立系で不可逆変化が起こると必ずエントロピーが増大する」もその 1 つである。

☐(22) 熱力学第三法則に最も関係の深い熱力学関数はどれか。1つ選べ。

1 熱　2 内部エネルギー　3 エンタルピー
4 エントロピー　5 ギブズエネルギー

☐(23) 熱力学温度を T、エンタルピー変化を ΔH、エントロピー変化を ΔS とすると、ギブズエネルギー変化（ΔG）を表す正しい式はどれか。1つ選べ。

1 $\Delta G = \Delta H - T\Delta S$　2 $\Delta G = \Delta H + T\Delta S$　3 $\Delta G = \Delta S - T\Delta H$
4 $\Delta G = \Delta S + T\Delta H$　5 $\Delta G = \Delta H - T + \Delta S$

☐(24) 定温定圧下の閉じた系で、不可逆変化が起こると必ず減少する熱力学関数はどれか。1つ選べ。

1 熱　2 内部エネルギー　3 エンタルピー　4 エントロピー
5 ギブズエネルギー

☐(25) 定温定圧下の閉じた系で、自発変化が起こる条件として、正しいのはどれか。1つ選べ。

1 $\Delta A \geqq 0$（ヘルムホルツエネルギー変化）
2 $\Delta G < 0$（ギブズエネルギー変化）　3 $\Delta H < 0$（エンタルピー変化）
4 $\Delta S < 0$（エントロピー変化）　5 $\Delta U < 0$（内部エネルギー変化）

☐(26) 定温定圧下の閉じた系で、自発変化が起こる条件として、正しいのはどれか。1つ選べ。ただし、H はエンタルピー、S はエントロピー、T は熱力学温度である。

1 $\Delta H + T\Delta S > 0$　2 $\Delta H + T\Delta S < 0$　3 $\Delta H = T\Delta S$
4 $\Delta H - T\Delta S > 0$　5 $\Delta H - T\Delta S < 0$

《化学平衡の原理》

☐(27) 混合物中の一つの成分の化学ポテンシャルは、圧力と温度が一定の条件下、混合物中にその成分を 1 mol 加えたときの、系全体の［　　］の変化量として定義される。［　　］にあてはまる熱力学量はどれか。1つ選べ。**105-5**

1 内部エネルギー　2 エンタルピー　3 エントロピー
4 ギブズエネルギー　5 ヘルムホルツエネルギー

☐(28) 定圧条件下、純物質の化学ポテンシャル μ と熱力学温度 T の関係式で、正しいのはどれか。1つ選べ。ただし、h と s はモルエンタルピーとモルエントロピーである。

1 $\mu = h + T \cdot s$　2 $\mu = h - T \cdot s$　3 $\mu = h + \dfrac{s}{T}$

4 $\mu = h - \dfrac{s}{T}$　5 $\mu = \dfrac{h - s}{T}$

(22) 4

「純粋な物質の完全な結晶（完全結晶）のエントロピーは絶対零度（0 K）で0である」というのが熱力学第三法則である。

(23) 1

定温定圧下におけるギブズエネルギー変化は、$\Delta G = \Delta H - T\Delta S$ で表され、自発変化の方向は ΔG の符号で判定できる。定温定圧下の閉じた系における自発変化は $\Delta G < 0$ の方向に起こり、$\Delta G > 0$ のときは逆の方向に自発変化が起こる。平衡状態では、$\Delta G = 0$ である。

(24) 5

ギブズエネルギー変化を ΔG、エンタルピー変化を ΔH、熱力学温度を T、エントロピー変化を ΔS とすると、定温定圧下の閉じた系におけるギブズエネルギー変化は、$\Delta G = \Delta H - T\Delta S$ で表され、不可逆な変化が起こるとギブズエネルギー変化が負（$\Delta G < 0$）となる。

(25) 2

熱力学温度を T とすると、定温定圧下の閉じた系におけるギブズエネルギー変化は、$\Delta G = \Delta H - T\Delta S$ で表され、自発変化はギブズエネルギー変化が負（$\Delta G < 0$）のときに起こる。なお、定温定容下では、ヘルムホルツエネルギー変化 $\Delta A < 0$ であれば、自発的な変化が起こる。

(26) 5

ギブズエネルギー変化を ΔG とすると、定温定圧下の閉じた系における自発的な変化は $\Delta G < 0$ のときに起こる。したがって、$\Delta H - T\Delta S < 0$ である。

(27) 4

混合物中の成分の1 mol当たりのギブズエネルギーを化学ポテンシャルという。

(28) 2

ギブズエネルギー G は $G = H - T \cdot S$ で与えられる。化学ポテンシャル μ は1モル当たりの G であるので、$\mu = h - T \cdot s$ の関係が成立する。ここで、H と S はエンタルピーとエントロピーである。

☐ (29) 1 atm で、純水の化学ポテンシャルの値の最も大きいのはどれか。1つ選べ。

1 − 10℃の氷　2 − 10℃の過冷却状態の水　3 0℃の水
4 20℃の水　5 100℃の水蒸気

☐ (30) 水の状態図で、三重点における氷、水、水蒸気の化学ポテンシャルの大小関係で、正しいのはどれか。1つ選べ。

1 氷＞水＞水蒸気　2 水蒸気＞水＞氷　3 氷＝水＞水蒸気
4 水蒸気＝水＞氷　5 氷＝水＝水蒸気

☐ (31) 平衡状態における平衡定数（K）と標準反応ギブズエネルギー（ΔG°）の関係式として、正しいのはどれか。1つ選べ。ただし、R は気体定数で、T は熱力学温度である。

1 $\Delta G^{\circ} = R\ln K$　2 $\Delta G^{\circ} = T\ln K$　3 $\Delta G^{\circ} = RT\ln K$
4 $\Delta G^{\circ} = -RT\ln K$　5 $\Delta G^{\circ} = -T\ln K$

☐ (32) いくつかの温度 T で求めた平衡定数 $\ln K$ に対する温度 $1/T$ の直線式の傾きに含まれる熱力学関数はどれか。1つ選べ。

1 内部エネルギー　2 エンタルピー　3 エントロピー
4 ギブズエネルギー　5 熱

☐ (33) 平衡定数の温度依存性を表す式の名称はどれか。1つ選べ。

1 Arrhenius の式　2 Clausius−Clapeyron の式
3 Henderson−Hasselbalch の式　4 Nernst−Noyes−Whiteney の式
5 van't Hoff の式

☐ (34) ファントホッフプロット（$\ln K - 1/T$ のプロット）が示す直線の傾きはどれか。1つ選べ。ただし、K は平衡定数、T は熱力学温度、R は気体定数、$\Delta_r H^{\circ}$ と $\Delta_r S^{\circ}$ は標準エンタルピー変化と標準エントロピー変化、$\Delta_r G^{\circ}$ は標準自由エネルギー変化である。

1 $\Delta_r G^{\circ}/R$　2 $\Delta_r S^{\circ}/R$　3 $\Delta_r H^{\circ}/R$　4 $-\Delta_r S^{\circ}/R$
5 $-\Delta_r H^{\circ}/R$

☐ (35) 可逆反応（$\Delta H^{\circ} < 0$）の平衡定数 K と熱力学温度 T に関する記述のうち、正しいのはどれか。1つ選べ。ただし、ΔH° と ΔS° は標準エンタルピー変化と標準エントロピー変化、ΔG° は標準ギブズエネルギー変化である。

1 平衡は温度の上昇で右に移動する。
2 平衡定数は温度の上昇で大きくなる。
3 $\ln K = -\Delta G^{\circ}/RT$ が成立する。
4 $\ln K = -\Delta H^{\circ}/RT$ が成立する。
5 $\ln K = -\Delta S^{\circ}/RT$ が成立する。

(29) 2

定圧条件下での氷、水、水蒸気の各化学ポテンシャル μ_s、μ_l、μ_g の温度依存性は図のようになる。また、過冷却状態にある水の化学ポテンシャルは同温度の氷の化学ポテンシャルよりも大きいので、－10℃の過冷却状態の水が最も化学ポテンシャルが大きいことになる。

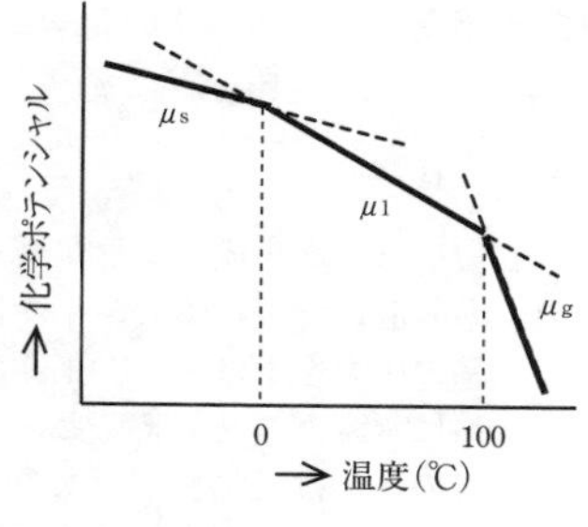

(30) 5

水の三重点では、氷、水および水蒸気が平衡状態にあるので、これら3つの相における物質の化学ポテンシャルはすべて等しい。

(31) 4

反応のギブズエネルギー変化 ΔG は平衡定数 K 標準反応ギブズエネルギー (ΔG°) を用いると、$(\Delta G = \Delta G^\circ + RT \ln K)$ の関係が成り立つ。平衡状態では、$\Delta G = 0$ なので、$\Delta G^\circ = -RT \ln K$ となる。

(32) 2

反応エンタルピー変化を $\Delta_r H$ とすると、平衡定数の温度依存性は、$(d \ln K)/dT = (\Delta_r H)/RT^2$ で与えられ、ファントホッフの式という。$\Delta_r H$ が一定とみなせる温度範囲で積分すると、$\ln K = -\Delta_r H/RT + C$（$C$ は積分定数）となり、直線の傾きは $-\Delta_r H/R$ となる。したがって、熱力学関数はエンタルピーである。

(33) 5

選択肢1は反応速度の温度依存性を表す式で、2は蒸気圧の温度依存性を表す式である。3はある pH における弱酸や弱塩基の解離定数 pKa と分子形とイオン形の割合を表す式で、4は固体の溶解速度に関する式である。

(34) 5

ファントホッフの式は $\ln K = -\Delta_r H^\circ/RT + C$ で与えられるので、直線の傾きは $-\Delta_r H^\circ/R$ である。標準エンタルピー変化 $(\Delta_r H^\circ) > 0$（吸熱反応）のとき、右下がりの直線を示し、標準エンタルピー変化 $(\Delta_r H^\circ) < 0$（発熱反応）のとき、右上がりの直線を示す。

(35) 3

標準ギブズエネルギー変化 ΔG° と平衡定数 K の関係 $\Delta G^\circ = -RT \ln K$ を変形すると、$\ln K = -\Delta G^\circ/RT$ となる。この可逆反応は $\Delta H^\circ < 0$ であるので、発熱反応である。したがって、選択肢1は温度の上昇で平衡は左に移動する。2は温度の上昇で $\ln K$ は小さくなり、平衡定数 K が小さくなる。

□ (36) 平衡状態にある次の化学反応系に関する記述のうち、正しいのはどれか。1つ選べ。**107-2**

$$\frac{3}{2}\,H_2(g) \quad + \quad \frac{1}{2}\,N_2(g) \rightleftharpoons NH_3(g) \qquad \Delta_f H^\circ = -46.1\ \mathrm{kJ/mol}$$

$\Delta_f H^\circ$ は標準生成エンタルピー、(g)は気体状態を表す。

1　系の温度を下げると、平衡は右側へ移動する。
2　系の圧力を下げると、平衡は右側へ移動する。
3　系に水素ガスを加えると、平衡は左側へ移動する。
4　この反応は吸熱反応である。
5　この反応の平衡定数は系の温度に依存しない。

□ (37) 下図は、ある反応の平衡定数 K の自然対数を絶対温度 T (K) の逆数に対してプロットしたものである。直線の傾きが示す熱力学的パラメータはどれか。1つ選べ。**99-2**

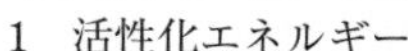

1　活性化エネルギー
2　遷移状態エネルギー
3　内部エネルギー変化
4　標準反応エントロピー変化
5　標準反応エンタルピー変化

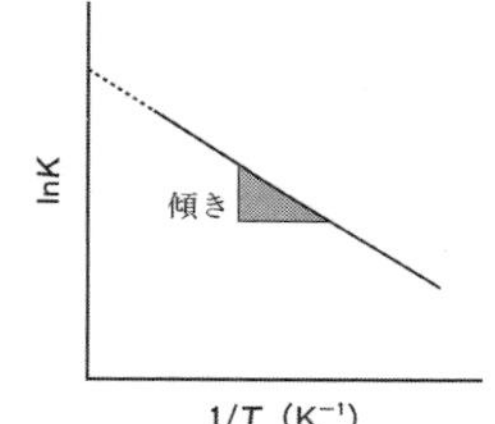

□ (38) 反応1と反応2が共役して起こる反応3の平衡定数 K の値を、反応1と反応2それぞれの平衡定数である K_1、K_2 で表したのはどれか。1つ選べ。
108-2

1　$K = K_1 + K_2$
2　$K = K_2 - K_1$
3　$K = K_1 \times K_2$
4　$K = K_1 / K_2$
5　$K = K_2 / K_1$

$$\mathrm{A + B \xrightleftharpoons{K_1} C} \qquad \text{反応1}$$

$$\mathrm{C + D \xrightleftharpoons{K_2} E + F} \qquad \text{反応2}$$

$$\mathrm{A + B + D \xrightleftharpoons{K} E + F} \qquad \text{反応3}$$

《相平衡》

□ (39) 平衡が成立している系の自由度 F と系の成分の数 C、相の数 P の関係式で、正しいのはどれか。1つ選べ。

1　$F = C - P + 1$　　2　$F = C - P + 2$　　3　$F = C + P - 2$
4　$F = C + P - 1$　　5　$F = C + P$

□ (40) 図は水の状態を示したものである。点Tにおけるギブスの相律の自由度 (F) の値として、正しいのはどれか。1つ選べ。**104-3**

1　0
2　1
3　2
4　3
5　4

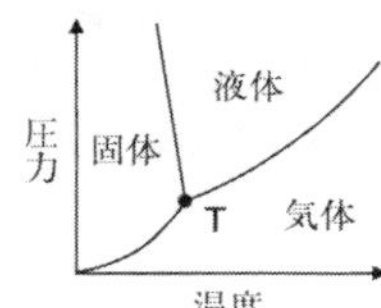

(36) 1

ルシャトリエの原理は、系に加えられた条件の影響を減らす方向に変化して新たな平衡状態になると要約される。また、標準生成エンタルピー $\Delta_f H^\circ$ が負である反応は発熱反応である。

1 ○ 系の温度を下げると、温度を上げるために発熱反応を進め、右側に移動する。

2 × 気体反応では、系の圧力は反応系、生成系それぞれの化学式の係数の和に比例する。反応系は2、生成系は1であるので、圧力を下げると平衡は圧力が上がる左側に移動する。

3 × 系に水素ガスを加えると反応系の H_2 量が増すので、平衡は量が減る右側へ移動する。

4 × 発熱反応である。

5 × 温度を変えると平衡が移動するので、平衡定数は温度に依存する。

(37) 5

平衡定数と熱力学温度との関係は、一般に $\ln K = -\dfrac{\Delta_r H^\circ}{RT} + C$（$C$ は定数）で表され、ファントホッフ式という。$\Delta_r H^\circ$ は標準反応エンタルピー変化であり、吸熱反応の場合は $\Delta_r H^\circ > 0$ なので問題にある右下がりの直線となり、発熱反応では $\Delta_r H^\circ < 0$ なので右上がりの直線となる。熱力学温度は絶対温度ともいう。

(38) 3

平衡定数 $= \dfrac{\text{反応生成物の濃度の積}}{\text{反応出発物の濃度の積}}$ であるから、$K_1 = \dfrac{[C]}{[A]\cdot[B]}$、$K_2 = \dfrac{[E]\cdot[F]}{[C]\cdot[D]}$、$K = \dfrac{[E]\cdot[F]}{[A]\cdot[B]\cdot[D]}$ となる。したがって $K = K_1 \times K_2$ である。

(39) 2

系の自由度 F とは、その系を成り立たせるために、独立に決定できる状態変数（温度、圧力、組成など）の数を意味する。均一系および不均一系において平衡が成立している場合には、自由度 F は相の数 P と成分の数 C の間に $F = C - P + 2$（ギブズの相律）が成立する。

(40) 1

均一系および不均一系において平衡が成立している場合には、系を構成する相の数 P と系の状態を決める変数である成分数 C および系の自由度 F との間に $F = C - P + 2$ で示されるギブズの相律が成立する。問題にある水の状態図の点 T は固体と液体と気体が共存する三重点と呼ばれる点であり、$P = 3$、$C = 1$ なので、$F = 0$ である。三重点は物質に固有な点で、その自由度が0であることは、人為的に示強性変数は決められず、自然がこれらを決定していることを示す。

(41) 下図は水の状態図である。**ア**から**イ**への矢印が表す相変化はどれか。1つ選べ。**108-1**

1　融解
2　凝縮
3　昇華
4　凝固
5　蒸発

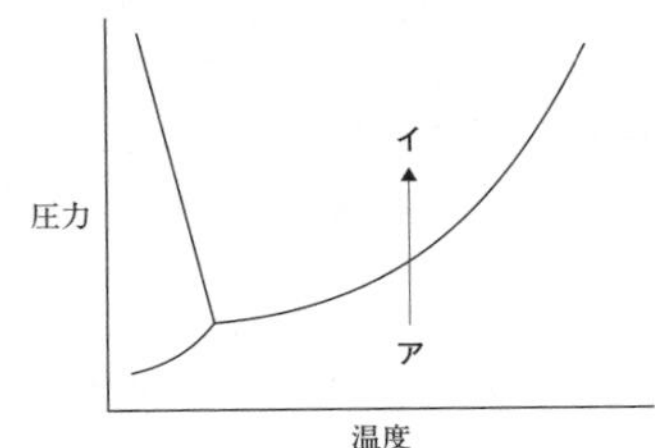

(42) 圧力一定の条件下における二成分（A および B）系で、組成 x の溶液を加熱して、点 Q の温度で気－液平衡状態にしたときの気相の組成として、正しいのはどれか。1つ選べ。

1　x_m
2　x_n
3　x
4　0（純 A）
5　1（純 B）

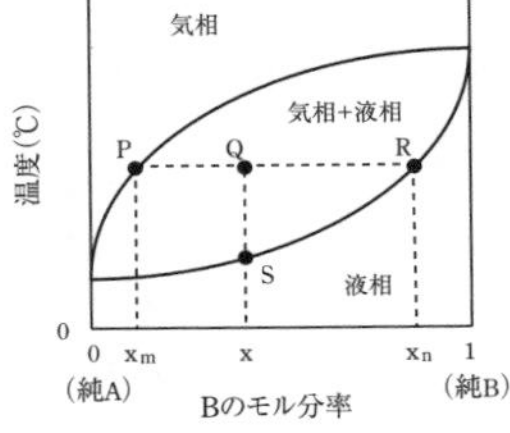

(43) 液体状態では完全に混和するが、固体状態では混ざり合わない A および B の 2 種の物質を 7:3 で混合し、温度 T_1 で加熱し完全に融解させた後、温度 T_2 まで冷却し、平衡状態とした。このとき A の液体と B の液体の比率（A 液体：B 液体）として、正しい値はどれか。1つ選べ。固相−液相平衡の状態図は下に示す。A、B の融点はそれぞれ T_a、T_b であり、また組成比 4：6 で共融混合物を形成する。

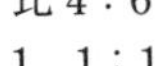

1　1：1
2　1：2
3　3：4
4　3：7
5　7：3

《溶液の性質》

(44) 希薄溶液の束一的性質でないのはどれか。1つ選べ。**97-1**

1　蒸気圧降下　　2　凝固点降下　　3　沸点上昇
4　表面張力低下　　5　浸透圧

(45) 束一的性質を示す物理量で、希薄溶液のモル濃度に比例するのはどれか。1つ選べ。

1　沸点上昇　　2　凝固点降下　　3　蒸気圧降下　　4　浸透圧
5　表面張力

(41) 2

ア→イの相変化は気体→液体という相変化である。

1　×　融解は固体→液体の相変化である。
2　○　凝縮は気体→液体の相変化である。
3　×　昇華は固体→気体あるいは気体→固体の相変化である。
4　×　凝固は液体→固体の相変化である。
5　×　蒸発は液体→気体の相変化である。

(42) 1

圧力が一定における二成分系相図において、下の曲線は液相線、上の曲線は気相線である。これらの曲線に囲まれた内側は2相が共存する領域である。組成xの溶液は点Sの温度に達すると沸騰が始まる。加熱を続け点Qの温度に保つと、点Rの液相（組成 x_n）と点Pの気相（組成 x_m）の液相－気相の平衡状態となる。

(43) 1

温度を T_2 まで低下させたとき、Aの一部は固体として析出する。Bは液体状態のままである。T_2 ではAの質量分率が0.5であることから、Bの質量分率は残りの0.5となる。

(44) 4

束一的性質とは、溶液中の溶質の種類に関係せず、溶質粒子（分子またはイオン）の数のみによって定まる性質である。溶液の束一的性質を示すのは、蒸気圧降下、沸点上昇、凝固点降下、浸透圧がある。表面張力は液体表面の表面積を小さくする力で、束一的性質ではない。

(45) 4

束一的性質は溶質の粒子数で定まる性質で束一的性質を示す物理量によって比例する物理量が異なる。浸透圧はファントホッフの式で表され、溶質のモル濃度に比例する。沸点上昇と凝固点降下は溶質の質量モル濃度に比例し、蒸気圧降下は溶質のモル分率に比例する。表面張力は束一的性質ではない。

☐ (46) 濃度 0.01 mol/kg の水溶液にしたとき、凝固点降下度が最も大きいのはどれか。1つ選べ。 **105-48**

1 D-グルコース　2 L-アスコルビン酸ナトリウム
3 L-ロイシン　4 塩化カルシウム　5 塩化ナトリウム

☐ (47) 溶質の活量 a の定義式はどれか。1つ選べ。ただし、溶質のモル濃度を c、活量係数を γ とする。

1 $a = \frac{c}{\gamma}$　2 $a = \frac{1}{2}\gamma c$　3 $a = \gamma c$
4 $a = \frac{1}{2}\gamma c^2$　5 $a = \gamma c^2$

☐ (48) 25 ℃ でのデバイ・ヒュッケルの極限則は次式で表される。A に相当する物理量はどれか。1つ選べ。ただし、I は溶液のイオン強度、z_+ と z_- は陽イオンと陰イオンの電荷である。

$\log A = -0.509|z_+ z_-|\sqrt{I}$

1 モル分率　2 モル濃度　3 質量モル濃度　4 平均活量
5 平均活量係数

☐ (49) NaCl 水溶液の濃度を低くするとき、NaCl の平均活量係数の値はどうなるか。1つ選べ。

1 0より小さくなる。　2 0に近づく。　3 0.5に近づく。
4 1に近づく。　5 1より大きくなる。

☐ (50) 電解質溶液のモル伝導率 Λ の定義式はどれか。1つ選べ。ただし、溶液のモル濃度を C、電気伝導率を κ とする。

1 $\Lambda = \frac{1}{\kappa C}$　2 $\Lambda = \frac{\kappa}{C}$　3 $\Lambda = \frac{C}{\kappa}$
4 $\Lambda = \kappa C$　5 $\Lambda = \kappa C^2$

☐ (51) 溶液濃度を低くするとき、モル伝導率が急激に大きな値を示すのはどれか。1つ選べ。

1 NaCl　2 NaOH　3 HCl　4 CH_3COONa　5 CH_3COOH

☐ (52) LiCl、NaCl、KCl の各水溶液の無限希釈における陽イオンの移動度の大きさの順序で、正しいのはどれか。1つ選べ。

1 $Li^+ > Na^+ > K^+$　2 $Na^+ > K^+ > Li^+$　3 $K^+ > Li^+ > Na^+$
4 $K^+ > Na^+ > Li^+$　5 $K^+ = Na^+ = Li^+$

(46) 4

凝固点降下度は束一的性質を示すので、溶解時の溶質粒子数が多いほど凝固点降下度も大きくなる。一方、電解質でファントホッフの係数が大きいほど溶解時の溶質粒子数は多くなる。したがって、電解質でファントホッフの係数が最も大きいと考えられる塩化カルシウムの凝固点降下度が最も大きい。

(47) 3

活量 a は理想溶液からのずれを補正する実効濃度であり、活量係数 γ は理想溶液からのずれの程度を表す。したがって、溶質のモル濃度 c に対して、活量 a は $a = \gamma c$ で定義される。

(48) 5

デバイ・ヒュッケル（Debye−Hückel）の極限則は、電解質溶液のイオン強度 I とイオンの平均活量係数 $\gamma_{\pm}$ の関係を示す。

(49) 4

25℃で電解質の平均活量係数 $\gamma_{\pm}$ と溶液のイオン強度 I の間には次式（Debye−Hückel の極限則）が成り立つ。

$\log \gamma_{\pm} = -0.509|z_{+}z_{-}|\sqrt{I}$

この式から、NaCl濃度を低くすると、$\log \gamma_{\pm}$ は0、すなわち $\gamma_{\pm}$ は1に近づく。

(50) 2

モル伝導率（$S\ m^2\ mol^{-1}$）は電解質溶液の単位濃度（$1\ mol\ m^{-3}$）当たりの電気伝導率（$S\ m^{-1}$）である。したがって、モル伝導率 Λ は、電気伝導率 κ をモル濃度 C で割った値となる。

(51) 5

酢酸などの弱電解質の電離度は、濃度が低くなるにつれて急激に大きくなる（1に近づく）。そのため、モル伝導率も急激に大きくなる。一方、強電解質の NaCl、NaOH、HCl、CH_3COONa はイオン間相互作用のため、モル伝導率は濃度が低くなるにつれて徐々に大きくなる。

(52) 4

イオンは、イオン半径が小さいほど動きやすく、移動度が大きくなる。アルカリ金属イオンの半径の大きさは $K^+ > Na^+ > Li^+$ の順であるが、水和イオン半径を考えた有効なイオン半径の大きさは $Li^+ > Na^+ > K^+$ の順である。そのため、イオンの移動度の大きさは $K^+ > Na^+ > Li^+$ の順となる。

(53) 電解質溶液のイオン強度 I の定義式はどれか。1つ選べ。ただし、溶液中の i イオンの濃度を C_i、電荷を Z_i とする。

1　$I = \frac{1}{2} \Sigma C_i Z_i$　2　$I = \Sigma C_i Z_i$　3　$I = \frac{1}{2} \Sigma C_i Z_i^2$

4　$I = \Sigma C_i Z_i^2$　5　$I = 2 \Sigma C_i Z_i^2$

(54) 0.01 mol L^{-1} の $MgSO_4$ 水溶液のイオン強度 (mol L^{-1}) の値として、正しいのはどれか。1つ選べ。

1　0.01　2　0.02　3　0.03　4　0.04　5　0.05

《電気化学》

(55) ダニエル電池はどれか。1つ選べ。

1　Zn | H_2SO_4 (aq) | Cu　2　Zn | $ZnSO_4$ (aq) || $CuSO_4$ (aq) | Cu

3　Zn | $ZnCl_2$ (aq), NH_4Cl(aq) | MnO_2, C　4　Zn | NH_4Cl(飽和 aq) | MnO_2, C

5　Pb | H_2SO_4 (aq) | PbO_2

(56) ダニエル電池 Zn | Zn^{2+} || Cu^{2+} | Cu で、標準ギブズエネルギー変化 ΔG° と電池の標準起電力 E° の関係で正しいのはどれか。1つ選べ。ただし、F はファラデー定数である。

1　$\Delta G^\circ = FE^\circ$　2　$\Delta G^\circ = 2FE^\circ$　3　$\Delta G^\circ = -FE^\circ$

4　$\Delta G^\circ = -2FE^\circ$　5　$\Delta G^\circ = -E^\circ/2F$

(57) 右図のイオン濃淡電池において、電子の移動する正しい方向はどれか。1つ選べ。

1　導線を通って右側の電極から左側の電極へ移動する。
2　導線を通って左側の電極から右側の電極へ移動する。
3　塩橋を通って右側の溶液から左側の溶液へ移動する。
4　塩橋を通って左側の溶液から右側の溶液へ移動する。
5　移動する方向は決まらない。

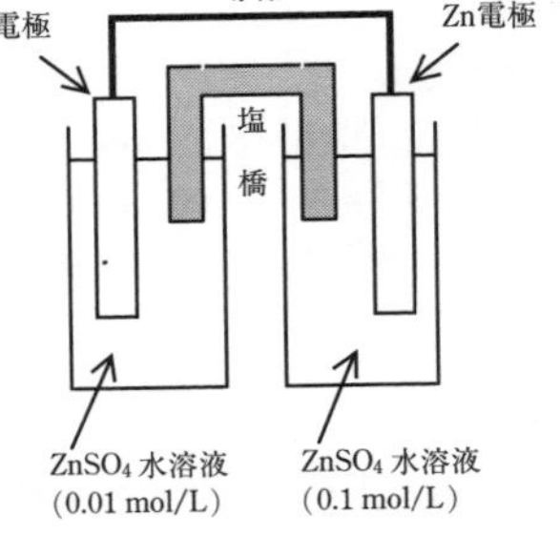

(58) 図は、電位の基準となる標準水素電極の模式図である。図中の空欄 ア にあてはまる数値はどれか。1つ選べ。なお、1 atm は 1.013×10^5 Pa を表す。 107-3

1　0
2　0.1
3　1
4　7
5　14

白金の板　分圧が 1 atm の H_2

H^+ の活量が ア の希塩酸

H^+ Cl^- H^+ Cl^- H^+ Cl^- Cl^- H^+

(53) 3

イオン強度Iは、溶液中のすべてのイオン種について、それぞれのイオンのモル濃度C_iと電荷Z_iの2乗の積を加え合わせたものの1/2である。

(54) 4

イオン強度は溶液中の電離したイオンのモル濃度C_iと電荷Z_iを用いて、$I = \frac{1}{2}\ \Sigma\ C_i Z_i^2$で求めることができる。$MgSO_4$は水溶液中で$Mg^{2+}$と$SO_4^{2-}$に電離しているので、$Mg^{2+}$の濃度と電荷は$C_i = 0.01\ mol\ L^{-1}$と$Z_i = +2$、$SO_4^{2-}$の濃度と電荷は$C_i = 0.01\ mol\ L^{-1}$と$Z_i = -2$となり、$MgSO_4$水溶液のイオン強度は次のように求まる。

$$I = \frac{1}{2}\Sigma C_i Z_i^2 = \frac{1}{2}\{(0.01\ mol\ L^{-1} \times (2)^2 + 0.01\ mol\ L^{-1} \times (-2)^2)\} = 0.04\ mol\ L^{-1}$$

(55) 2

選択肢2がダニエル電池である。1はボルタ電池、3は塩化亜鉛乾電池、4はマンガン乾電池、5は鉛蓄電池である。

(56) 4

ダニエル電池の電池反応 $Zn + Cu^{2+} \rightarrow Zn^{2+} + Cu$ では、標準ギブズエネルギー変化ΔG^oと各成分の平衡濃度の間に①式、標準起電力E^oと平衡濃度の間に②式が成立する。①式と②式から、ΔG^oとE^oの間に③式の関係が得られる。

$$\Delta G^o = -RT \ln \frac{(a_{Zn^{2+}})_{eq}}{(a_{Cu^{2+}})_{eq}} \cdots\cdots ①$$

$$\Delta E^o = \frac{RT}{2F} \ln \frac{(a_{Zn^{2+}})_{eq}}{(a_{Cu^{2+}})_{eq}} \cdots\cdots ②$$

$$\Delta G^o = -2FE^o \cdots\cdots ③$$

(57) 2

このイオン濃淡電池では、左側の半電池（低濃度溶液）で金属の溶解が進み、右側の半電池で（高濃度溶液）では金属の析出が自発的に進む。電子は導線を通って左側の電極から右側の電極に移動する。なお、塩橋は両電解質溶液の電荷のバランスを取るもので、塩橋の成分イオンは移動するが、電子は塩橋を通って移動しない。

(58) 3

気体電極は白金（Pt）などの不活性金属を、気体およびその化学種由来のイオンを含む溶液に接触させることにより作製できる。1 atmのH_2ガスおよびH^+の活量が1の水溶液を用いて構成した気体電極を標準水素電極という。

©物質の変化

《反応速度》

☐(1) 反応速度定数に関する記述のうち、正しいのはどれか。1つ選べ。
1 温度に依存しない。
2 反応物の濃度に比例する。
3 反応速度に反比例する。
4 次元は濃度・時間$^{-1}$である。
5 反応速度式の比例定数である。

☐(2) 反応速度定数の単位が時間の逆数である反応はどれか。1つ選べ。
1 0次反応 2 1次反応 3 1.5次反応 4 2次反応 5 n次反応

☐(3) 反応次数に関する記述のうち、正しいのはどれか。1つ選べ。
1 反応物の数に等しい。
2 化学量論係数に等しい。
3 反応物の濃度依存性を表す。
4 温度依存性がある。
5 理論的に決定できる。

☐(4) 初濃度がC_0の1次反応の半減期が5時間であるとき、20時間後の反応物の残存量はどれか。1つ選べ。

1 $\frac{1}{4}C_0$ 2 $\frac{1}{5}C_0$ 3 $\frac{1}{8}C_0$ 4 $\frac{1}{16}C_0$ 5 $\frac{1}{20}C_0$

☐(5) 初濃度180 mg/mLの薬品を室温で保存したところ、薬品の残存量が96 h後に45 mg/mLとなった。この薬品の半減期（h）はどれか。1つ選べ。ただし、薬品は1次反応で分解する。
1 72 h 2 64 h 3 48 h 4 32 h 5 16 h

☐(6) ある化合物の25℃における分解が、半減期3日の一次反応に従うとする。この化合物100 mgを6日間、25℃で保存したときの残存量として、正しいのはどれか。1つ選べ。**97-2**
1 17 mg 2 25 mg 3 33 mg 4 50 mg 5 75 mg

☐(7) 可逆反応 $A \underset{k_B}{\overset{k_A}{\rightleftarrows}} B$ に関する記述のうち、正しいのはどれか。1つ選べ。ただし、A→Bの反応は$\Delta H < 0$で、正逆両反応の1次反応速度定数をk_Aとk_Bとする。
1 平衡状態では、正逆両反応の速度定数が等しい。
2 A→Bの反応は吸熱反応である。
3 温度が上昇すると、平衡は右に移動する。
4 平衡定数は$K = k_A/k_B$である。
5 速度定数の単位は（濃度/時間）である。

(1) 5

反応速度定数は温度などの反応条件によって変わるが、反応物の濃度には無関係な反応に固有の値である。一般に、反応速度定数が大きいほど反応速度も速くなる。

反応速度定数の次元は反応次数 n によって異なり、濃度$^{(1-n)}$・時間$^{-1}$である。

(2) 2

反応速度定数は反応次数によって単位が変わる。n 次の反応速度定数の次元は濃度$^{(1-n)}$・時間$^{-1}$である。

(3) 3

反応次数は、反応物の濃度依存性を表すもので、化学量論係数や反応物の数と一致するとは限らない。また、温度依存性はなく、実験的に決定するものである。

(4) 4

1次反応の半減期は初濃度 C_0 に無関係に一定である。そこで、半減期を n 回くり返したときの反応物の残存量 C は $C = \left(\frac{1}{2}\right)^n C_0$ となる。この問題では、半減期が5時間であるので、20時間後は 20/5 = 4 の4回くり返したことになる。したがって、20時間後の反応物の残存量は、
$C = \left(\frac{1}{2}\right)^n C_0 = \left(\frac{1}{2}\right)^4 C_0 = \frac{1}{16} C_0$ である。

(5) 3

1次反応の半減期 $t_{1/2}$ は初濃度に無関係で一定である。薬品の濃度が 180 mg/L → 90 mg/mL → 45 mg/mL となったので、96時間後は半減期を2回くり返した時間となる。したがって、薬品の半減期は $2\,t_{1/2} = 96$ h で、$t_{1/2} = 48$ h である。積分型速度式から速度定数を求めて、半減期を求めてもよい。なお、0次反応であれば、64 h、2次反応であれば、32 h である。

(6) 2

一次反応では、任意の時間におけるある化合物の残存量はその時間から半減期後には1/2になっているという特徴がある。問にある6日間は半減期3日間の2倍であるので、残存量は $(1/2)^2 = 1/4$ になっている。一次反応では、反応 t 時間後の化合物の残存量 C は、初濃度 C_0 と半減期 $t_{1/2}$ を用いて、$C = C_0\,(1/2)^{(t/t_{1/2})}$ で表される。

(7) 4

平衡状態では、正逆両反応の速度が等しいので k_A [A] = k_B [B]、平衡定数 K は K = [B] / [A] = k_A/k_B である。選択肢1は速度定数ではなく速度、2は A → B の反応が $\Delta H < 0$ なので発熱反応、3は発熱反応なのでルシャトリエの法則により左に移動、5は(1/時間)である。

□(8) 正逆反応とも一次反応で進行する反応を考える。

$$\mathbf{A} \underset{k_{-1}}{\overset{k_1}{\rightleftarrows}} \mathbf{B}$$

$k_1 = 0.01\ \mathrm{min}^{-1}$、$k_{-1} = 0.02\ \mathrm{min}^{-1}$ のとき、反応物 A と生成物 B の割合は時間とともにどのように変化するか。1つ選べ。ただし、反応開始時の反応物 A の割合を 1 とする。**100–2**

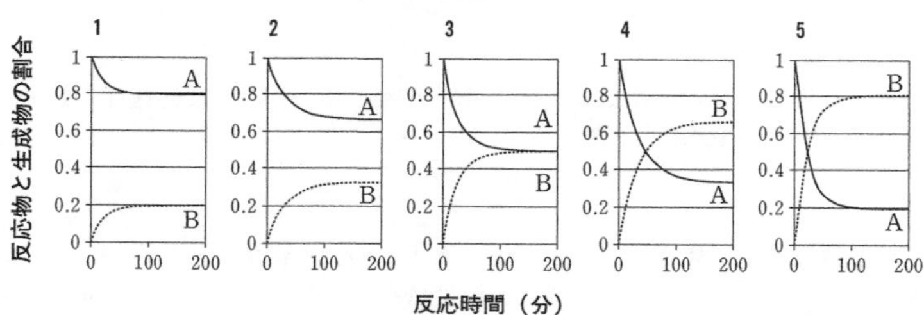

□(9) $A \underset{k_2}{\overset{k_1}{\rightleftarrows}} C \xrightarrow{k_3} P$ で表される反応がすべて1次反応であるとき、この反応の微分型速度式はどれか。1つ選べ。

1 $\dfrac{d[A]}{dt} = k_1 [A] - k_2 [C]$　　2 $\dfrac{d[A]}{dt} = k_1 [A] + (k_2 + k_3) [C]$

3 $\dfrac{d[C]}{dt} = -(k_2 + k_3) [C]$　　4 $\dfrac{d[C]}{dt} = k_1 [A] - (k_2 + k_3) [C]$

5 $\dfrac{d[P]}{dt} = k_3 [P]$

□(10) アレニウス式が表す温度依存性を示す物理量はどれか。1つ選べ。

1 平衡定数　2 溶解度　3 反応速度定数　4 粘度　5 圧力

□(11) 特殊酸触媒反応の触媒はどれか。1つ選べ。

1 pH を制御するための緩衝液の成分　2 水酸化物イオン（OH^-）

3 水素イオン（H^+）　4 求核試薬としての H_2O　5 特殊な有機酸

(8) 2

反応物Aと生成物Bが平衡状態にあるときの濃度をそれぞれ$[A]_{eq}$、$[B]_{eq}$とすると、平衡定数Kと濃度および反応速度定数の間には、次の関係がある。

$$K = \frac{[B]_{eq}}{[A]_{eq}} = \frac{k_1}{k_{-1}} = \frac{0.01\ \mathrm{min}^{-1}}{0.02\ \mathrm{min}^{-1}} = \frac{1}{2}$$

反応物Aの初濃度を$[A]_0$とすると、任意の時間で$[A]_0 = [A] + [B]$が成立しており、$[A]_0 = [A]_{eq} + [B]_{eq}$である。「反応開始時の反応物Aの割合を1とする」ので、$[A]_{eq} = 2/3 \approx 0.67$、$[B]_{eq} = 1/3 \approx 0.33$である。

(9) 4

A→Cの反応でCが生成し、C→AとC→Pの反応でCが減少するので、選択肢4の速度式が正しい。1と2のAの増加速度式は$(d[A])/dt = -k_1[A] + k_2[C]$である。3はA→Cの減少速度式が考えられていない。5のPの生成速度はC→Pの$(d[P])/dt = k_3[C]$である。

(10) 3

アレニウス（Arrhenius）の式は速度定数の温度依存性を表す式である。選択肢1はvan't Hoffの式、4はAndradeの式、5はClausius−Clapeyronの式である。これらの式はすべて$\ln a = C - \frac{b}{RT}$の形で表される。ただし、aは選択肢の物理量、Cは定数、bは活性化エネルギーあるいは注目している系のエンタルピー変化量である。

(11) 3

特殊酸触媒反応の触媒が水素イオンH^+で、特殊塩基触媒反応の触媒が水酸化物イオンOH^-である。緩衝液の成分や有機酸が触媒として働く場合は一般酸・塩基触媒反応という。H_2Oが反応に関与する場合は反応物である。

☐(12) もっぱら特殊塩基触媒作用のみを受ける反応の pH−rate profile はどれか。1つ選べ。

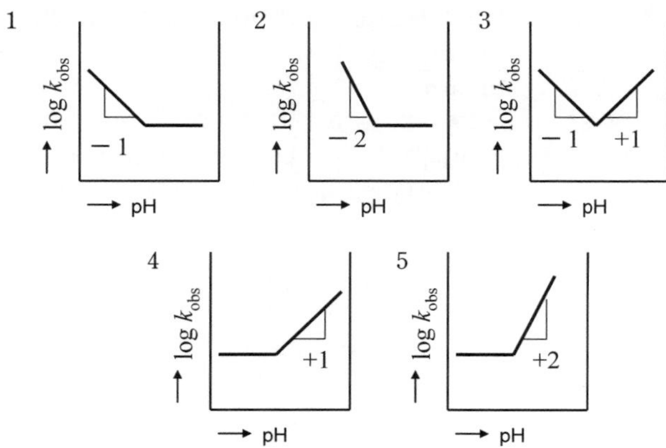

☐(13) 酵素反応速度を表す式はどれか。1つ選べ。 **102-5**

1 ミカエリス・メンテンの式　　2 ファントホッフの式
3 ヤングの式　　4 ブラッグの式　　5 ストークスの式

☐(14) 酵素反応の拮抗阻害に関する記述のうち、正しいのはどれか。1つ選べ。

1 基質と阻害剤の結合部位が異なる。
2 みかけのミカエリス定数 K_m は小さくなる。
3 最大速度 V_{max} は小さくなる。
4 基質が大過剰存在すると、この阻害は消失する。
5 ラインウィバー・バークプロットの傾きは変わらない。

（12）4

特殊塩基触媒反応の pH−rate profile では直線の傾きが＋１となり、特殊酸触媒反応では－１である。一般酸・塩基触媒反応では傾きが±１以外であり、複雑な profile を示すことが多い。選択肢３の profile は酸性領域で水素イオン H^+ の触媒作用、塩基性領域で水酸化物イオン OH^- の触媒作用を受けることを示す。

（13）1

酵素反応機構は多様であるが、速度と基質濃度の関係が最も簡単なミカエリス・メンテン機構がよく使われる。他の選択肢はそれぞれ、2は平衡定数と温度との関係、3は接触角と固体の表面張力の関係、４はX線の波長と入射角の関係、5は速度と球体の径の関係を表したものである。

（14）4

酵素上の結合部位は１種類であるので、基質と阻害剤の結合部位は同じである。したがって、基質が大過剰存在すると、拮抗阻害は消失する。みかけのミカエリス定数 K_m は大きくなり、最大速度 V_{max} は変わらない。このため、ラインウィバー・バークプロットの傾きは大きくなる。

II　化学物質の分析

Ⓐ分析の基礎

《分析の基本》

(1) 以下のガラス器具のうち、溶質を溶媒に溶かして正確に一定の液量の溶液を調製するために用いられるのはどれか。1つ選べ。 105-1

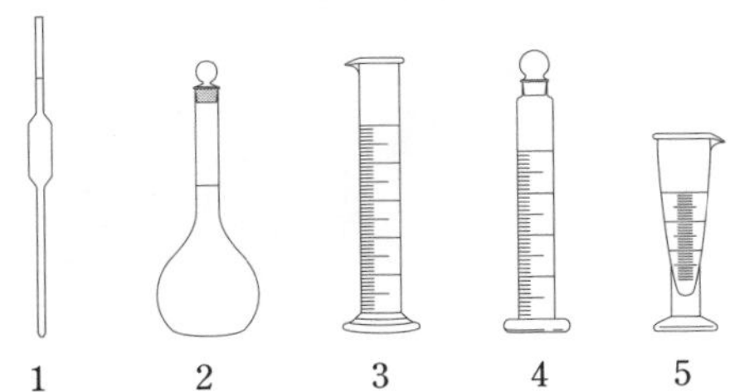

(2) 日本薬局方一般試験法において、次の装置が用いられる試験法はどれか。1つ選べ。 106-1

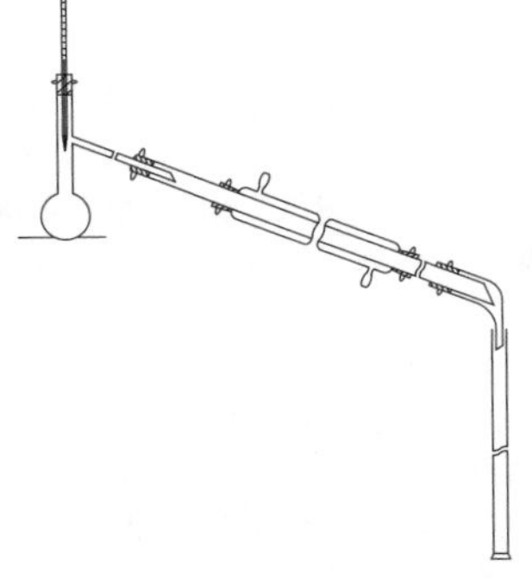

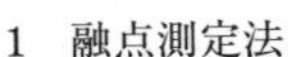

1　融点測定法
2　沸点測定法及び蒸留試験法
3　凝固点測定法
4　屈折率測定法
5　比重及び密度測定法

(3) 次に示す単位のうち、SI基本単位でないのはどれか。1つ選べ。 100-1

1　m（メートル）　　2　kg（キログラム）　　3　J（ジュール）
4　K（ケルビン）　　5　s（秒）

(4) 次の関係式のうち、正しいのはどれか。1つ選べ。 102-1

1　$1\ \text{kHz} = 1 \times 10^{6}\ \text{Hz}$
2　$1\ \text{nm} = 1 \times 10^{-9}\text{m}$
3　$1\ \text{ppm} = 1 \times 10^{-3}\%$
4　$1\ \mu\text{g} = 1 \times 10^{-3}\ \text{g}$
5　$1\ \text{w/v}\% = 1 \times 10^{2}\ \text{g/L}$

(5) 単位に関する記述のうち、正しいのはどれか。1つ選べ。 106-2

1　1 m は 1×10^{8} nm である。
2　1 kg は 1×10^{6} μg である。
3　1 mg/kg は 10 ppm である。
4　1 %は 1×10^{4} ppm である。
5　1 nmol/100 mL は 1×10^{3} pmol/L である。

(1) 2

1 × ホールピペットは、一定量の溶液あるいは溶媒を正確に量りとり、その全量を異なる容器に移動する際に用いる。

2 ○ メスフラスコは、溶質を溶媒に溶かして正確に一定の液量の溶液を調製するために用いる。

3 × メスシリンダー。目盛は目安であり、正確な計量操作には用いない。

4 × 共栓付メスシリンダー。目盛は目安であり、正確な計量操作には用いない。

5 × メートグラス（メートルグラス）。目盛は目安であり、正確な計量操作には用いない。

(2) 2

本装置は沸点測定法及び蒸留試験法に用いられる。純物質では一定圧力下で凝縮点は沸点に等しいことを利用し、蒸留装置を用いて沸点を測定する。沸点は、最初の留液5滴が冷却器の先端から留出したときから、最後の液が蒸留フラスコの底部から蒸発するときまでの温度として測定される。

(3) 3

国際度量衡委員会制定の単位系（国際単位系）SI単位は、7つの基本単位と基本単位の組合せからなる組合せ単位に大別される。基本単位は、質量 m: kg、時間 t：s、長さ l：m、熱力学温度 T：K、物質量 n：mol、電流 I：A、光度 Iv：cdの7つである。選択肢3のJは、組合せ単位である。

(4) 2

1 × kは 10^3 を表す接頭語である。1 kHz = 1 × 10^3 Hz

2 ○ nは 10^{-9} を表す接頭語である。

3 × ppmはparts per million、百万分率である。日局ではppmを質量百万分率、%を質量百分率と定義しているので注意が必要である。

4 × μは 10^{-6} を表す接頭語である。1 μg = 1 × 10^{-6} g

5 × w/v%は質量対容量百分率を表す記号である。1 w/v% = 1 × 10 g/L

(5) 4

1 × 1 mは1 × 10^9 nmである。

2 × 1 kgは1 × 10^9 μ gである。

3 × 1 mg/kgは1 ppmである。

4 ○

5 × 1 nmol/100 mLは1 × 10^4 pmol/Lである。

□(6)「0.0120」で表される数値について、有効数字の桁数はどれか。1つ選べ。 **99-4**

1　1桁　　2　2桁　　3　3桁　　4　4桁　　5　5桁

□(7) 有効数字を考慮した、2つの測定値1.231と0.32132の和はどれか。1つ選べ。 **103-5**

1　1.6　　2　1.55　　3　1.552　　4　1.5523　　5　1.55232

□(8) 元素の原子量をH = 1.0079、C = 12.0107、O = 15.9994、Pb = 207.2とするとき、酢酸鉛（Ⅱ）の式量の有効数字の桁数として正しいのはどれか。1つ選べ。 **105-4**

1　3　　2　4　　3　5　　4　6　　5　7

□(9) 分析法バリデーションにおいて、分析法で得られる測定値の偏りの程度を示すパラメータはどれか。1つ選べ。 **100-4**

1　真度　　2　精度　　3　特異性　　4　直線性　　5　検出限界

□(10) 医薬品の分析法バリデーションにおいて、試料中に共存すると考えられる物質の存在下で、分析対象物を正確に測定する能力を示すパラメーターはどれか。1つ選べ。 **106-3**

1　検出限界　　2　真度　　3　精度　　4　直線性　　5　特異性

□(11) 分析誤差には、系統誤差と偶然誤差とがあるが、次のうち、偶然誤差に分類されるのはどれか。1つ選べ。

1　質量測定における天秤固有の誤差
2　空試験などで補正可能な誤差
3　測定者の違いによる誤差
4　同条件で複数回繰返し測定した際の誤差
5　使用する試薬の純度に由来する誤差

(6) 3

ある桁までは正確であるとわかっている測定値（測定結果）を示す場合、不確実さが予想される数字を最後の桁に加えて示すのが一般的であり、この方法で示した数字（測定値）が有効数字である。例えば、最少目盛が 0.1 mL であるビュレットの読みは、最少目盛の 1/10 を目分量で読み取ることで示す。

設問の場合、「0.0」は、位取りを示すだけの数値であるので、それ以下の「120」（3 桁）が有効数字となる。

(7) 3

加減計算では有効な数値の最も高い位に合わせて計算する。問題では 1.231 の下 3 桁まで合わせることになる。1.231 + 0.32132 = 1.55232 と計算した後に、下 4 桁の位を四捨五入して 1.552 とする。

(8) 2

足し算の場合、有効数字は小数点以下を最も少ない桁数に揃えるので、Pb の 207.2 の 4 桁となる。

(9) 1

分析法バリデーションとは、分析法の誤差が原因で生じる試験の判定の誤りの確率が許容できる程度であることを科学的に立証することであり、分析法の能力は、種々の分析能パラメータにより表される。真度は、基準の値（真の値）と比較した測定値の偏りの程度を表す値で、系統誤差の影響を評価する。

(10) 5

1 × 検出限界は試料中に含まれる分析対象物の検出可能な最低の量または濃度を指す。

2 × 真度は分析法で得られる測定値の偏りのことであり、測定値と真の値との一致の程度を指す。

3 × 精度は均質の検体から採取した複数の試料を繰り返し分析して得られる一連の測定値の一致の程度（ばらつきの程度）を指す。

4 × 直線性は、分析対象物の量または濃度に対して直線関係にある測定値を与える分析法の能力を指す。

(11) 4

偶然誤差は、ばらつきともよばれ、同一条件下で操作していても生じる、予測できない誤差で、確率論に基いて生じるといわれている。一般的には補正することは困難であり、通常、ばらつきの程度を標準偏差や相対標準偏差の値で示す。

Ⓑ溶液中の化学平衡

《酸・塩基平衡》

☐(1) 解離定数に関する記述のうち、正しいのはどれか。1つ選べ。

1 pK_a は K_a の逆数の常用対数に負符号を付けた値である。
2 pK_a が小さいほど、弱い酸である。
3 pK_b が大きいほど、強い塩基である。
4 pK_a = pH のとき、溶解度は分子形濃度の 2 倍に等しい。
5 25 ℃では、$pK_a \times pK_b = 14$ である。

☐(2) 0.10 mol/L 塩酸水溶液の pH として最も近い値はどれか。1つ選べ。ただし、塩酸は完全に解離するものとする。**100-5**

1 − 0.10　2 0.00　3 0.10　4 1.0　5 2.0

☐(3) 0.010 mol/L 水酸化ナトリウム水溶液の pH として最も近い値はどれか。1つ選べ。ただし、水のイオン積 $K_w = [H^+][OH^-] = 1.0 \times 10^{-14}$ $(mol/L)^2$ とする。**107-1**

1 1　2 2　3 7　4 12　5 13

☐(4) 塩基性物質の pH 10 水溶液で、イオン形 / 分子形の濃度比が 1/100 であった。この物質の pK_a の値として正しいのはどれか。1つ選べ。

1 14　2 12　3 10　4 8　5 6

☐(5) 弱酸性薬物（pK_a = 6.5）の pH 4.5 水溶液中のイオン形と分子形の濃度比（[イオン形] ／ [分子形]）はどれか。1つ選べ。

1 1/100　2 1/10　3 1　4 10　5 100

☐(6) pH メータで利用されている電極はどれか。1つ選べ。

1 標準水素電極　2 金属電極　3 酸化還元電極
4 不溶性塩電極　5 ガラス電極

(1) 4

溶解度は c_s = [分子形](1 + 10^{pH-pK_a}) で表される。pK_a = pH のとき、溶解度は分子形濃度の2倍に等しくなる。選択肢1は K_a の逆数の対数値で $pK_a = -\log K_a$ で表される。2は pK_a が小さい（K_a が大きい）ほど、強い酸となる。3は pK_b が小さい（K_b が大きい）ほど、強い塩基となる。5は $pK_a + pK_b = 14$ である。

(2) 4

塩酸や硫酸のような強酸は、水溶液中ですべてが解離（電離）すると考えてよい。したがって、塩酸は、$HCl \rightleftarrows H^+ + Cl^-$ のように解離するので、水素イオン濃度 $[H^+]$ は HCl 濃度と同じと考える。

水素イオン指数 pH は、$pH = -\log [H^+]$ と計算されるので、

$pH = -\log (1 \times 10^{-1}) = -(0-1) = 1.0$ となる。

(3) 4

0.010 mol/L 水酸化ナトリウム水溶液中では $[OH^-] = 0.010$ mol/L となる。水のイオン積の式から、

$[H^+] = 1.0 \times 10^{-14}\ (mol/L)^2 / [OH^-] = 1.0 \times 10^{-14}\ (mol/L)^2 / 0.010\ mol/L = 1.0 \times 10^{-12}\ mol/L$

$pH = -\log [H^+]$ より、pH の値は 12 である。

(4) 4

塩基性物質の場合の Henderson−Hasselbalch の式 $pH = pKa - \log\frac{[イオン形]}{[分子形]}$ から、pKa を求めることができる。なお、pH = pKa のとき、イオン形と分子形の存在比は 1:1 となる。

$10 = pKa - \log \frac{1}{100} \quad \therefore \quad pKa = 10 + \log \frac{1}{100} = 10 - 2 = 8$

(5) 1

弱酸性薬物の場合の Henderson−Hasselbalch の式 $pH = pKa + \log\frac{[イオン形]}{[分子形]}$ は $\frac{[イオン形]}{[分子形]} = 10^{pH-pKa}$ と表される。したがって、$\frac{[イオン形]}{[分子形]} = 10^{4.5-6.5} = 10^{-2} = 1/100$ である。弱塩基性薬物の場合は $= \frac{[イオン形]}{[分子形]}\ 10^{pKa-pH}$ と表され、$\frac{[イオン形]}{[分子形]} = 10^{6.5-4.5} = 10^2 = 100$ となることに注意する。

(6) 5

ある種のガラス薄膜は水素イオンのみを通過させるのと同様の働きをするので、膜の両側で水素イオン活量が異なると電位が生じる。これを利用した水素イオンを測定するためのガラス電極が pH メータである。

☐(7) pH メーターを用いた pH 測定に最も関係する物理定数はどれか。1つ選べ。 101-5

1 アボガドロ定数　2 ファラデー定数　3 プランク定数
4 ボルツマン定数　5 リュードベリ定数

☐(8) 緩衝液に関する記述のうち、正しいのはどれか。1つ選べ。

1 $pH = pK_a$ のとき、緩衝能は最大値を示す。
2 血液には、緩衝作用がない。
3 弱酸とその塩からなる溶液は緩衝作用がない。
4 少量の酸や塩基を加えると、pH が大きく変化する。
5 リン酸は緩衝液の調製に使えない。

☐(9) 緩衝能の大きな緩衝液を調製できるのはどれか。1つ選べ。

1 緩衝液の総濃度を小さくする。
2 酸とその塩の濃度比を大きくする。
3 酸とその塩の濃度比を1に近く調製する。
4 緩衝液の pH より大きな pK_a をもつ酸で調製する。
5 緩衝液の pH より小さな pK_a をもつ酸で調製する。

《各種の化学平衡》

☐(10) 錯体の配位子に関する記述のうち、正しいのはどれか。1つ選べ。

1 孤立電子対をもつ必要がある。　2 金属イオンである。
3 pK_a が小さいほど、化学的に安定である。　4 ルイス酸である。
5 キレートともいう。

☐(11) 配位子（L）、金属イオン（M）、金属錯体（ML）に $M + L \rightleftarrows ML$ の関係が成立する場合、錯体の安定度定数（K）はどのように表されるか。1つ選べ。ただし［A］は平衡到達時における A の濃度を表す。

1 $K = [M][L][ML]$　2 $K = \dfrac{[M][L]}{[ML]}$　3 $K = \dfrac{[M]}{[ML][L]}$

4 $K = \dfrac{[ML]}{[M][L]}$　5 $K = \dfrac{[L][ML]}{[M]}$

☐(12) Ag_2CrO_4 の溶解度が S(mol/L) であるとき、溶解度積 (K_{sp}) と溶解度の関係式として、正しいのはどれか。1つ選べ。 97-3

1 $K_{sp} = 2S$　2 $K_{sp} = S^2$　3 $K_{sp} = 2S^2$　4 $K_{sp} = 2S^3$
5 $K_{sp} = 4S^3$

（7）2

1　×　1モルの物質の原子あるいは分子の個数。6.3×10^{23}（個）

2　○　電子の1モル当たりの電荷（の絶対量）。96.485 C/mol

3　×　光（子）のエネルギーはその光の振動数に比例するが、その際の比例定数。$6.626 \times 10^{-34}\ Js$

4　×　統計力学において、状態数とエントロピーを関係づける物理定数。

5　×　原子の発光および吸収スペクトルを説明する際に用いられる物理量。

（8）1

緩衝能は pH = pK_a のとき、最大値を示す。血液中のリン酸、炭酸塩やタンパク質中の物質などが緩衝作用に寄与している。選択肢2、3は緩衝作用があり、4はほとんど pH の変化を示さない。5は3段階の pK_a をもつので、広範囲の pH の 緩衝液を調製できる。

（9）3

緩衝能 β は $\beta = \dfrac{\Delta B}{\Delta pH} = 2.3 \times C \times \dfrac{K_a\,[H^+]}{(K_a+[H^+])^2}$ で与えられる。ただし、ΔB は緩衝液に加えた酸または塩基の増量分、ΔpH はその時の pH の変化、C は緩衝液の総濃度である。pH = pK_a（K_a = ［H^+］）のとき、緩衝能 β が最大値（0.58）となるので、緩衝液の pH に近い pK_a をもつ酸を選び、酸とその塩の濃度比を1に近く調製すると、緩衝能は大きくなる。緩衝能は緩衝液の総濃度に比例するので、総濃度を大きく調製する。

（10）1

錯体とは、陰イオンや孤立電子対をもつ中性分子が金属イオンと配位結合した化合物で、ルイス塩基である。一般に、pK_a が大きいほど、錯体の生成定数は大きいが、化学的安定性とは必ずしも一致しない。多座配位子をキレート配位子（chelate ligand）といい、配位子はリガンド（ligand）である。

（11）4

錯体の安定度定数は平衡定数の一種である。A + B ⇄ C という反応において、平衡定数は

$$K = \frac{[C]}{[A]\,[B]}$$ のようにして算出する。

（12）5

$$Ag_2CrO_4\ (固体) \rightleftharpoons 2Ag^+ + CrO_4^{2-}$$

Ag_2CrO_4 は、水溶液中で完全に解離して溶けていると考えられ、上式で表される。したがって、平衡定数は次式で表される。

$$K = \frac{[Ag^+]^2 \cdot [CrO_4^{2-}]}{[Ag_2CrO_4\ (固体)]}$$

Ag_2CrO_4（固体）の濃度は一定であるので、$K_{sp} = K \times [Ag_2CrO_4\ (固体)]$ と定義し、溶解度 S で表せば、$[Ag^+] = 2S$ となり、$K_{sp} = [Ag^+]^2\,[CrO_4^{2-}] = (2S)^2 \times S = 4S^3$ となる。

☐ (13) 溶解度が 2×10^{-6} mol/L である難溶性塩 MX_2 の溶解度積の値として正しいのはどれか。1つ選べ。

1　3.2×10^{-12}　2　4.0×10^{-12}　3　3.2×10^{-17}　4　4.0×10^{-17}
5　4.0×10^{-18}

☐ (14) 硫酸バリウムの飽和水溶液に硫酸ナトリウムを加えるとき、硫酸バリウムの沈殿が生じやすくなる現象に最も関連するのはどれか。1つ選べ。 **103-3**

1　過飽和現象
2　共通イオン効果
3　異種イオン効果
4　重原子効果
5　水平化効果

☐ (15) AgCl の飽和水溶液に HCl を添加したときの AgCl に関する記述のうち、正しいのはどれか。1つ選べ。

1　溶解度は変化しない。　2　溶解度が増加する。
3　沈殿してくる。　4　解離度が大きくなる。
5　溶解度積が大きくなる。

☐ (16) 0.10 mol/L 硫酸ナトリウム水溶液中における硫酸バリウムの溶解度に最も近いのはどれか。1つ選べ。ただし、温度は25℃とし、同温度における硫酸バリウムの溶解度積を 1.0×10^{-10} $(mol/L)^2$ とし、硫酸バリウムの溶解による溶液の体積変化は無視できるものとする。 **107-4**

1　1.0×10^{-19} mol/L　2　1.0×10^{-11} mol/L
3　1.0×10^{-9} mol/L　4　1.0×10^{-5} mol/L
5　1.0×10^{-4} mol/L

☐ (17) 化合物の親水性や疎水性を表す指標となる分配係数の測定において、水と組み合わせて用いられる有機溶媒はどれか。1つ選べ。 **103-2**

1　アセトニトリル　2　アセトン　3　1-オクタノール
4　グリセロール　5　メタノール

(13) 3

難溶性塩 MX_2 の溶解度積は $K_s = [M^{2+}] \cdot [X^-]^2$ で表される。MX_2 の溶解度が 2×10^{-6} mol/L であるので、難溶性塩の溶解度積 K_s は $K_s = (2 \times 10^{-6}) \times (2 \times 10^{-6} \times 2)^2 = 3.2 \times 10^{-17}$ である。

(14) 2

1 × 過飽和現象とは、溶液が溶解度以上の溶質を含む状態や蒸気が飽和蒸気圧以上に存在する状態のことである。

3 × 溶液中に構成イオンとは無関係なイオンを添加すると、塩の溶解度が増すことを異種イオン効果という。

4 × ハロゲン原子に隣接する原子の NMR シフトが重ハロゲンに置換されると高磁場にシフトする現象や、励起一重項→最低三重項への遷移が重原子の存在でそのスピン禁制が幾分か緩和されて強いりん光放出が観測される現象などを重原子効果という。

5 × 水平化効果とは、プロトン溶媒に強い酸および塩基を加えてもその強さが溶媒によって決定されて、見かけ上、強さの差がマスクされる現象のことである。

(15) 3

共通イオン Cl^- の添加によって、AgCl の溶解度が減少して沈殿が生じる。これを共通イオン効果という。イオンの飽和濃度の積である溶解度積は一定であるので、共通イオンを添加すると解離度が減少する。

(16) 3

0.10 mol/L 硫酸ナトリウム（Na_2SO_4）水溶液中に硫酸イオン SO_4^{2-} は 0.10 mol/L 存在している。ここに硫酸バリウム（$BaSO_4$）を溶解することになる。

$BaSO_4$ の溶解度積は、$[Ba^{2+}][SO_4^{2-}] = 1.0 \times 10^{-10}$ (mol/L)^2 であるため、溶液中の $BaSO_4$ の溶解度を s (mol/L) とすると、$[Ba^{2+}][SO_4^{2-}] = s \times (0.10 + s) = 1.0 \times 10^{-10}$

s は硫酸ナトリウムに基づく硫酸イオンの濃度（0.10 mol/L）よりはるかに小さいため、$(0.10 + s) \fallingdotseq 0.10$ と考えて解くと、$s = 1.0 \times 10^{-9}$ mol/L となる。

(17) 3

一般に、お互いに混じり合わない二つの接した相があり、各相それぞれに溶解した溶質が存在して平衡にある状態を分配平衡という。平衡状態の2相の溶質濃度比を分配係数とよび、温度、圧力が一定であれば溶質濃度に無関係な定数である。一般的には水と有機溶媒の2相間の平衡溶解度比を実測した値が用いられ、有機溶媒としては n-オクタノール（1-オクタノール）が広く用いられる。選択肢にある他の溶媒は水と混じり合うために分配係数の測定には用いられない。

☐ (18) 薬物（非電解質）の油水分配係数の値に影響を与えるのはどれか。1つ選べ。ただし、会合は無視できるものとする。

1　温度　　2　撹拌速度　　3　水相と油相の体積比　　4　水相の pH
5　薬物の初濃度

☐ (19) 弱電解質の油水分配係数の値に影響を与えない因子はどれか。1つ選べ。

1　撹拌速度
2　水相の pH
3　温度
4　会合
5　水相の塩濃度

☐ (20) 真の分配係数に大きな影響を与えるのはどれか。1つ選べ。

1　分配している物質の総量　　2　分配相の液量　　3　温度
4　水相の pH　　5　会合体の形成

☐ (21) 薬物 10 mg/mL を含む水溶液に同体積のオクタノールを加えたとき、分配後の水相中の薬物濃度が 2 mg/mL であった。分配係数の値として、正しいのはどれか。1つ選べ。

1　1　　2　2　　3　4　　4　5　　5　8

☐ (22) 油水分配係数が 2 である薬物を水 100 mL と油 200 mL の混液に加えた。溶解状態が平衡に達するまで振とう後、水相中の薬物濃度を測定したところ、10 mg/mL であった。油相中の薬物濃度（mg/mL）として、最も近い値はどれか。1つ選べ。

1　2　　2　5　　3　10　　4　20　　5　40

(18) 1

油水分配係数は平衡定数の一種であり、温度の影響を受ける。しかし、平衡時の水相と油相の薬物濃度比で与えられるので、両相の撹拌速度や体積比、薬物の初濃度には影響を受けない。また、イオン形薬物は一般に油に移行しないので、薬物が電解質（酸や塩基）の場合は油水分配係数の値はpHに依存するが、非電解質の場合はpHの影響を受けない。

(19) 1

弱電解質の分配係数の値に影響を与えない因子には、撹拌速度、撹拌時間、水相と油相の体積比、弱電解質の初濃度がある。一方、影響を与える因子には、水相のpH、温度、会合、塩濃度がある。ただし、水相のpHは非電解質の場合には影響を与えないことに注意せよ。

(20) 3

（真の）分配係数は、一定の温度や圧力において、溶質濃度や分配相の液量に依存せず、物質固有の値である。水相のpHや会合体の形成によっても影響されないが、直接測定できるのはみかけの分配係数のみである。

(21) 3

水相と油相（オクタノール相）の体積が同じであるので、分配後の油相中の薬物濃度は $10 - 2 = 8$(mg/mL)。したがって、分配係数は $8/2 = 4$ となる。

(22) 4

油水分配係数＝油相中薬物濃度／水相中薬物濃度であることから、油相中薬物濃度を x とすると、式に代入して　$2 = x/10$

したがって、油相中薬物濃度は20 mg/mLと求まる。

©化学物質の定性分析・定量分析

《定性分析》

□(1) 白金線を用いた炎色反応で黄赤（橙）色を呈し、その溶液に炭酸アンモニウム試液を加えるとき、白色の沈殿を生じる金属イオンはどれか。1つ選べ。 **108-3**

1 Ca^{2+}　2 Ba^{2+}　3 Cu^{2+}　4 Al^{3+}　5 K^{+}

□(2) 次の化合物のうち、確認試験として「塩化鉄(Ⅲ)試液により鉄キレートを生成し赤色〜赤紫色を呈する」反応を適用できる可能性のあるのはどれか。1つ選べ。

1 ベンゼン環　2 ベンゼン環–CH_3　3 ベンゼン環–NH_2　4 ベンゼン環–NO_2　5 ベンゼン環–OH

□(3)「溶液は赤紫色を呈し、その硫酸酸性溶液に過酸化水素試液を加えるとき、泡だって脱色する」ことによって確認される化合物はどれか。1つ選べ。 **98-5**

1 過マンガン酸塩　2 臭素酸塩　3 第一鉄塩
4 第二銅塩　5 ヨウ化物

□(4) 次の化合物群のうち、ヒドロキサム酸—鉄(Ⅲ)法により鉄キレートを生成して赤紫色〜暗赤色を呈するのはどれか。1つ選べ。

1 カルボン酸類　2 アルデヒド類　3 ケトン類
4 アミン類　5 アルコール類

《定量分析（容量分析・重量分析）》

□(5) 日本薬局方アスピリンの逆滴定による定量法で使用する標準液で、ファクターの値が必要なのはどれか。1つ選べ。 **105-2**

1 0.1 mol/L エチレンジアミン四酢酸二水素二ナトリウム液
2 0.1 mol/L 硝酸銀液
3 0.5 mol/L 水酸化ナトリウム液
4 0.1 mol/L チオ硫酸ナトリウム液
5 0.25 mol/L 硫酸

□(6) 日本薬局方に採用されている非水滴定法で、滴定の原理として利用されている反応はどれか。1つ選べ。

1 中和反応　2 酸化還元反応　3 キレート形成反応
4 沈殿形成反応　5 脱水縮合反応

(1) 1

1 ○

2 × Ba^{2+}の炎色反応は黄緑色である。

3 × Cu^{2+}の炎色反応は青緑色である。

4 × Al^{3+}は炎色反応を示さない。

5 × K^{+}の炎色反応は淡紫色である。

(2) 5

塩化鉄によるキレート生成による呈色反応は、フェノール類（芳香環およびそれに直結したヒドロキシ基）の定性反応として知られている。

(3) 1

過酸化水素(H_2O_2)は、酸化還元反応に関与する。過マンガン酸塩(MnO_4^-)の溶液は赤紫色を呈しており、H_2O_2により還元されて酸素（O_2）ガスを放出して脱色する(→ Mn^{2+})。臭素酸塩、ヨウ化物は、ともに硝酸銀とで白色～黄色沈殿、第一鉄塩は、ヘキサシアノ酸鉄(Ⅲ)酸カリウムとで青色沈殿、第二銅塩は、アンモニアとで淡青色沈殿を生じる。これらは無機イオンの代表的な検出法である。

(4) 1

ヒドロキサム酸―鉄(Ⅲ)法は、カルボン酸類を対象とした定性反応として知られている。カルボキシ基を有する医薬品（ナプロキセンなど、R−COOH）に*N, N'*−ジシクロヘキシルカルボジイミド（脱水縮合剤、C_6H_{11}−N＝C＝N−C_6H_{11}）およびヒドロキシルアミン（NH_2OH）を反応させ、生成するヒドロキサム酸（R−CONH−OH）に鉄イオン（Fe^{3+}）を作用させるとヒドロキサム酸：鉄(Ⅲ)＝3：1の赤紫色～暗赤色キレートを生ずる。

(5) 5

1 × キレート滴定の標準液。

2 × 沈殿滴定の標準液。

3 × アスピリンの定量法に用いられるが、ファクターの値は必要ない。

4 × 酸化還元滴定の標準液である。

5 ○ 中和滴定の標準液。アスピリンと水酸化ナトリウムとを反応させた後、過量の水酸化ナトリウムを、硫酸を用いて滴定するため、アスピリンの定量計算には硫酸標準液のファクターを用いる。

(6) 1

非水滴定は極めて弱い酸または塩基を非水溶媒中で中和滴定する方法である。日本薬局方では窒素原子をもつ弱塩基性の医薬品が多く収載されており、カテコールアミン類をはじめ多くの医薬品が非水滴定により定量される。

☐(7) 次の容量分析法の標準溶液のうち、非水滴定に用いられるのはどれか。1つ選べ。

1　0.1 mol/L 亜硝酸ナトリウム
2　0.1 mol/L エチレンジアミン四酢酸二水素二ナトリウム
3　0.1 mol/L 過塩素酸
4　0.02 mol/L 過マンガン酸カリウム
5　0.1 mol/L 硝酸銀

☐(8) 次の日本薬局方収載化合物（医薬品、標準物質）のうち、非水滴定法に用いられるのはどれか。1つ選べ。

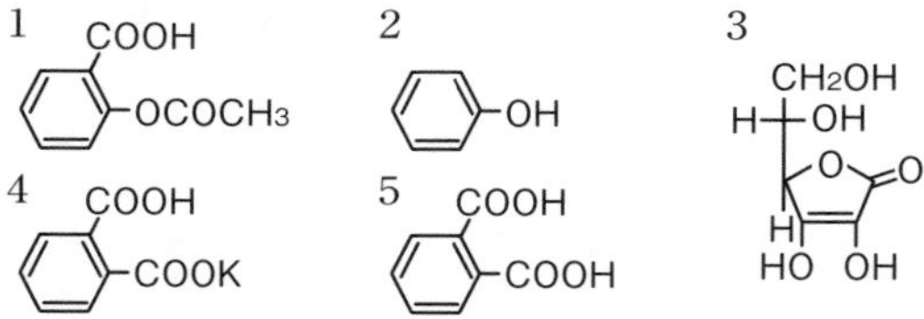

☐(9) 日本薬局方プロカインアミド塩酸塩（$C_{13}H_{21}N_3O \cdot HCl$：271.79）の過塩素酸を用いた非水滴定法による定量法を実施する際、過塩素酸と直接反応する構造はどれか。1つ選べ。

「定量法　本品を乾燥し、その約 0.5g を精密に量り、無水酢酸 / 酢酸(100) 混液（7：3）50 mL に溶かし、0.1 mol/L 過塩素酸で滴定する（電位差滴定法)。同様の方法で空試験を行い、補正する。
0.1 mol/L 過塩素酸 1 mL ＝ 27.18 mg $C_{13}H_{21}N_3O \cdot HCl$」

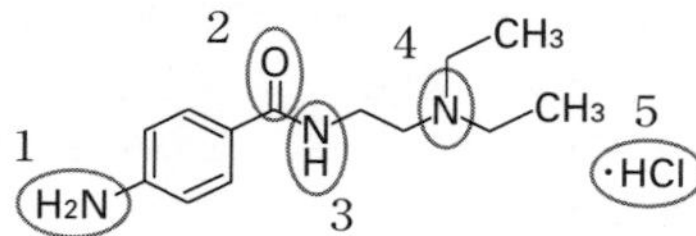

☐(10) 濃度未知の水酸化ナトリウム水溶液を、0.01 mol/L 塩酸標準液（ファクター f = 1.020）を用いて滴定したところ、滴定終点までに 6.10 mL を要した。この水酸化ナトリウム水溶液中の水酸化ナトリウムの量（μmol）として適切なのはどれか。1つ選べ。 **104-2**

1　59.80　　2　59.8　　3　61.00　　4　62.2　　5　62.22

☐(11) 日本薬局方に採用されている容量分析法（滴定法）のうち、金属元素（金属イオン）を対象とする金属錯体形成反応を利用した方法はどれか。1つ選べ。

1　非水滴定法　　2　酸塩基滴定法　　3　キレート滴定法
4　酸化還元滴定法　　5　沈殿滴定法

(7) 3

過塩素酸（$HClO_4$）は、非水滴定の酸標準液として汎用される。塩基標準液としては0.1mol/L酢酸ナトリウム液、0.1 mol/Lナトリウムメトキシド液などがある。1はジアゾ滴定法、2はキレート滴定法、4は酸化還元滴定、5は沈殿滴定に使用される。

(8) 4

1はアセチルサリチル酸（アスピリン）、5はフタル酸で、いずれも水系の中和滴定で試験される。2のフェノールおよび3のアスコルビン酸（還元型ビタミンC）は酸化還元滴定で試験される。4のフタル酸水素カリウムは、非水滴定用の標準液である過塩素酸液（0.1 mol/L $HClO_4$）の標定を実施する際の標準物質であり、塩基として過塩素酸とは1：1で反応する。

(9) 4

非水滴定は、アミノ基のような窒素原子を含む構造が塩基性を示し、過塩素酸との間で酸塩基反応する。プロカインアミドには、ベンゼン環に直結した第一アミノ基$-NH_2$、アミド$-CO-NH-$、および第三アミノ基$-CH_2-N-(C_2H_5)_2$が存在しているが、アミドのアミノ基（選択肢3）は中性であるため過塩素酸とは反応しない。また、第一アミノ基(1)は、無水酢酸・酢酸に溶解した時点で容易にアセチル化されアミド構造に変換されるため中性となる。対応量の記述からも類推されるように、過塩素酸1 molに対してプロカインアミド塩酸塩は1 mol反応することから、第三アミノ基のみが過塩素酸との反応にあずかることがわかる。

(10) 4

塩酸標準液(0.01 mol/L、$f = 1.020$)の真の濃度は、$0.01 \times 1.020 = 0.01020$ mol/Lである。滴定の終点までに要した塩酸が6.10 mL（6.10×10^{-3} L）であることから、反応した水酸化ナトリウムの量は、$0.01020\,(\text{mol/L}) \times 6.10 \times 10^{-3}\,(\text{L}) = 6.222 \times 10^{-5}\,(\text{mol}) = 62.22 \times 10^{-6}\,(\text{mol}) = 62.22\,(\mu\text{mol})$となる。

桁数4桁の0.01020と桁数3桁の6.10の計算である。有効数字の取り扱いでは、桁数の少ない数値の桁数を有効数字の桁数として最終表示することになるので、この場合は有効数字の桁数3桁の62.2（μmol）が最も適切となる。

(11) 3

金属イオンを含む錯体をキレートとよぶ。通常、金属指示薬とよばれる指示薬の配位子化合物を金属イオンを含む医薬品に加え、指示薬の配位子と金属イオンとの間にキレートを形成させておき、標準溶液としてEDTA（エチレンジアミン四酢酸）溶液を滴下し、EDTAが金属イオンとが新たなキレートを形成することを意図しており、滴定の終点は、指示薬の配位子と金属とのキレートの色調が、遊離となった指示薬の配位子のみ本来の色調に変化した時点とする。

☐(12) キレート滴定法に用いられるEDTAの構造はどれか。1つ選べ。

1

$$\begin{matrix}HOOC\\HOOC\end{matrix}>N-CH_2-CH_2-N<\begin{matrix}COOH\\COOH\end{matrix}$$

2

$$NH_2-CH_2-CH_2-NH_2 \cdot 4CH_3COOH$$

3

$$\begin{matrix}HOOC-H_2C\\HOOC-H_2C\end{matrix}>N-CH_2-CH_2-N<\begin{matrix}CH_2COOH\\CH_2COOH\end{matrix}$$

4

$$CH_3-CH<\begin{matrix}N<\begin{matrix}CH_2COOH\\CH_2COOH\end{matrix}\\N<\begin{matrix}CH_2COOH\\CH_2COOH\end{matrix}\end{matrix}$$

5

$$CH_3-CH<\begin{matrix}NH_2\\NH_2\end{matrix}\cdot 4CH_3COOH$$

☐(13) 沈殿滴定には、滴定終点の検出方法の違いにより種々の手法が提案されているが、フルオレセイン等の色素を吸着指示薬として沈殿の色の変化を終点とする手法はどれか。1つ選べ。

1 モール法　2 ファヤンス法　3 バイルシュタイン法
4 カラー法　5 フォルハルト法

☐(14) 日本薬局方容量分析用標準液0.1 mol/Lチオ硫酸ナトリウム液の標定に用いられる標準試薬はどれか。1つ選べ。**108-4**

1 I_2　2 NaI　3 KI　4 KIO_4　5 KIO_3

☐(15) フェノールの酸化還元滴定による定量法では、臭素によるフェノールへの臭素化置換反応を利用している。この酸化還元滴定の際に生成するフェノールの臭素化置換体はどれか。1つ選べ。

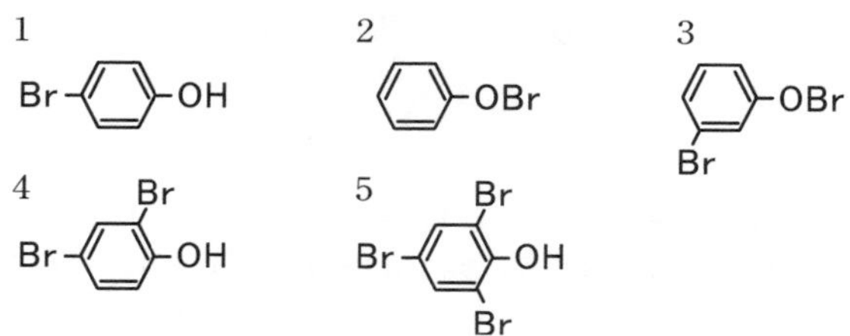

☐(16) 日本薬局方一般試験法に採用されている滴定終点検出法の中で、ジアゾ化滴定法など酸化還元滴定法の電位差滴定法において規定されている指示電極はどれか。1つ選べ。

1 ガラス電極　2 銀電極　3 水銀－塩化水銀電極
4 白金電極　5 pH電極

☐(17) 日本薬局方において、容量分析用標準液のファクターfは、通例どの範囲にあるように調製されるか。1つ選べ。**102-4**

1 0.850 ～ 1.150　2 0.900 ～ 1.100　3 0.950 ～ 1.050
4 0.970 ～ 1.030　5 0.990 ～ 1.010

(12) 3

EDTAは、ethylenediaminetetraacetic acid（エチレンジアミン四酢酸）であり、1分子中に4個のカルボキシ基と2個のアミノ基を有し、合計6カ所に金属イオンと配位結合する可能性を有している。通常、六座配位子として多くの金属イオンとの間で1：1の安定な水溶性キレートを形成する。実際に試薬として扱う際（溶液調製）には、2つのカルボキシ基がナトリウム塩となっているEDTA・2Naを使用することが多い。

(13) 2

ファヤンス法では、滴定により生ずるハロゲン化銀沈殿粒子が当量点以前にはマイナスに荷電しているが当量点を過ぎると過剰のAg^+が沈殿粒子に吸着して沈殿粒子がプラスに荷電するので、マイナスに荷電したフルオレセインが粒子に吸着して沈殿の色が変化し、終点が検出できる。

(14) 5

正答以外は標定に用いられない。

(15) 5

1モルのフェノールは過剰の臭素Br_2を加えると3モルの臭素を消費して、オルト位2カ所とパラ位に臭素が付加した2,4,6-トリブロモフェノール1モルと3モルのHBrを生成するので、未反応の臭素をKIで酸化し、還元されたKIから生じたヨウ素I_2をチオ硫酸ナトリウム液により滴定する逆滴定法が採用されている。

(16) 4

日本薬局方一般試験法より、酸化還元反応系では白金電極、中和（酸塩基）反応系および非水反応系ではガラス電極、キレート形成反応系では水銀－塩化水銀電極、沈殿反応系では銀電極を、それぞれ使用することが定められている。

(17) 4

日本薬局方の滴定法による定量分析に用いられる容量分析用標準液の調製においては、ファクター（モル濃度係数；f）の値が0.970～1.030の範囲にあるようにする必要がある。ファクターは、真の濃度の規定された濃度（表示濃度）からのずれの度合いであり、真の濃度＝表示濃度×fの関係にある。

☐(18) 0.25 mol/L 硫酸標準液（f = 1.000）を用いて、0.5 mol/L 水酸化ナトリウム標準液の標定を実施した。50 mL の 0.5 mol/L 水酸化ナトリウム溶液を正確に計りとり、フェノールフタレインを指示薬として 0.25 mol/L 硫酸標準液（f = 1.000）で滴定したところ、硫酸の消費量は 50.50 mL であった。0.5 mol/L 水酸化ナトリウム溶液のファクターはどれか。1 つ選べ。

1　0.995　　2　1.000　　3　1.001　　4　1.010　　5　1.100

☐(19) 日本薬局方医薬品において複数の類縁物質を同時に試験できる純度試験の手法として最も適しているのはどれか。1 つ選べ。

1　原子吸光光度法　　2　液体クロマトグラフィー
3　炎色反応試験法　　4　紫外可視吸光光度法　　5　アンモニウム試験法

☐(20) 日本薬局方の通則には、重量分析によって目的物質の量またはそれを計算するための基準となる量を求める方法が定められているが、この基準となる量のことを何というか。1 つ選べ。

1　減量　　2　定量　　3　公量　　4　恒量　　5　変量

☐(21) 日本薬局方一般試験法の揮発重量法として収載されている試験法はどれか。1 つ選べ。

1　乾燥残分試験法　　2　乾燥減量試験法　　3　強熱揮発試験法
4　乾燥揮発試験法　　5　乾燥不揮発試験法

(18) 4

理論的には、0.25 mol/L 硫酸標準液 1 mL と 0.5 mol/L 水酸化ナトリウム溶液 1mL とが対応する。

硫酸の消費量×硫酸のファクター＝水酸化ナトリウム溶液の容量×水酸化ナトリウム溶液のファクターの関係が成立する。したがって、

$50.50 \times 1.000 = 50.0 \times f_{NaOH}$ より、$f_{NaOH} = 1.010$

(19) 2

従来、呈色反応（定性反応）が個々の混在物（不純物）の試験に用いられることが多くあったが、各種のクロマトグラフィーが同時に複数の混在物を試験できる手法として採用されるようになった。

(20) 4

日本薬局方の通則には、乾燥または強熱の操作を繰り返し実施するとき、その前後においての秤量差が無視しうる量（前回秤量した乾燥物または残留物の質量の 0.10％以下、生薬は 0.25％以下）となれば恒量とみなす、とある。

(21) 2

日本薬局方に採用されている重量分析法は、分離法の違いにより揮発重量法、抽出重量法および沈殿重量法などに分類される。このうち、揮発重量法では乾燥減量試験法、強熱減量試験法、強熱残分試験法の 3 つが採用されている。

ⒹD機器を用いる分析法

《分光分析法》

☐(1) 紫外可視吸光度測定法で使用する電磁波の波長領域はどれか。1つ選べ。
1　200 ～ 400 nm　　2　200 ～ 600 nm　　3　200 ～ 800 nm
4　400 ～ 800 nm　　5　600 ～ 800 nm

☐(2) 紫外部領域の測定に利用される光源はどれか。1つ選べ。
1　タングステンランプ　　2　レーザー　　3　アルカリハライドランプ
4　キセノンランプ　　5　重水素放電管

☐(3) 紫外可視吸光度測定法において、吸光度と比例するのはどれか。1つ選べ。**97–5**
1　透過度　　2　透過率　　3　試料の濃度
4　比吸光度の対数　　5　モル吸光係数の対数

☐(4) 分子内の共役構造などにより、紫外可視吸収スペクトルの吸収波長が長波長側にシフトすることを何というか。1つ選べ。
1　高磁場シフト　　2　淡色効果　　3　化学干渉
4　深色移動　　5　コットン効果

☐(5) 紫外部吸収スペクトルを測定する際に使用するものとして適切でないのはどれか。1つ選べ。
1　タングステンランプ（光源部）　　2　回折格子（分光部）
3　スリット（分光部:選択波長の抽出）　　4　透明の石英製セル（試料部）
5　光電子増倍管（検出部）

☐(6) 蛍光分析法におけるストークス則を表すのはどれか。1つ選べ。
1　平面性構造を有するほど蛍光性が高い。
2　蛍光スペクトルと励起スペクトルとが鏡像関係を示す。
3　蛍光の方が励起光よりも長波長側に存在する。
4　蛍光量子収率が小さい方が、発光強度が強い。
5　蛍光現象は化合物の酸化に伴って観察される。

☐(7) 蛍光分析法に用いられるセルとして、最も適切なのはどれか。1つ選べ。
1　二面透明ガラス製セル　　2　二面透明石英製セル
3　四面透明ガラス製セル　　4　四面透明石英製セル
5　一面鏡面石英製セル

(1) 3

紫外部の波長領域は 200 ～ 400 nm、可視部の波長領域は 400 ～ 800 nm である。

(2) 5

紫外部測定の光源は重水素放電管、可視部測定の光源はタングステンランプまたはハロゲンタングステンランプである。キセノンランプ、レーザー、アルカリハライドランプは蛍光光度法の光源である。

(3) 3

吸光度（A）は、透過度（t）の逆数の常用対数と定義されている。

透過率（T）は、透過度の百分率である。

また、$A = a c l$ の関係がある。

c：試料の濃度　l：層長　a：比例定数

(4) 4

1 × 核磁気共鳴法でシグナルが高磁場側に現れる現象。

2 × 吸光光度法において、測定条件により比吸光度が小さくなること。

3 × 原子吸光光度法で試料のイオン化などで測定値が影響を受けること。

5 × 旋光分散や円二色性スペクトルで現れる現象。

(5) 1

タングステンランプは可視部の吸光測定の光源。紫外部測定には、通常、重水素放電管（ランプ）や水素放電管を用いる。回折格子、スリット、石英製セル、光電子増倍管は、紫外部、可視部共通に使用できる。ただし、可視部の測定には、透明のガラス製セルやプラスチック製セルが代用可能。

(6) 3

1 × 経験則の一つである。

2 × フランク・コンドン原理に従っている。

3 ○ 一般に、励起光よりもエネルギーの低い長波長側に蛍光が観察されることをストークスの法則、あるいはストークスシフトとよぶ。

4 × （蛍光）発光強度は、励起光の強さ、蛍光物質の量子収率、蛍光物質のモル吸光係数などに比例するという一般則。

5 × 化学発光ではルミノール発光のように酸化反応に伴って観察されることが多いが、蛍光現象においては一律ではない。

(7) 4

蛍光分析法では、励起光や迷光の影響を最小限とするため、励起光の照射方向に対して直角（90°）方向の蛍光を測定するのが一般的であり、励起光、蛍光は紫外部から可視部の広い波長領域に存在する可能性があることから、四面透明な石英製セルを用いるのが望ましい。

□(8) 蛍光スペクトルの測定で用いる光源はどれか。1つ選べ。

1　ネルンスト灯　　2　タングステンランプ　　3　ラジオ波
4　キセノンランプ　　5　ナトリウムD線

□(9) 分子の振動エネルギーに基づいた光吸収を利用する分析法はどれか。1つ選べ。

1　紫外可視吸光度測定法　　2　赤外分光スペクトル測定法
3　核磁気共鳴スペクトル測定法　　4　原子吸光分析法
5　マススペクトル測定法

□(10) 赤外吸収スペクトル測定法に関する記述のうち、正しいのはどれか。1つ選べ。

1　赤外吸収スペクトルは、電子スペクトルの一つである。
2　通常、縦軸には波数をとる。
3　波数補正にはポリエチレン膜が汎用される。
4　波数の単位は、cm^{-1}（毎センチメートル）で示すのが一般的。
5　光源には遠赤外線を用いる。

□(11) 赤外吸収スペクトル測定法におけるカルボニル基の伸縮振動に基づく特性吸収帯として、正しいのはどれか。1つ選べ。

1　3300 cm^{-1}　　2　3000 cm^{-1}　　3　2200 cm^{-1}
4　1700 cm^{-1}　　5　1500 cm^{-1}

□(12) 赤外吸収スペクトル及びラマンスペクトルの測定によって特定されるのはどれか。1つ選べ。

1　分子中の官能基の種類
2　分子中の水素原子の相対的な数
3　分子中の官能基の位置
4　分子中の不斉炭素の有無
5　分子の分子量

□(13) 原子吸光光度法の特徴として適切<u>でない</u>のはどれか。1つ選べ。

1　多くの元素を高感度に定量できる。
2　選択性が高い。
3　多元素同時分析が可能。
4　定性分析には適さない。

□(14) 原子吸光光度法に使用する測定装置の光源として適しているのはどれか。1つ選べ。

1　重水素放電ランプ　　2　中空陰極ランプ
3　タングステンランプ　　4　ナトリウムランプ
5　キセノンランプ

(8) 4

蛍光スペクトルの測定には、キセノンランプ、レーザー、アルカリハライドランプが用いられる。選択肢 1 は赤外吸収スペクトル測定に、2 は可視部の測定に、3 は NMR 測定に、5 は旋光度測定に用いる光源である。

(9) 2

赤外線の吸収は、分子中の原子間結合の振動（伸縮振動あるいは変角振動）に基づくエネルギー吸収を利用している。

(10) 4

赤外吸収は、分子内原子間結合の各種振動に伴って観察されることから「振動スペクトル」ともよばれ、紫外可視吸収スペクトルなどのような電子遷移に伴う「電子スペクトル」とは異なっている。スペクトルの表示には、通常、縦軸に透過率（または吸光度）、横軸に波数をとる。波数の補正にはポリスチレン膜が用いられる。スペクトル測定には、通常、4000 ～ 400 cm^{-1} の中赤外線領域の光源を用いる。

(11) 4

カルボニル基（ケトン、アルデヒド）は、1700 cm^{-1} 付近に鋭い吸収帯が現れる。

(12) 1

赤外及びラマンスペクトルでは約 1500 cm^{-1} 以上の特性吸収帯における吸収から分子中官能基の種類が特定され、約 1500 cm^{-1} 以下の指紋領域の吸収から物質の同定が行われるが、官能基の位置までは特定できない。水素原子の相対的な数は核磁気共鳴（NMR）スペクトル、不斉炭素の有無は旋光度測定、分子量は質量分析などの情報から判明するが、赤外吸収スペクトルからは特定できない。この他、赤外吸収スペクトル測定からは、結晶多形に関する情報や、一部分子内水素結合の有無などの情報も得られる。

(13) 3

原子吸光分析法は、ランベルト・ベールの法則に従っているため、多くの元素、特に金属元素の選択的かつ高感度定量が可能であるが、測定装置の光源として特定の元素に対して専用のものを用意する必要があるため、複数の元素を同時に測定したり、未知試料の分析（定性分析）には適していない。

(14) 2

原子吸光光度測定装置の光源は中空陰極管（ランプ）とよばれており、ホロカソードランプとも称される。各種の金属元素を定量するためには、対象となる金属元素専用の中空陰極ランプを揃え、交換したり切り替えたりして測定する必要がある。1 は紫外線吸収、3 は可視光線吸収、4 は旋光度や屈折率、5 は蛍光、の測定にそれぞれ適した光源である。

☐(15) ICP 発光分析法の ICP とはどれか。1つ選べ。

1 Inductively Cold Plasma　2 Induced Cold Positive
3 Induced Coupled Plasma　4 Inductively Coupled Plasma
5 Inductively Coupled Positive

☐(16) ICP 発光分析法の特徴として適切でないのはどれか。1つ選べ。

1 多元素の同時分析が可能である。
2 定性分析、定量分析の両方に適用可能である。
3 原子吸光分析に比べ、化学干渉やイオン干渉を受けにくい。
4 検量線の範囲（ダイナミックレンジ）が狭い。
5 大型で高性能な分光器が必要とされる。

☐(17) 旋光度測定に関する記述のうち、正しいのはどれか。1つ選べ。

1 光源には、通例、タングステンランプが用いられる。
2 食塩板窓を有するセルが用いられる。
3 定量には適していない。
4 ラセミ体では旋光度はゼロとなる。
5 固体試料の旋光度測定はできない。

☐(18) 次の比旋光度の関係式に関する日本薬局方の規定はどれか。1つ選べ。

$$[\alpha]_{\lambda}^{t} = \frac{100\alpha}{l \times c}$$

1 濃度 c の単位は $\mathrm{mol\,L^{-1}}$ である。
2 層長 l は 100 cm である。
3 λ は測定波長を示し、通常はナトリウム D 線を用いる。
4 t は測定温度で、30 ℃である。
5 α は分極率である。

☐(19) 比旋光度に関する記述として、正しいのはどれか。1つ選べ。

1 旋光度は、測定に用いる波長に関係しない。
2 右旋性とは、光源の後方から試料を見るとき、偏光の進行につれて試料中の偏光面が右に回転する性質である。
3 旋光度は赤外線の波長領域で通常測定される。
4 旋光性は左右円偏光に対する屈折率の差に起因する。
5 比旋光度は、測定試料の濃度に比例する。

☐(20) L-トリプトファン（分子量 204.23）0.25 g を正確に量り、水 20 mL を加え、加熱して溶かし、冷後、水を加えて正確に 25 mL とし、層長 5 cm のセルを用いて測定したところ、旋光度は − 0.16° であった。L-トリプトファンの比旋光度はどれか。1つ選べ。

1 − 3.2°　2 − 6.4°　3 − 32°　4 − 64°　5 − 320°

(15) 4

ICP発光分析は高周波誘導結合プラズマ発光分析の意味。高周波プラズマは、自由に運動するプラスとマイナスの荷電粒子が共存して電気的に中性になっている状態であり、発光分析に利用されるプラズマの温度は6000～10000℃程度である。

(16) 4

ICP発光分析法は、原子吸光法と異なり、多くの元素を同時に測定することができる。このため、比較的大型で高性能な分光器を必要とするが、波長の違いで定性分析が、発光強度の違いによって定量が同時に可能となっている。またプラズマが非常に高温になっているため、化学干渉やイオン干渉が原子吸光に比べて小さく、検量線の直線範囲も広い（4～5桁)。ただし、機器のウォーミングアップに時間を必要としたり、比較的高価なアルゴンガスを多量に消費するといったデメリットもある。

(17) 4

旋光度の測定には、通例、光源としてナトリウムランプからのD線を用いる。旋光度は試料を通過する平面偏光の回転する角度（左右円偏光の屈折率の違いにより生ずる）であり、光学活性化合物の定性、定量に用いられる。ラセミ体は、右旋性と左旋性を示す物質が1：1の混合物であるため旋光度はゼロを示す。固体試料であっても、適当な溶媒に溶解すれば測定可能となる。

(18) 3

日本薬局方では、単色光にナトリウムD線を用い、式中のλは通常Dと記す。また、測定温度は20℃なので、温度tは20と記す。

通常、比旋光度は$[\alpha]_{\mathrm{D}}^{20}$と表される。濃度$c$の単位はg/mL、層長$l$は100 mm (10 cm) である。$\alpha$は分極率ではなく、旋光度である。

(19) 4

1 × 旋光度は、溶液の濃度、温度および波長に関係する。

2 × 偏光の進行に向き合って、偏光面を右に回転するものを右旋性としている。

3 × NaのD線（589 nmと589.6 nm)、水銀ランプの輝線（546.1 nm）が通常使用されている。日本薬局方では、通例、ナトリウムスペクトルのD線で行う。

5 × 比旋光度は、旋光度（測定した偏光面の回転角）をセル長と濃度で割るため、セル長や濃度が変わっても、ほぼ一定の値になる。

(20) 3

比旋光度［α］は次式で計算する。

$$[\alpha]_{\mathrm{D}}^{20} = \frac{100\alpha}{cl} = \frac{100 \times (-0.16)}{(0.25/25) \times 50} = -32^{\circ}$$

α：旋光度　c：測定溶液1 mL中の試料のg数　l：測定セルの層長mm

《核磁気共鳴（NMR）》

☐ (21) 次の原子のうち、核スピンをもたない（核スピン量子数＝0）のはどれか。1つ選べ。 105-3

1 ^{1}H　　2 ^{12}C　　3 ^{13}C　　4 ^{14}N　　5 ^{15}N

☐ (22) 核磁気共鳴スペクトル測定法が適用できない原子核はどれか。1つ選べ。

1 ^{1}H　　2 ^{12}C　　3 ^{15}N　　4 ^{17}O　　5 ^{31}P

☐ (23) 核磁気共鳴スペクトル法において、原子核を磁場中に置いたとき、スピン量子数 I = 1/2 の核種が2つのエネルギー準位に分かれることを何というか。1つ選べ。

1 ボルツマン分布　　2 ゼーマン分裂　　3 ラーモアの歳差運動
4 ストークスシフト　5 スピン–スピン結合

☐ (24) NMR スペクトルが観測できない核種はどれか。1つ選べ。

1 ^{1}H　　2 ^{13}C　　3 ^{15}N　　4 ^{16}O　　5 ^{19}F

《質量分析法》

☐ (25) 液体クロマトグラフィー / 質量分析法において、用いられるイオン化法はどれか。1つ選べ。 107-5

1 エレクトロスプレーイオン化（ESI）法　　2 化学イオン化（CI）法
3 高速原子衝撃（FAB）法　　4 電子イオン化（EI）法
5 マトリックス支援レーザー脱離イオン化（MALDI）法

☐ (26) 質量分析中に観察される転位反応はどれか。1つ選べ。

1 Claisen（クライゼン）転位　　2 Benzidine（ベンジジン）転位
3 McLafferty（マクラファティー）転位
4 Hofmann（ホフマン）転位　　5 Beckmann（ベックマン）転位

《X 線分析法》

☐ (27) X 線回折法において、回折 X 線を生じるブラッグの式はどれか。1つ選べ。（n：整数（回折次数）、λ：X 線の波長、d：結晶格子面の間隔、θ：入射 X 線と格子面のなす角（ブラッグ角））

1 $n\lambda = d\cos\theta$　　2 $n\lambda = d\sin\theta$　　3 $2n\lambda = d\cos\theta$
4 $n\lambda = 2d\sin\theta$　　5 $2n\lambda = d\sin\theta$

《熱分析》

☐ (28) 薬物の結晶多形を検出できる方法はどれか。1つ選べ。

1 空気透過法　　2 熱分析法　　3 旋光度法
4 粘度測定法　　5 気体吸着法

(21) 2

^{1}H、^{13}C、^{15}N の核スピン量子数は I = 1/2 で、^{14}N の核スピン量子数は I = 1 である。

(22) 2

核スピンがゼロの原子核（^{12}C、^{16}O など）では、核磁気共鳴が起こらない。^{1}H、^{13}C、^{15}N、^{19}F、^{31}P の核スピンは 1/2、^{17}O の核スピンは 5/2 である。

(23) 2

磁場中に置かれた原子核は、そのスピン量子数 I により、ゼーマン式（2I + 1）によって導き出されたエネルギー準位に分裂する。

(24) 4

核スピンをもたない（I = 0）原子は ^{16}O の他に ^{12}C、^{32}S などがある。これらの原子は NMR スペクトルを観測することはできない。選択肢 1 〜 3 と 5 は I = 1/2 であり、^{2}H や ^{14}N は I = 1 である。

(25) 1

ESI 法は試料溶液を先端が高電圧に印加されたキャピラリーから大気圧下で噴霧し、イオン化する方法である。

(26) 3

γ 位に水素原子が存在するアルデヒド、ケトン、エステルなどでは、六員環遷移状態を経てエチレン誘導体が脱離する。これを、McLafferty 転位とよぶ。

(27) 4

ブラッグの式が満たされた場合に、反射 X 線同士が干渉して強い回折 X 線を生じる。

(28) 2

結晶多形を検出する際には、試料が固体の状態で測定する必要がある。結晶多形を検出可能な手法には、熱分析法（DTA：示差熱分析、DSC：示差走査熱量測定）、赤外吸収スペクトル測定法、（粉末）X 線回折法、融点測定法などがある。

Ⓔ分離分析法

《クロマトグラフィー》

□(1) クロマトグラフィーで用いられるパラメータのうち、クロマトグラム上のピーク相互の保持時間の関係を示す値はどれか。1つ選べ。 **101-4**

1　分離係数　　2　シンメトリー係数　　3　保持容量
4　理論段数　　5　理論段高さ

□(2) クロマトグラフィーでは、固定相および移動相のそれぞれ両相に存在する物質量から分配係数あるいは質量分布比などとする値を k あるいは k' として定義している。この値の定義として適切なのはどれか。1つ選べ。

1　移動相に存在する量 / 固定相に存在する量
2　固定相に存在する量 / 移動相に存在する量
3　移動相に存在する量 / 固定相に存在する量× 100
4　固定相に存在する量 / 移動相に存在する量× 100

□(3) イオン交換樹脂へのイオンの吸着性が高くなるのはどれか。1つ選べ。

1　水和イオン半径が大きい。
2　イオンの電荷が大きい。
3　イオン交換平衡定数が小さい。
4　ハロゲン元素イオンの中では F^- イオンが大きい。
5　アルカリ金属イオンの中では Li^+ イオンが大きい。

□(4) 最も強い陽イオン交換能をもつ樹脂の交換基はどれか。1つ選べ。 **98-4**

1　2級アミン　　2　3級アミン　　3　スルホン酸
4　カルボン酸　　5　4級アンモニウム

□(5) 一般的なアミノ酸の陽イオン交換クロマトグラフィーにおいて、最も先にカラムから溶出する（保持時間が短い）のはどれか。1つ選べ。

1　アラニン　　2　ロイシン　　3　グルタミン酸　　4　グルタミン
5　リシン

□(6) 強酸性陽イオン交換樹脂に最も強く結合するイオンはどれか。1つ選べ。
104-4

1　塩化物イオン　　2　カルシウムイオン　　3　グリシン（双性イオン）
4　硫酸イオン　　5　ナトリウムイオン

(1) 1

1 ○ 2つの異なる成分ピーク間の分離の程度の指標であり、各成分ピークの保持時間およびまったくカラム保持しない成分（移動相溶媒）の保持時間で補正し、その保持容量の比の値から求まる。

2 × 特定の1つのピークのピーク対称性の指標であり、ピークのテーリングあるいはリーディングの程度を評価する値。

3 × 試料がカラムに注入されてからピーク頂点（カラム通過）までに流れた移動相の体積。

4 × 分離性能の指標の1つで、クロマトグラフィー分離中の成分の拡散（広がり）の程度を評価するパラメータ。

5 × 分離性能の指標の1つで、理論段一段の高さ。

(2) 2

質量分布比は物質固有の値で、この値の違いにより各物質が固定相表面を移動する移動速度に違いが生じる。k あるいは k' の値が大きい物質ほど固定相への親和性が高く（移動相への親和性が低く）、移動速度が小さい（保持時間が長い）。

(3) 2

一般に、イオンの電荷が大きいほど、また電荷が等しいときは水和イオン半径が小さいほどイオンの吸着量が大きくなる。ハロゲンイオンの吸着量の大きさの順番は $I^- > Br^- > Cl^- > F^-$ で、アルカリ金属イオンでは $Cs^+ > Rb^+ > K^+ > Na^+ > Li^+$ である。イオン交換平衡定数が大きいほど、吸着量は大きくなる。

(4) 3

陽（＋）イオン交換能を有するということは、交換基自体は構造的に陰（－）イオン性を有していることになるので、1、2、5ではなく、3か4のいずれかである。カルボン酸よりもスルホン酸のほうが電離（解離）度が大きく、イオン交換能も高い。

(5) 3

陽イオン交換クロマトグラフィーでは、固定相に陽イオン交換体を用いており、陽イオン性の強い化合物（pK_a あるいは pI が大きい値を示す）ほど強く保持される。したがって、カラムからの溶出は、酸性アミノ酸→中性アミノ酸→塩基性アミノ酸の順となる。

(6) 2

強酸性陽イオン交換樹脂のイオン吸着の強さの程度は、一般に吸着する物質の陽イオン性（正電荷）の価数が大きいほど強い。したがって、正電荷1価のナトリウムイオン（Na^+）と2価のカルシウムイオン（Ca^{2+}）とでは、カルシウムイオンのほうがより強く吸着される。

□(7) シリカゲルを固定相とする薄層クロマトグラフィーでは、物質の相互分離に直接的に寄与する主たる相互作用はどれか。1つ選べ。

1 イオン結合　2 水素結合　3 疎水性相互作用
4 ファンデルワールス力　5 電荷移動錯体形成

□(8) 固定相にアルキル基化学結合型シリカゲルを、移動相に水とメタノールの混液を使用するクロマトグラフィーはどれか。1つ選べ。

1 順相液体クロマトグラフィー
2 ガスクロマトグラフィー
3 シリカゲル薄層クロマトグラフィー
4 逆相液体クロマトグラフィー
5 超臨界流体クロマトグラフィー

□(9) ODSシリカゲルを固定相、水－メタノール混液を移動相として用いる逆相液体クロマトグラフィーにより分離を行う際に、分析時間を短縮するための方策として適切な変更はどれか。1つ選べ。

1 カラム温度を低くする。
2 移動相の流速を速くする。
3 移動相中の水の割合（濃度）を高める。
4 ODSシリカゲルを粒子径の小さなものに変更する（カラムサイズは変更しない）。
5 カラム長さを長くする（カラム内径は変更しない）。

□(10) 次のガスクロマトグラフィーの検出器のうち、C–H結合を有する化合物の検出に対して最も有利なものはどれか。1つ選べ。

1 熱伝導度検出器（TCD）
2 水素炎イオン化検出器（FID）
3 電子捕獲検出器（ECD）
4 炎光光度検出器（FPD）
5 アルカリ熱イオン化検出器（FTD）

《電気泳動法》

□(11) 電気泳動において、イオン性物質の移動速度と比例するのはどれか。1つ選べ。 **97–4**

1 イオン性物質の半径　2 イオン性物質の電荷　3 溶液の粘度
4 溶液のpH　5 電極間の距離

(7) 2

固定相であるシリカゲルの表面構造はシラノール基（Si−OH）であり、対象物質の極性基（ヒドロキシ基、カルボキシ基、カルボニル基など）との間で水素結合性を発揮して物質を吸着する。

(8) 4

1、3　×　固定相に比較的極性の高いシリカゲルを使用し、移動相には比較的極性の低い溶媒（ヘキサンやクロロホルムなど水と混和しない有機溶媒）を使用する。

2　×　移動相にガス（窒素ガスなどの気体）を使用する。

4　○　極性の比較的低い固定相（オクタデシルシリル結合型シリカゲルODSなど）を用い、移動相には比較的極性の高い溶媒（水および水と混和する有機溶媒との混液）を使用する。

5　×　移動相に超臨界流体（二酸化炭素などの高圧・高温領域の超臨界状態で）を使用する。

(9) 2

分析時間の短縮は、すべての成分の保持時間を短くするための変更を実施する必要がある。2以外の変更は、保持時間（分析時間）が長くなる変更である。

(10) 2

TCDはほとんど全ての有機化合物および無機化合物に応答するが、他の検出器に比べ感度が低いため、他の検出器では分析できない化合物の分析に用いられる。ECDはハロゲンを含む化合物、FPDはS（硫黄）やP（リン）を含む化合物に、FTDはN（窒素）やP（リン）を含む化合物に、それぞれ選択的な検出器である。FIDは、医学薬学の領域では最も汎用される検出器で、水素炎中で燃焼する可能性のある化合物であれば検出可能であり、ほとんどの有機化合物を高感度に検出できる。

(11) 2

電気泳動における移動速度 v_{drift} は次式で表される。

$$v_{\mathrm{drift}} = \mu E = \frac{Q}{6\pi\eta \mathrm{r}} \cdot \frac{V}{d}$$

μ：移動度　　E：電場（単位距離当たりの電圧）

Q：イオン性物質の電荷　　η：溶液の粘度

r：イオン性物質の半径　　V：加電圧　　d：電極間の距離

また、温度にも影響をうける。一般に温度が高いと粘度が小さくなり、移動速度は大きくなる。溶液のpHはイオン電荷の状態に影響を与えるために移動速度を変化させる。これらは移動速度を変化させるが、比例はしない。

□(12) ゲル電気泳動法において、通常、荷電粒子の電気泳動速度に反比例する要因はどれか。1つ選べ。

1 電気泳動時の電場の強さ
2 荷電粒子の電荷の大きさ
3 泳動時の電解質溶液の粘度
4 泳動時の電解質溶液の温度
5 ゲルの網の目の大きさ

(12) 3

一般的な電気泳動では、荷電粒子（イオン性物質）の電気泳動速度 v は v = μ (*V*/*L*)（μ：対象荷電粒子の移動度、*V*：電極間の電圧、*L* は電極間の距離）、移動度 μ は μ = Q/6$\pi\eta$r で表される。したがって、電気泳動中の荷電粒子の泳動速度および移動度は、電場の強さ、およびイオン自身の荷電の大きさに比例し、電極間の距離 *L*、および電解質溶液の粘度 η には反比例する。また、電解質溶液の温度が高いほど一般的な溶液の粘度は低くなる。ゲル電気泳動では、ゲルの網の目が大きな場合ほどイオン物質の移動速度は速くなる。

ⓕ臨床現場で用いる分析技術

《分析の準備》

☐（1）血清試料の前処理において、除タンパクに用いる酸として最も適しているのはどれか。1つ選べ。 **108–5**

1 塩酸　2 硝酸　3 硫酸　4 過塩素酸　5 乳酸

☐（2）クロマトグラフィーを用いて血液中の薬物を分析するとき、前処理として行われる除タンパク質で用いられる試薬はどれか。1つ選べ。

1 クロロホルム　2 ベンゼン　3 アセトニトリル
4 濃塩酸　5 濃硫酸

☐（3）溶媒抽出法により、水溶液試料中に存在する酸性有機化合物を有機溶媒中に効率良く抽出する操作として適切なのはどれか。1つ選べ。

1 試料溶液の pH を酸性側に調整した後に抽出する。
2 試料溶液の pH を塩基性側に調整した後に抽出する。
3 試料溶液の pH を中性に調整した後に抽出する。
4 抽出操作の回数をできるだけ少なくする。
5 抽出に使用する有機溶媒として水の極性に近い極性を有するメタノールなどを用いる。

《分析技術》

☐（4）臨床化学検査において、各種の溶液内沈降反応の濁りを測定する手法として用いられているのはどれか。1つ選べ。

1 ネフェロメトリー　2 蛍光測定法　3 液体クロマトグラフィー
4 炎光光度法　5 化学発光測定法

☐（5）イムノアッセイ（免疫測定法）により測定される抗原物質が比較的低分子量である場合には、タンパク質と結合させた抗原物質を使用して抗体産生させることが多い。このような抗原物質を何というか。1つ選べ。

1 エピトープ　2 アイソトープ　3 ハプテン
4 モノクロン　5 アジュバント

☐（6）薬物血中濃度測定（TDM）などの用途に使用されるイムノアッセイ法の1つである EMIT（enzyme multiple immunotechnique）の原理および要件に関連する適切な記述はどれか。1つ選べ。

1 蛍光標識である。
2 非標識である。
3 競合法である。
4 不均一法である（B/F 分離を要する）。
5 放射活性を測定する。

(1) 4

除タンパク法のうち酸変性法では、タンパク質を水に不溶化させ除タンパクする際に、トリクロロ酢酸や過塩素酸を用いる。

(2) 3

クロマトグラフィーの前処理としての除タンパク法には、有機溶媒除タンパク、酸除タンパク、限外ろ過などが用いられる。有機溶媒除タンパクには、水と混和するメタノール、エタノール、アセトニトリルなどが、酸除タンパクには、過塩素酸、トリクロロ酢酸などが汎用される。クロロホルムやベンゼンなど水と混和しない極性の低い有機溶媒や、濃塩酸や濃硫酸などは効果が低いとされている。

(3) 1

酸性有機化合物は水溶液中ではイオン形に解離している可能性が高く、イオン形のままでは有機溶媒に容易に溶解しない。このため、試料溶液の pH を酸性側に調整して分子形に傾けておいてから溶媒抽出するのがよい。対象が塩基性化合物の場合には、逆に塩基性に調整してから抽出する。溶媒抽出法では、水と混和しない有機溶媒を使用する必要があり、ヘキサン、クロロホルムなどが使用され、抽出操作の回数を重ねることで抽出効率を高めることができる。

(4) 1

溶液中に懸濁しているコロイド性粒子、細菌、細胞、免疫沈降物粒子などによる濁りの程度を測定する方法には、吸光度測定の原理に基づいたタービドメトリー（比濁法）と、散乱光測定の原理に基づいたネフェロメトリーとがある。臨床化学検査では、血清中アルブミン、免疫グロブリン（IgG, IgM, IgA）、トランスフェリンなどが、溶液内沈降反応の濁りをネフェロメトリーにより定量されている。

(5) 3

ヒトや動物が異物（抗原）として認識してそれに対する抗体を産生する物質は、概ね分子量が 2000 程度以上であるといわれている。このため、多くのステロイドや医薬品などのイムノアッセイに用いる抗体を産生するためには、低分子量の抗原物質にタンパク質のような高分子を結合させておき、それを動物に感作させ、抗体産生（抗ハプテン抗体）させる。高分子化することで抗体産生が可能となる元々の抗原物質のことをハプテンと総称する。

(6) 3

EMIT は酵素標識イムノアッセイの手法の 1 つである。一定量の抗体に対して標識抗原 B と非標識抗原（試料）F を競合させ、B または F 画分の標識を検出する方法で、B/F 分離を実施しなくても（両者が混在した均一状態のまま）酵素反応の結果を測定することにより試料中に含まれていた薬物の濃度を知ることができる。

☑(7) 次の臨床応用されている測定法のうち、免疫反応を利用して<u>いない</u>測定（分析）法はどれか。1つ選べ。

1　オクタロニー反応
2　ウェスタンブロット法
3　ワッセルマン反応
4　ローリー法
5　ELISA法

☑(8) エンザイムイムノアッセイ（酵素標識免疫測定法）において、標識に使用されて<u>いない</u>酵素はどれか。1つ選べ。

1　ペルオキシダーゼ（過酸化水素酸化酵素）
2　β-D-ガラクトシダーゼ（β-D-ガラクトシド加水分解酵素）
3　アルカリホスファターゼ（アルカリ性リン酸エステル加水分解酵素）
4　グルコースオキシダーゼ（グルコース酸化酵素）
5　リンゴ酸デヒドロゲナーゼ（リンゴ酸脱水素酵素）

☑(9) [　　] に入るべき最も適切な語句はどれか。1つ選べ。

「酵素分析法には、反応条件の違いにより、平衡分析法（終点法、エンドポイント法）と [　　] 分析法とに分類される。前者が酵素反応がほぼ完結した時点で測定されるのに対し、後者である [　　] 分析法は、酵素反応進行中の複数の異なった経過時間における測定を実施して酵素反応の初速度を求める。」

1　比例　　2　中途　　3　速度　　4　経時　　5　時間

☑(10) 酵素分析法において、主に測定（分析）感度を高める目的で工夫されている手法はどれか。1つ選べ。

1　酵素の固定化　　2　酵素サイクリング
3　速度分析　　4　遺伝子組み換えによる酵素産生
5　酵素電極の導入

☑(11) 最近の臨床分析手法として採用されているドライケミストリーについて、従来からの分析手法と比較した場合に、その特徴といえるのはどれか。1つ選べ。

1　測定者による試薬の準備・調整が複雑である。
2　廃液が出ない。
3　検体量を多く必要とする。
4　定性分析に特化している。
5　緊急検査やベッドサイド検査に向かない。

☑(12) 次の画像診断法のうち、電離放射線が関与<u>しない</u>のはどれか。1つ選べ。

1　X線CT　　2　X線撮影　　3　MRI　　4　PET　　5　SPECT

(7) 4

オクタロニー反応（二重免疫拡散法）は、抗原抗体反応により抗原物質の同定や定量に利用されている。ウェスタンブロット法は、電気泳動後の主に特定タンパク質の選択的な検出に利用されている。ワッセルマン反応は、梅毒毒素の測定に利用されており、補体結合反応と赤血球の溶血反応とを組み合わせた分析法である。ELISA（enzyme-linked immunosorbent assay）法は、プラスティックなどの表面に抗原物質あるいは抗体を固定化して最終的には酵素反応測定を組み合わせることで、抗体や抗原物質の定量分析に利用されている。ローリー法は、タンパク質の比色定量法の１つであり化学的な反応を原理とした方法である。

(8) 4

グルコース酸化酵素では、グルコースを基質として過酸化水素が生成されるが、さらに過酸化水素に基いて発色や発蛍光するシステムを導入する必要があるため、測定段階が複雑になる。このため、現在、グルコースオキシダーゼを標識酵素とする酵素イムノアッセイは提案されていない。

(9) 3

酵素分析には、酵素反応の完結を待って測定する平衡法（終点法、エンドポイント法）と、反応進行中の複数の経過時間における測定値から初速度を求める速度法（初速度法、レイトアッセイ）とがある。平衡法は反応完結時間が短い場合に適し、速度法は反応完結時間が長い場合に適する。

(10) 2

酵素サイクリングは、酵素活性の増幅測定法として開発されており、測定対象物質がごく微量であってもそれを基質とする酵素反応にリンクさせる酵素サイクルを用意することで最終的な測定対象物質を増幅することができ、結果として測定感度の大幅な上昇に貢献する。

(11) 2

ドライケミストリーは、分析素子とよばれる原則使い捨て方式の試験紙や多層フィルム（多層スライド）を使用するが、これらに測定に必要な試薬類が全て乾燥状態で組み込まれており、検体である血液や尿などの体液に含まれる水分が浸透して試薬類を混合反応させる仕組みとなっている。また、検体もわずかに数μＬ～数十μＬ程度ですむため、測定者が試薬の準備や調製を実施することなく、また廃液への配慮も必要ない。

(12) 3

MRI は、magnetic resonance imaging の略であり、被験者の体内に本来多く存在する水（H_2O）のプロトン核磁気共鳴信号の緩和時間を測定し、コンピュータ解析してグラフ化表示する。したがって、MRI 測定時は、全く放射線被ばくの可能性がない。

☐(13) PETによるがんの早期診断には、^{18}F−FDG（^{18}F−2−デオキシ−2−フルオロ−D−グルコース）が画像診断用の放射性医薬品として被験者に投与されるが、FDGががんの診断に使用される理由として最も適切なのはどれか。1つ選べ。

1　フッ素原子のがん細胞親和性が高いから。
2　がん細胞はグルコースの利用が亢進しているから。
3　^{18}Fがα線を放出するから。
4　^{18}Fの半減期が長いから。
5　^{18}Fがβ^-壊変する核種だから。

☐(14) 一般的な超音波診断法が他の画像診断法に比べて優れている点はどれか。1つ選べ。

1　画像の鮮明さ　　2　位置情報の正確性　　3　即時性
4　軟組織の画像の鮮明さ　　5　骨に囲まれた部位の測定

☐(15) MRI（核磁気共鳴画像法）においては、磁気共鳴信号を発生させる際に外部からパルスにした（on−offを繰り返す）電磁波を照射するが、この電磁波はどれか。1つ選べ。

1　赤外線　　2　紫外線　　3　可視光線　　4　X線　　5　ラジオ波

☐(16) X線造影法には陽性造影剤と陰性造影剤があるが、陰性X線造影剤はどれか。1つ選べ。

1　硫酸バリウム　　2　CO_2　　3　クエン酸鉄アンモニウム
4　イオパミドール（ヨウ化ベンゼン誘導体）
5　ガラクトース・パルミチン酸混合物

☐(17) 半減期の短い放射性核種は、放射性医薬品が処方される院内などで製造されることがあるが、γ線放出核種としてシンチグラフィ検査などに汎用される^{99m}Tcを製造するために汎用される装置のことを何というか。1つ選べ。

1　シンクロトロン　　2　マイクロトロン　　3　ジェネレータ
4　ベータトロン　　5　サイクロトロン

☐(18) 微細な細胞や顆粒などの中に存在する特定の物質を顕微鏡下で拡大して観察しコンピュータでデジタル画像化したりビデオ増幅することで物質の位置情報や分布、さらには経時的変化などを可視化・観察・記録できるようにした技術の総称はどれか。1つ選べ。

1　プロテオーム　　2　マイクロスコープ　　3　マイクロチップ
4　バイオイメージング　　5　FRET

☐(19) 反射波を利用する画像診断法はどれか。1つ選べ。 **104-5**

1　X線CT　　2　MRI　　3　超音波診断法
4　陽電子放射断層撮影法（PET）　　5　単一光子放射断層撮影法（SPECT）

(13) 2

悪性腫瘍では糖代謝が亢進しているのでグルコースの取り込みも亢進し、^{18}F−FDG の蓄積が正常細胞のそれよりも助長される。

(14) 3

超音波診断法が他の画像診断法と比べて優れている点は、即時性と取り扱いやすさ、放射被ばくや潜在的な毒性がないことである。一方、画像の鮮明さや位置情報の正確さでは他の多くの画像診断法よりも劣る。

(15) 5

MRI はラジオ波をパルスとして短時間に繰り返し身体に照射する。

(16) 2

X 線造影剤の陰性造影剤には、空気、CO_2、O_2 などがあり、陽性造影剤には、主に消化器系の撮影に利用され、経口投与される硫酸バリウムと、注射剤として投与される主に循環器系の撮影に利用されるヨウ化ベンゼン誘導体とがある。3 は MRI の造影剤、5 は超音波診断の造影剤である。

(17) 3

γ 線放出核種として汎用されている ^{99m}Tc はジェネレータとよばれる設備により診断施設内（院内）で生産され標識化、製剤化されている。

(18) 4

細胞などの微細な構造中に存在する可能性のある特定の物質に特異的な蛍光などの標識（プローブ、タグなどとよぶ）を付加することで、標的に対してより選択的な微視観察ができるようになっている。場合によっては生きたままの細胞・組織中の動的な微細構造変化や物質移動・発現 / 消失などを観察し、デジタルデータとして保存したり、ビデオ記録することができる。このような顕微観察（レーザー技術なども含めた）技術をバイオイメージングと総称している。

(19) 3

超音波診断法は、被験者に超音波（周波数 1 ～ 20 MHz）をパルス照射し、臓器や組織から反射してくる超音波（エコー）を捉えて画像化している。エコー診断とも呼ばれる。

化　学

PHARMACIST

I　化学物質の性質と反応

Ⓐ化学物質の基本的性質

《基本事項》

(1) 以下の化合物をIUPAC命名法により命名した場合、正しいのはどれか。1つ選べ。

```
                    CH3—CH2  CH3
                         |    |
CH3—CH2—CH2—CH—C—CH2—CH3
                              |
                             CH3
```

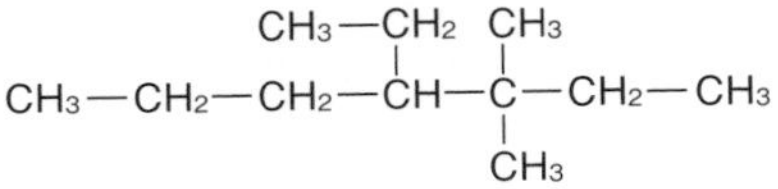

1　4–エチル–3,3–メチルヘプタン　　2　3,3–ジメチル–4–エチルヘプタン
3　5,5–ジメチル–4–エチルヘプタン　4　4–エチル–5,5–ジメチルヘプタン
5　4–エチル–3,3–ジメチルヘプタン

(2) IUPACの置換命名法において、最も優先順位の高い官能基はどれか。1つ選べ。 **100-10**

1　ケトン（−CO−）　2　アルコール（−OH）　3　エステル（−COOR）
4　アミン（$-NH_2$）　5　チオール（−SH）

(3) 以下に示す薬物のIUPAC名として正しいのはどれか。1つ選べ。 **105-7**

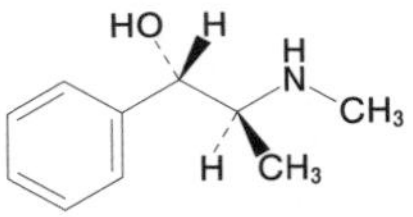

1　(1*S*, 2*S*)−1−Methylamino−2−phenylpropan−2−ol
2　(1*S*, 2*R*)−1−Methylamino−2−phenylpropan−2−ol
3　(1*S*, 2*S*)−2−Methylamino−1−phenylpropan−1−ol
4　(1*R*, 2*S*)−1−Methyl−1−methylamino−2−phenylethan−2−ol
5　(1*S*, 2*S*)−2−Methyl−2−methylamino−1−phenylethan−1−ol

(4) 3–メチルブタ–2–エン–1–オール（IUPAC命名法）はどれか。1つ選べ。 **107-6**

1　2 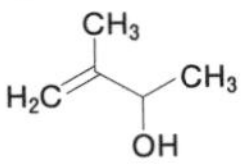　3 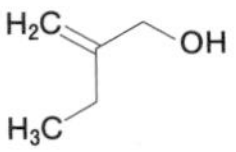　4 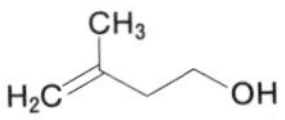　5

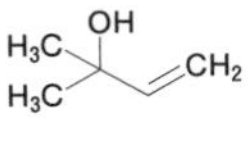

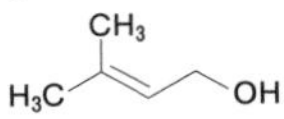

(5) 日本薬局方収載医薬品の化学名(2*S*)−2−Amino−4−methylpentanoic acidに対し、正しい構造式はどれか。1つ選べ。 **108-6**

1　2 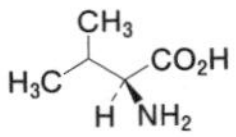　3 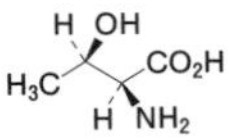　4 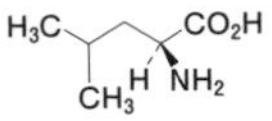　5

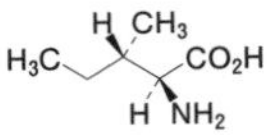

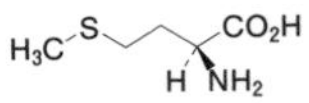

(1) 5

・置換基の位置番号はできる限り小さくする。
・置換基名はアルファベット順に並べる。
・同じ置換基がある場合、置換基名の前に倍数接頭語（ジ、トリなど）をつける。ただし、倍数接頭語はアルファベット順を考える場合には考慮しない。したがって、「エチル」は「ジメチル」の前になる。

(2) 3

IUPAC命名法において、官能基の優先順位は、一般に酸化数の高いものほど高く、エステル＞ケトン＞アルコール（＞チオール）＞アミンの順である。立体化学の優先順位（原子番号の大きいものが優先）と混同しないよう注意すること。

(3) 3

最も優先される官能基（主基）はアルコールであり、主鎖の炭素数は3なので、基本骨格の名称はpropan-1-olになる。

(4) 5

末端の1位にアルコール（オール）、2、3位に二重結合（エン）があり、置換基として3位にメチル基がある構造となる。

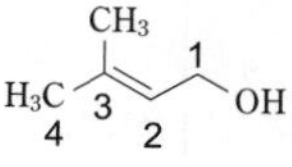

CH_3
1
H_3C 3 OH
4 2

(5) 4

1 × methyl基が3位にある。
2 × 主鎖の炭素数が4（= butanoic acid）である。
3 × 設問の化学名にヒドロキシ基の表示はない。
4 ○
5 × 設問の化学名にイオウを含む置換基の表示はない。

☐ (6) 2−メチルブチル基を表す構造式はどれか。1つ選べ。 **103-6**

1 $H_3C-CH(CH_3)-CH_2-CH_2-$

2 $H_3C-CH(CH_3)-CH(CH_3)-$

3 $H_3C-C(CH_3)_2-CH_2-$

4 $H_3C-CH_2-CH_2-CH(CH_3)-$

5 $H_3C-CH_2-CH(CH_3)-CH_2-$

☐ (7) isobutyl 基はどれか。1つ選べ。

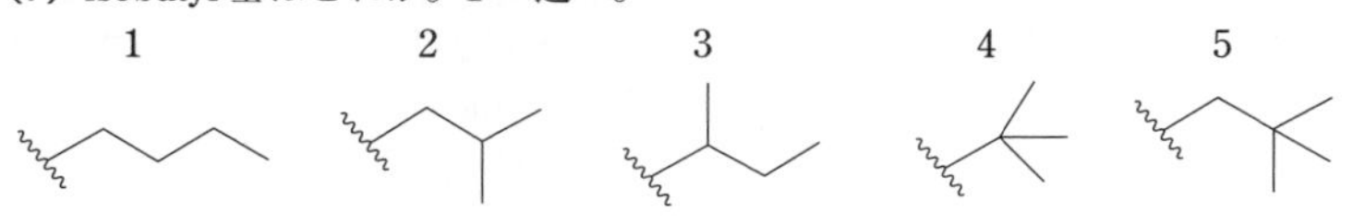

☐ (8) 1828 年に、ウェーラー（Wöhler）によって無機化合物（シアン酸アンモニウム：NH_4OCN）から初めて合成された有機化合物はどれか。1つ選べ。
100-6

1 $H_3C-C(=O)-OH$

2 $H-C(=O)-H$

3 $H-C(=O)-N(CH_3)-CH_3$

4 $H_2N-C(=O)-NH_2$

5 $H_3C-C(=O)-CH_3$

☐ (9) 二酸化炭素のルイス構造はどれか。1つ選べ。

1 :O::C::O:

2 :Ö:C:Ö: （各Oの上下に電子対）

3 O::C::O

4 :Ö::C::Ö:

5 ::O::C::O::

☐ (10) 共鳴構造式として<u>誤っている</u>のはどれか。1つ選べ。 **101-8**

1 [$H_3C-C(=O)-O^-$ ⟷ $H_3C-C(-O^-)=O$]

2 [$H_3C-C(=O)-CH_3$ ⟷ $H_3C-C^+(-O^-)-CH_3$]

3 [$(H_3C)_2HC-\overset{+}{C}H_2$ ⟷ $(H_3C)_2\overset{+}{C}-CH_3$]

4 [$H_2\overset{-}{C}-\overset{+}{N}\equiv N$ ⟷ $H_2C=\overset{+}{N}=\overset{-}{N}$]

5 [$H_3C-C(-O^-)=CH_2$ ⟷ $H_3C-C(=O)-\overset{-}{C}H_2$]

(6) 5

1　×　3−メチルブチル基（慣用名：イソペンチル基）。
2　×　1,2−ジメチルプロピル基。
3　×　2,2−ジメチルプロピル基（慣用名：ネオペンチル基）。
4　×　1−メチルブチル基。
5　○　2−メチルブチル基。最長の炭素鎖が炭素4個でブチル基である。母核に結合している位置をブチル基の1位とするので、メチル基が2位になる。

(7) 2

1　×　butyl 基
3　×　*sec*-butyl 基
4　×　*tert*-butyl 基
5　×　neopentyl 基

(8) 4

無機化合物から初めて合成された有機化合物は、4の尿素である。シアン酸の炭素にアンモニアが求核付加することで生成する。他の選択肢は、1が酢酸、2がホルムアルデヒド、3が *N*, *N*−ジメチルホルムアミド（DMF）、5がアセトンである。

(9) 4

二酸化炭素の線結合構造（Kekulé 構造）は [O = C = O] である。それをルイス（Lewis）構造で表すときは、各原子の最外殻電子（炭素4個、酸素6個）をすべて書く。この際に、多重結合は重ね、孤立電子対は多重にしない。その結果、各結合原子は、周りに電子が8個並ぶことになる。

(10) 3

共鳴構造式は、電子（π 電子と非共有電子対）のみが移動し、原子の移動が起こらない構造式変化である。3は水素原子の移動が起きている。平衡あるいは不可逆的な反応である。第一級カチオンは不安定なので、第三級カチオンへと転位する反応である。

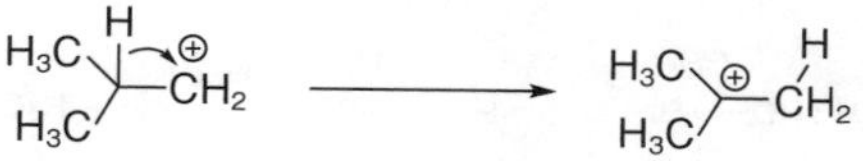

☐(11) 以下の記述の［　　　］に該当する語句として、正しいのはどれか。1つ選べ。

電子対受容体と定義した［　　　］は、電子を受け入れる空の軌道をもたなければならない。

1　アレニウスの塩基　　2　アレニウスの酸

3　ブレンステッド・ローリーの塩基　　4　ルイスの酸　　5　ルイスの塩基

☐(12) ルイス酸はどれか。1つ選べ。 99-9

$N(CH_3)_3$	$S(CH_3)_2$	$P(C_6H_5)_3$	BF_3	(テトラヒドロフラン構造式)
1	2	3	4	5

☐(13) 以下の反応はどれに分類されるか。1つ選べ。 97-6

1-メチルシクロヘキサノール（OH, CH_3） ⟶ 1-メチルシクロヘキセン（CH_3） ＋ H_2O

1　置換反応　　2　脱離反応　　3　付加反応　　4　転位反応

☐(14) 付加反応はどれか。1つ選べ。 98-8

1　ベンゼン $\xrightarrow{HNO_3,\ H_2SO_4}$ ニトロベンゼン（NO_2）

2　シクロヘキサノール（OH） $\xrightarrow{H_2SO_4,\ 加熱}$ シクロヘキセン

3　2,3-ジメチル-1,3-ブタジエン（H_3C, H_3C） ＋ アクロレイン（CHO） $\xrightarrow{加熱}$ 3,4-ジメチルシクロヘキセンカルボアルデヒド（H_3C, H_3C, CHO）

4　フェノール（OH） $\xrightarrow{CH_3I,\ NaOH}$ アニソール（OCH_3）

☐(15) ラジカル中間体を経る反応はどれか。1つ選べ。 102-8

1　$(CH_3)_3C-OH \xrightarrow{HBr} (CH_3)_3C-Br$

2　$(CH_3)_3C-Cl \xrightarrow{NaOH} H_2C=C(CH_3)_2$

3　トルエン（CH_3） $\xrightarrow[光照射]{N\text{-ブロモスクシンイミド（Br–N）}}$ ベンジルブロミド（CH_2Br）

4　$H_3C-I \xrightarrow{NaOH} H_3C-OH$

5　シクロペンタジエン ＋ $CH_2=CH-C(=O)-O-CH_3$ ⟶ ビシクロ付加体（$C(=O)-O-CH_3$）

（11）4

ルイスの酸・塩基の定義によれば、酸とは電子対を受け取る物質、塩基とは電子対を与える物質である。

（12）4

代表的なルイス酸である BF_3 は覚えておく必要がある（$AlCl_3$, $FeCl_3$ なども覚えておくこと）。周期律表の 13（B, Al）族元素の化合物はルイス酸であるものが多い。空の軌道はルイス酸性を示し、非共有電子対はルイス塩基性を示す。13 族元素は共有結合が 3 本と空の p 軌道が 1 個存在し、ルイス酸としての性質を示す。15 族は共有結合が 3 本で非共有電子対が 1 個、16 族では共有結合が 2 本、非共有電子対が 2 個である。

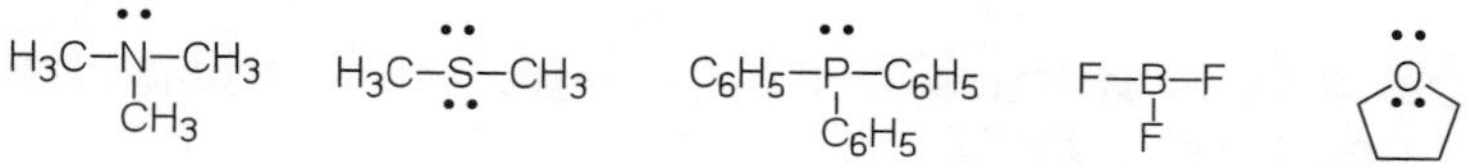

1: $N(CH_3)_3$（N 上に非共有電子対 1 個）　2: $H_3C-S-CH_3$（S 上に非共有電子対 2 個）　3: $P(C_6H_5)_3$（P 上に非共有電子対 1 個）　4: BF_3　5: テトラヒドロフラン（O 上に非共有電子対 2 個）

（13）2

有機の反応を、反応の形式で分類すると選択肢の4つになる。問題の反応は、基質分子（原料）から水分子が脱離している。したがって脱離反応である。

（14）3

1　×　置換反応。ニトロ基と水素原子の置換。

2　×　脱離反応。脱水反応。

3　○　付加反応。Diels−Alder 反応は、正式には環化付加反応（cycloaddition reaction）に分類されるが、付加反応の一種として考えることができる。

4　×　置換反応。反応物と生成物の構造の変化に注目すれば、水素とメチル基の置換といえるが、有機化学的には試薬のヨウ化メチルのヨウ素原子がフェノール性 OH 基の酸素原子によって置換された S_N2 反応である。

（15）3

ラジカル反応は光照射や過酸化物（ROOR）が用いられることが多い。アルカンは安定なので、官能基化にはラジカル置換反応が用いられる。1 は S_N1 反応（イオン反応）、2 は E2 反応（イオン反応）、4 は S_N2 反応（イオン反応）、5 は Diels−Alder 反応である。

□（16）メチルカチオンのルイス構造式として正しいのはどれか。1つ選べ。**105-6**

```
    H           H           H           H           H
    ••          ••          ••          ••          ••
H : C⁺:     H : C⁻:     H : C •     H : C⁺      H : C⁻
    ••          ••          ••          ••          ••
    H           H           H           H           H

    1           2           3           4           5
```

□（17）カルボカチオンの一般的な安定性の順序として、正しいのはどれか。1つ選べ。

1　メチルカチオン ＞ 第一級 ＞ 第二級 ＞ 第三級
2　第一級 ＞ 第二級 ＞ 第三級 ＞ メチルカチオン
3　第三級 ＞ メチルカチオン ＞ 第一級 ＞ 第二級
4　第二級 ＞ 第一級 ＞ メチルカチオン ＞ 第三級
5　第三級 ＞ 第二級 ＞ 第一級 ＞ メチルカチオン

□（18）炭素原子の最外殻に収容されている電子数が7である反応中間体はどれか。1つ選べ。**104-6**

1　H_3C^-　　2　H_3C^+　　3　$H_3C\cdot$
4　$H_2C:$（一重項）　　5　$H_2\dot{C}\cdot$（三重項）

□（19）結合している原子に着目したとき、三角錐型の構造をもつのはどれか。1つ選べ。**107-7**

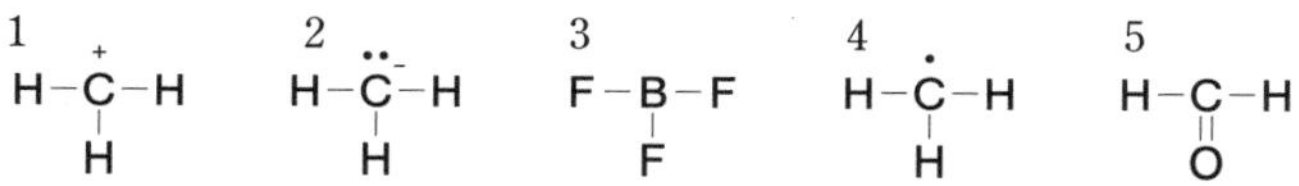

□（20）下図のような反応において、E_3が示すものはどれか。1つ選べ。**101-2**

1　活性化エネルギー
2　活性化自由エネルギー
3　活性化エンタルピー
4　活性化エントロピー
5　反応熱

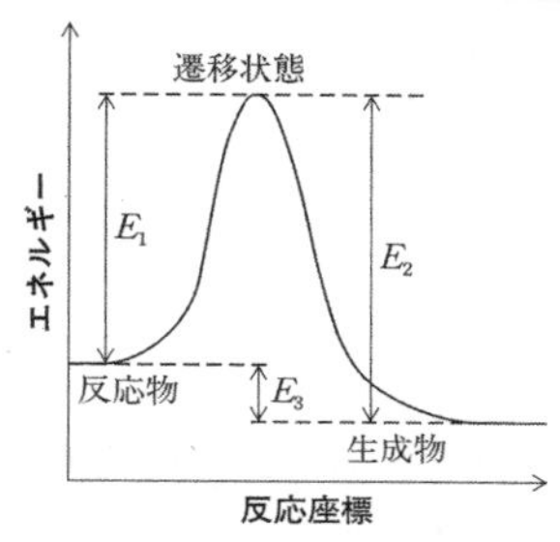

□（21）以下の反応エネルギーの模式図に関して、誤っているのはどれか。1つ選べ。

1　A→Bの反応は発熱反応である。
2　Cは遷移状態とよばれる。
3　Dは活性化エネルギーとよばれる。
4　Dの値が大きいほど、A→B反応は速くなると考えられる。

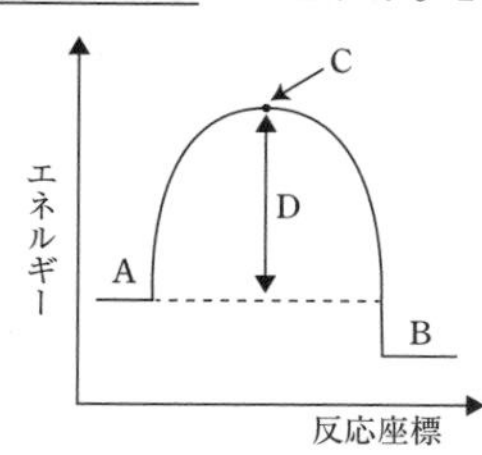

(16) 4

カチオンは陽イオンのことである。また、電子を1個放出し正電荷を帯びるので、八隅子（オクテット）を満たさず、空の軌道を1つもつ。

(17) 5

カルボカチオンの炭素は、sp^2 混成軌道で平面構造をもつ。また、超共役によってアルキル基が置換するほど安定性がよくなる。

(18) 3

以下にルイス構造を示す。最外殻電子数が7のものはメチルラジカルである。ラジカルは電子対を形成していない不対電子を1個もつ。

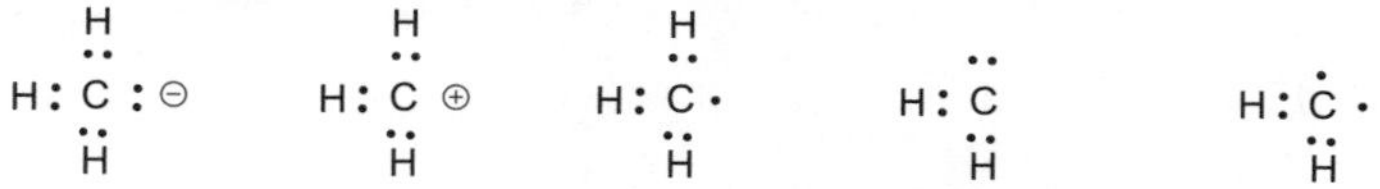

H:C̈(H)(H):⊖	H:C(H)(H) ⊕	H:C(H)(H)·	H:C̈:H	H:Ċ(H)·
メチルアニオン 1：8個	メチルカチオン 2：6個	メチルラジカル 3：7個	メチレン（カルベン） 4：6個	メチレン（カルベン） 5：6個

(19) 2

三角錐型の構造なので sp^3 混成軌道をもつものである。メチルカチオン（選択肢1)、三フッ化ホウ素（選択肢3)、メチルラジカル（選択肢4)、ホルムアルデヒド（選択肢5）は sp^2 混成軌道をもつ。メチルアニオン（選択肢2）は sp^3 混成軌道をもつ。

(20) 5

1 × E_a：反応物と遷移状態との間のエネルギーで、通常は正の値である。図では E_1 に相当する。

2 × $\Delta G^{\ddagger}$：反応物と遷移状態との間の自由エネルギーで常に正の値である。

3 × $\Delta H^{\ddagger}$：反応物と遷移状態との間のエンタルピー変化である。近似的には活性化エネルギーとして扱うことができる。

4 × $\Delta S^{\ddagger}$：反応物と遷移状態との間のエントロピー変化である。気体反応では負の値であるが、溶液中では溶媒和エントロピーを考慮しなければならず、負とは限らない。

5 ○ 反応エンタルピー変化（$\Delta_r H$）に対応し、図の場合は発熱反応である。

(21) 4

D（活性化エネルギー）の値が小さいほど反応は速くなると考えられる。

□(22) 有機反応で電子対の動きを表す場合に用いる矢印はどれか。1つ選べ。

1 →　　2 ⇄　　3 ↔

4 (片羽)　　5 (両羽)

《有機化合物の立体構造》

□(23) ジメチルエーテルとエタノールの関係を表した語句として、正しいのはどれか。1つ選べ。

1　鏡像異性体　　2　ジアステレオマー　　3　配座異性体
4　位置異性体　　5　官能基異性体

□(24) キラルな化合物はどれか。1つ選べ。 **102-7**

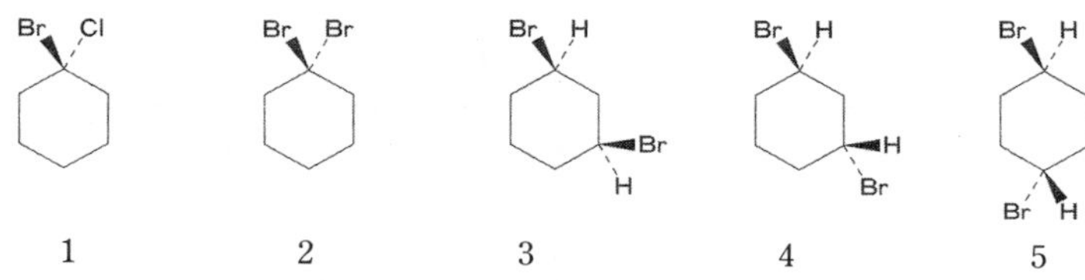

□(25) 以下に示すイノシトールの立体異性体のうち、キラルなのはどれか。1つ選べ。 **105-9**

1　　2　　3

4　　5

□(26) 以下の化合物のうち、光学活性を<u>示さない</u>のはどれか。1つ選べ。 **97-8**

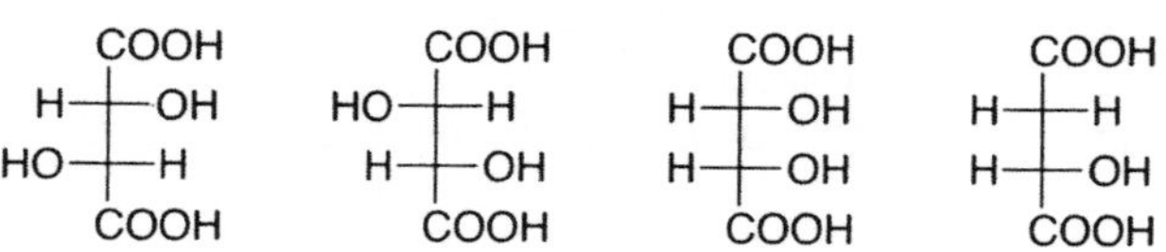

(22) 5

有機反応で電子対の動きを書きあらわす場合、曲がった両羽矢印を用いる。

(23) 5

分子式が同じで官能基が異なる場合、官能基異性体という。

(24) 4

キラルな化合物は、不斉炭素が2個あり、分子内に対称面をもたない4のみである。1と2と5は不斉炭素がないのでアキラル、3には不斉炭素が2個あるが、分子内に対称面があるためメソ化合物（アキラル）である。

(25) 4

正答以外は、分子内に対称面をもつのでアキラルである（図参照）。

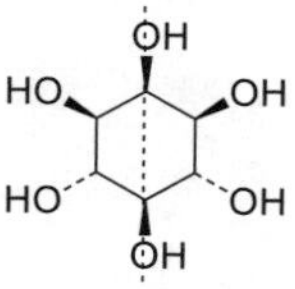
OH
HO
OH
HO
OH
OH

1

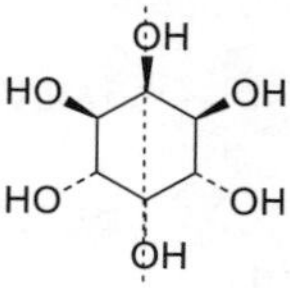
OH
HO
OH
HO
OH
OH

2

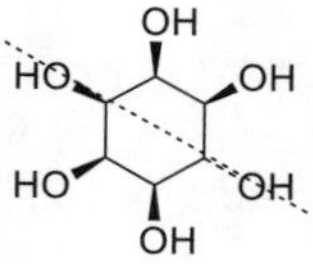
OH
HO
OH
HO
OH
OH

3

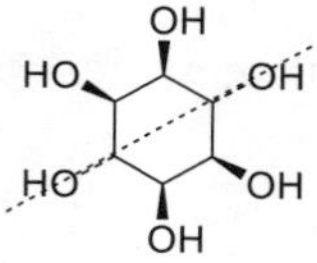
OH
HO
OH
HO
OH
OH

5

(26) 3

いずれの化合物（酒石酸及びリンゴ酸）も不斉炭素を有している。したがって、光学活性を示さない場合はメソ体である。メソ体は、その鏡像を描いたときに分子全体を動かすと、実像と鏡像が重なる（同一になる）。この問の場合、3のみが紙面を180°回転することにより重なるので、メソ体である。また、このとき分子内に対称面がある（右図参照）。

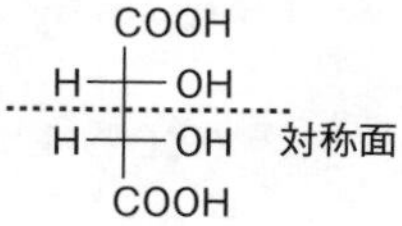
COOH
H
OH
H
OH
対称面
COOH

(27) AとBが互いにジアステレオマーの関係にあるのはどれか。1つ選べ。 **99-8**

	1	2	3	4	5
A	H_3C, CO_2H, H, NH_2	OH, H	H, CH_3	OH, H	CH_3, CO_2CH_3
B	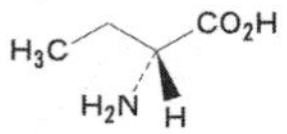 H_3C, CO_2H, H_2N, H	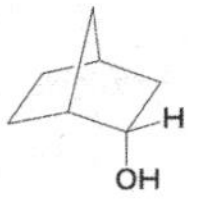 H, OH	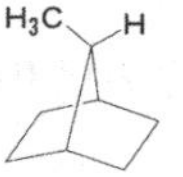 H_3C, H	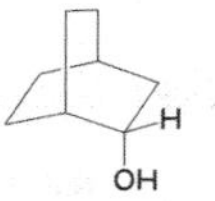 H, OH	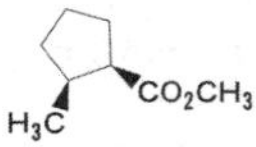 H_3C, CO_2CH_3

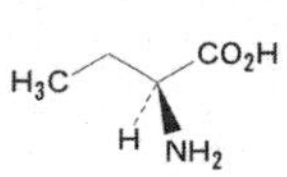

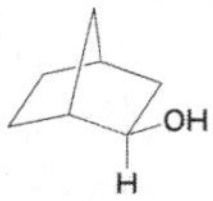

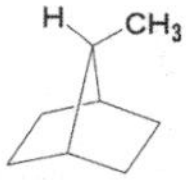

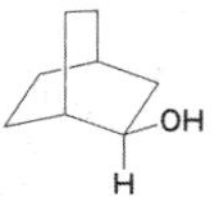

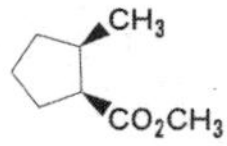

(28) 日本薬局方酒石酸(A)及びその鏡像異性体Bに関する記述のうち、誤っているのはどれか。1つ選べ。なお、Aの水溶液(1 → 10)は右旋性である。 **106-8**

1 Aは（+）－酒石酸である。
2 AとBの融点は同じである。
3 AとBの等量混合物はラセミ体である。
4 AとBの比旋光度の絶対値は同じである。
5 A及びB以外に立体異性体が2つ存在する。

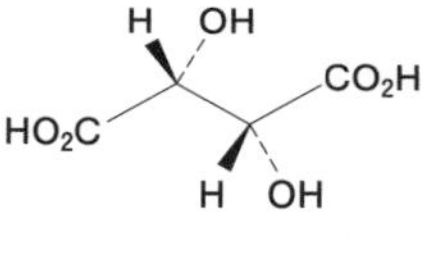

H OH, CO_2H, HO_2C, H OH

A

(29) 次の2つの薬物に関する記述のうち、正しいのはどれか。1つ選べ。 **107-8**

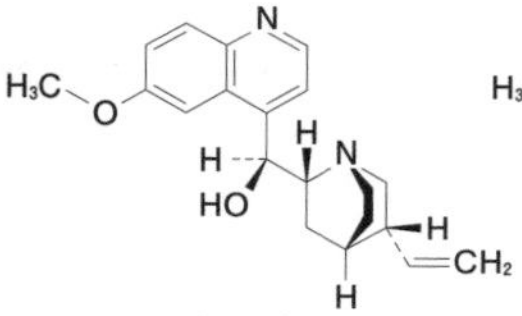

キニジン 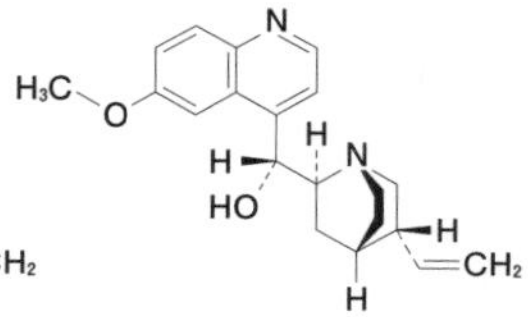　　キニーネ

1 エナンチオマーの関係にある。
2 ジアステレオマーの関係にある。
3 構造異性体の関係にある。
4 融点が同じである。
5 比旋光度 $[\alpha]^{20}_{D}$ の絶対値が同じである。

(30) 3つのキラル中心をもつ分子の立体異性体の最大数は何個か。1つ選べ。

1　1個　2　2個　3　4個　4　6個　5　8個

(31) メソ化合物はどれか。1つ選べ。 **100-8**

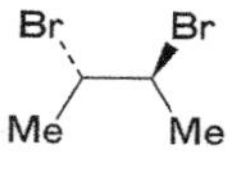

1	2	3	4	5
Br, Br, Me, Me	Cl, Me, Me, Cl	Me, Me, Me, Me	HO, Et, Me, Me	Me, OH, HO, Me

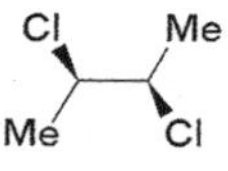

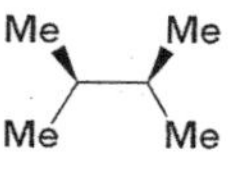

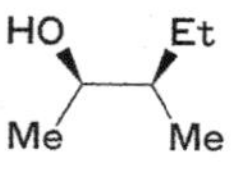

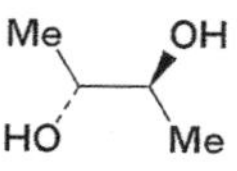

(27) 2

1 ×　不斉炭素は1個なので、A と B はエナンチオマーの関係である。A：L体　B：D体。

2 ○　不斉炭素は3個、ヒドロキシ基の付根の立体のみが入れ替わっているのでジアステレオマーの関係である。図1の点線で囲んだ部分が異なる基で、橋頭位が不斉炭素である。

3 ×　不斉炭素なし。2つの橋頭位は同じエチレン（CH_2CH_2）で結ばれているので不斉炭素ではない。メチル基の付け根も前後に同じ基が付いているので不斉炭素ではない。

4 ×　不斉炭素は1個なので、A と B はエナンチオマーの関係である。図2の点線で囲んだ部分が同じ基で、橋頭位が不斉炭素ではない。

5 ×　不斉炭素は2個、両方シス体なのでエナンチオマーの関係にある。不斉炭素の1つの立体化学が反転したトランス体がジアステレオマーになる。

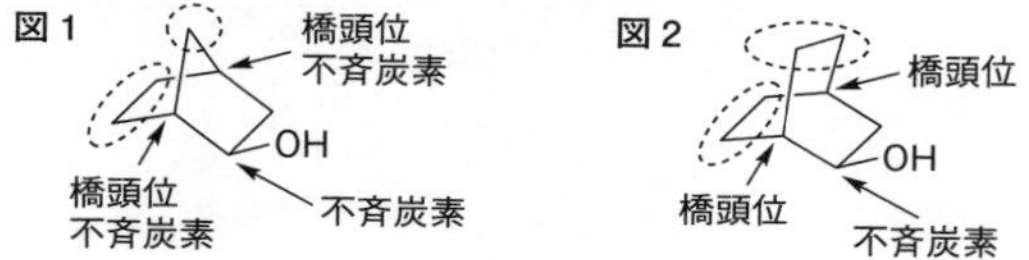

(28) 5

1 ○　A は右旋性を持つので、(+)-*d*-酒石酸である。

2 ○　エナンチオマーの関係にある化合物は物理化学的性質が同じであるため、融点は等しい。

3 ○　エナンチオマーの関係にある化合物の等量混合物はラセミ体で、旋光性を示さない。

4 ○　エナンチオマーの関係にある化合物の比旋光度の符号は逆で、絶対値は同じである。

5 ×　A 及び B 以外の立体異性体には *meso* 体があり、その数は1つである。

(29) 2

キニジンとキニーネは、窒素を含む5つの不斉中心のうちヒドロキシ基の付け根の不斉炭素とその隣の不斉炭素の2か所の立体が反対になっており、ジアステレオマーの関係にある。エナンチオマーは、すべての不斉中心の立体が反転した化合物であり、選択肢4、5はエナンチオマーの性質に関する記述である。

(30) 5

一般に n 個のキラル中心を持つ分子は、最大 2^n 個の立体異性体をもつ。

(31) 5

メソ化合物は、不斉炭素を複数もち、分子内に対称面をもつ化合物である。2つの不斉炭素がある場合は、立体配置が 2*R*,3*S*（2*S*,3*R*）の化合物である。

☐ (32) メソ体でないのはどれか。1つ選べ。 **108-7**

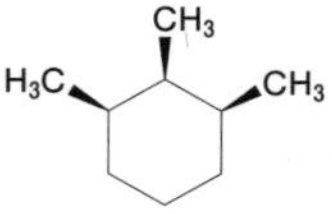

1 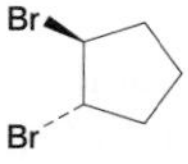　2 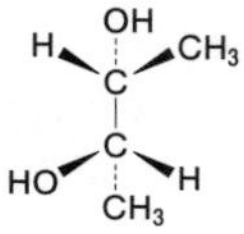　3 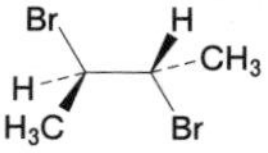　4 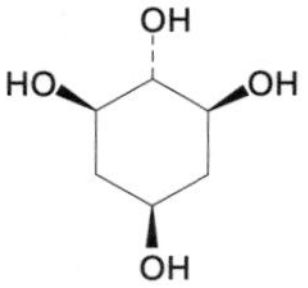　5

☐ (33) 不斉中心の立体配置が R 配置であるのはどれか。1つ選べ。 **103-7**

1　2 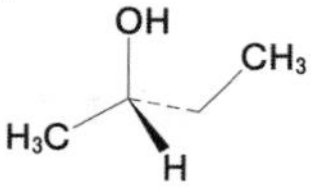　3

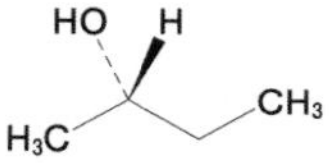

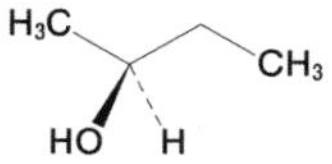

4 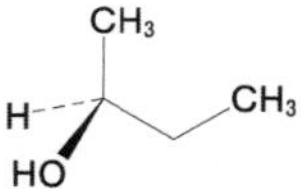　5

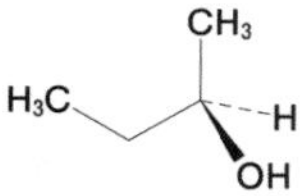

☐ (34) 次の Fischer 投影式で表された化合物のうち、キラル中心が R 配置であるのはどれか。1つ選べ。

1　2 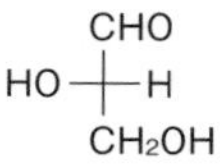　3 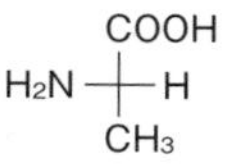　4 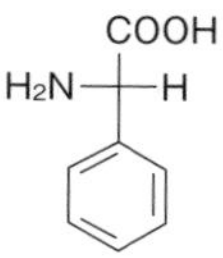　5

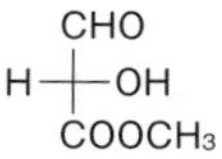

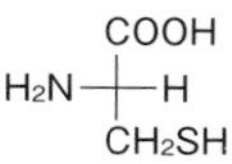

（32） 2

メソ体であれば線対称となる線が引ける（図参照）。

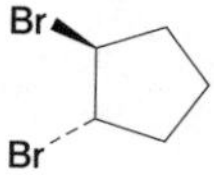

Br Br は線対称となる線が引けない。 Br Br であれば、メソ体である。

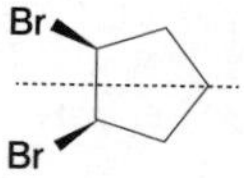

1 ○

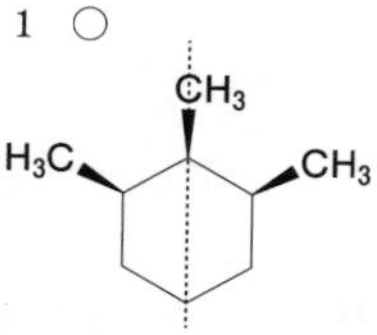

CH_3 H_3C CH_3

3 ○

OH H CH_3 C C HO H CH_3 = OH H CH_3 C C H CH_3 OH

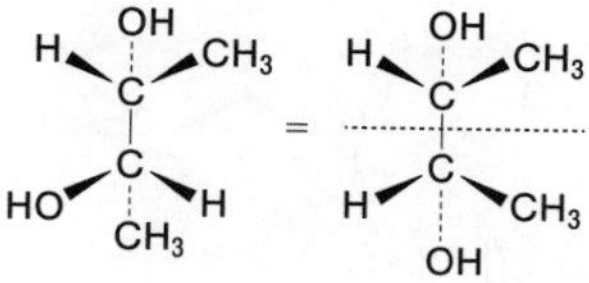

4 ○

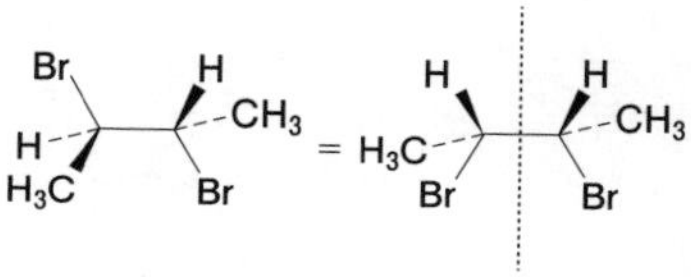

Br H H CH_3 H_3C Br = H H H_3C CH_3 Br Br

5 ○

OH HO OH OH

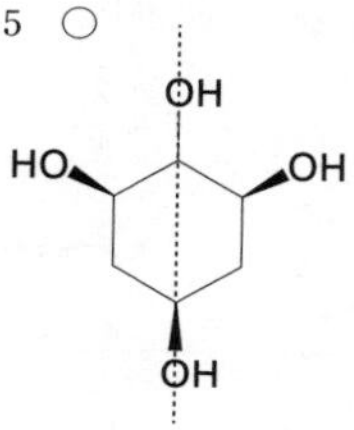

（33） 5

不斉中心の炭素に結合しているのは、立体化学の優先順位の高い順に、① OH ＞②エチル＞③メチル＞④ H である。選択肢 1 と 2 は④ H が手前（クサビ、太線）に書かれており、①②③が右回りなので S 配置となる。3 と 4 は、④ H が奥(破線)に書かれており、①②③が左回りなので S 配置となる。5 は、④ H が奥（破線）に書かれており、①②③が右回りなので R 配置となる。

（34） 5

不斉中心の *RS* 配置と、置換基の順位則による優先順（順位の高いものから低いものへ）を示す。

1 × *S* 配置である。置換基の優先順：$-OH > -COOCH_3 > -CHO > -H$

2 × *S* 配置である。置換基の優先順：$-OH > -CHO > -CH_2OH > -H$

3 × *S* 配置である。置換基の優先順：$-NH_2 > -COOH > -CH_3 > -H$

4 × *S* 配置である。置換基の優先順：$-NH_2 > -COOH > -Ph > -H$

5 ○ *R* 配置である。置換基の優先順：$-NH_2 > -CH_2SH > -COOH > -H$

☐(35) 以下のブタンの立体配座で、最も不安定なのはどれか。1つ選べ。

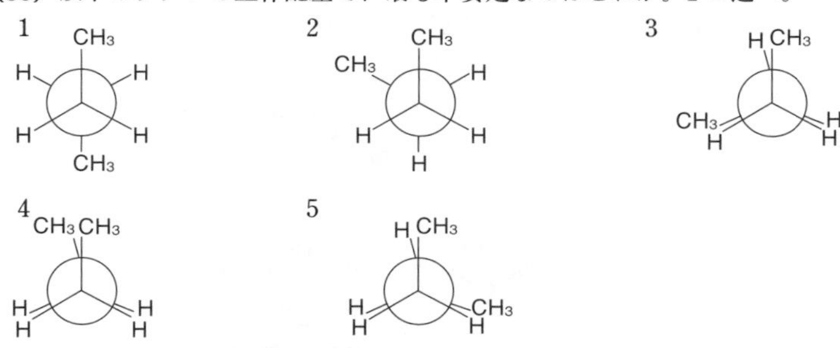

☐(36) AとBが互いに立体配座(コンホメーション)異性体<u>でない</u>のはどれか。1つ選べ。 **98-7**

	1	2	3	4	5
A	CH_3, H, H, H, H, CH_3			H_3C, CH_3	CH_3, CH_3
B	CH_3, H, CH_3, H, H, H			CH_3, CH_3	CH_3, CH_3

☐(37) 化合物Aの最も安定な立体配座を表しているのはどれか。1つ選べ。 **101-9**

CH_3

H_3C

A

1	2	3	4	5
CH_3, H_3C	CH_3, CH_3	CH_3, H_3C	CH_3, H_3C	CH_3, CH_3

☐(38) ブタンのC2−C3結合を回転させた際に生じる立体配座のうち、最も安定なのはどれか。1つ選べ。 **104-8**

1	2	3	4	5
H, CH_3, H, H, H_3C, H	H, CH_3, H, H, H, CH_3	H, CH_3, CH_3, H, H, H	H, H, H_3C, H, H_3C, H	H, H, H_3C, H, H, CH_3

(35) 4

立体配座の安定性の大きさは、アンチ形＞ゴーシュ形＞重なり形である。また、重なり形の中では、メチル基同士が重なる重なり形が最も不安定である。

1　×　アンチ形
2　×　ゴーシュ形
3　×　重なり形（メチル基と水素が重なる）
4　○　重なり形（メチル基同士が重なる）
5　×　重なり形（メチル基と水素が重なる）

(36) 4

1　×　Newman 投影式。C_2–C_3 軸回転による立体配座異性体。
2　×　炭素－炭素結合の回転による立体配座異性体。
3　×　単結合の回転による立体配座異性体（*s*–シス、*s*–トランス）。
4　○　幾何異性体である。二重結合は回転できないので、立体配座異性体ではない。
5　×　シクロヘキサン環の反転による立体配座異性体。

(37) 1

化合物は *trans*–1,4–ジメチルシクロヘキサンである。

1と2は *trans*–1,4–ジメチルシクロヘキサン、3は *trans*–1,3–ジメチルシクロヘキサン、4は *cis*–1,3–ジメチルシクロヘキサン、5は *cis*–1,4–ジメチルシクロヘキサンである。1と2では、置換基がエクアトリアル位にある1がより安定な配座である。

(38) 1

以下にブタン（1～5）の Newman 投影式を示す。1はアンチ配座、それ以外はゴーシュ配座である。アンチ配座（1）は、立体ひずみが小さいため、より安定である。

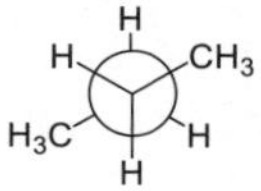

1　H, H, CH_3, H_3C, H, H
2　H, H, CH_3, H, CH_3, H
3　CH_3, H, CH_3, H, H, H
4　H, H, H, H_3C, H, CH_3
5　H, H, H, H, CH_3, CH_3

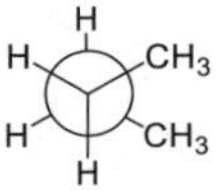

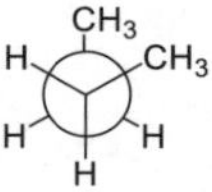

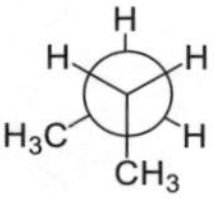

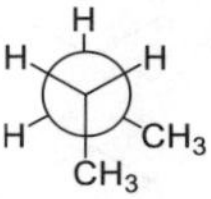

❸有機化合物の基本骨格の構造と反応

《アルカン》

□(1) 分子式が C_5H_{12} である化合物の構造異性体数として、正しいのはどれか。1つ選べ。

1　1個　　2　2個　　3　3個　　4　4個　　5　5個

□(2) 以下のシクロアルカンの中で結合角ひずみが最も小さいのはどれか。1つ選べ。ただし、シクロアルカンは最も安定な配座をとっていると考える。

1　シクロプロパン　　2　シクロブタン　　3　シクロペンタン
4　シクロヘキサン

□(3) 炭素と水素の結合が、アキシアル結合のみの図はどれか。1つ選べ。

1　　2　　3　　4

□(4) いす型配座で表される次の構造式a～eに関する記述のうち、正しいのはどれか。1つ選べ。

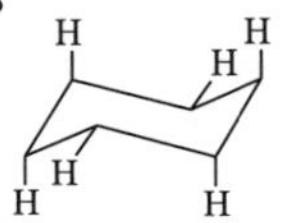

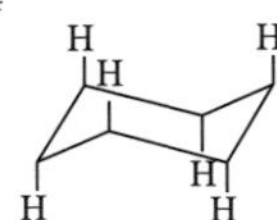

1　aはbよりエネルギー的に不安定である。
2　cよりもdはエネルギー的に安定である。
3　eの2つのメチルはトランスの関係にある。
4　cとeは同一化合物である。
5　aとdは同一化合物である。

《アルケン・アルキン》

□(5) 以下の反応式の主生成物として、正しいのはどれか。1つ選べ。

$\xrightarrow[H_2O]{H_2SO_4}$

1　　2　　3

4　　5

(1) 3

ペンタン、2−メチルブタン、2,2−ジメチルプロパンの3個である。

(2) 4

結合角ひずみの大きさは、シクロプロパン＞シクロブタン＞シクロペンタン＞シクロヘキサン（＝結合角ひずみなし）の順である。

(3) 4

シクロヘキサンのいす形配座において、垂直方向に伸びた炭素—水素結合をアキシアル結合という。

(4) 4

1 × 2つのメチル基がアキシアルのbのほうが不安定。

2 × 同一化合物で、同一コンフォメーションなので、エネルギー的にはもちろん同一。

3 × シスの関係である。

4 ○ それぞれ、2つのメチル基はシス配置であり、一方がアキシアルで他方がエクアトリアルであるので同一化合物。

5 × aはトランス、dはシス体である。

(5) 4

水のアルケンへの付加は、酸触媒存在下で行い、マルコウニコフ則に従った生成物が主生成物となる。

(6) 次の反応の生成物はどれか。1つ選べ。

1,2-ジメチルシクロヘキセン → 1) OsO_4 2) $NaHSO_3, H_2O$

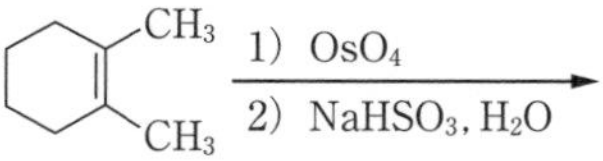

1 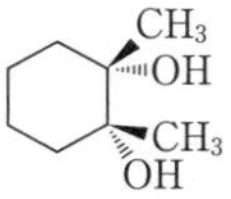　2 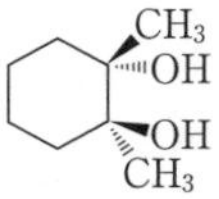　3 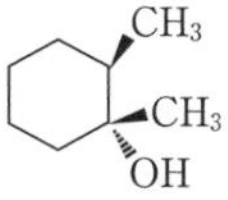　4 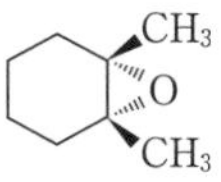　5

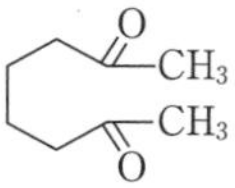

(7) アルケンの反応のうち、アンチ付加で進行するのはどれか。1つ選べ。

1　接触水素化　　2　エポキシ化　　3　臭素化

4　ヒドロホウ素化　　5　カルベンの付加

(8) 以下の反応式の主生成物として、正しいのはどれか。1つ選べ。

$CH_2=CH-CH=CH_2 \xrightarrow[40℃]{HBr}$

1　$CH_2=CH-CH(Br)-CH_2(Br)$　　2　$CH_2=CH-CH(Br)-CH_3$

3　$CH_2=CH-CH_2-CH_2(Br)$　　4　$CH_2(Br)-CH=CH-CH_2(Br)$

5　$CH_3-CH=CH-CH_2(Br)$

(9) 次の反応の生成物はどれか。1つ選べ。

1-メチルシクロヘキセン (CH_3) $\xrightarrow{HBr}$

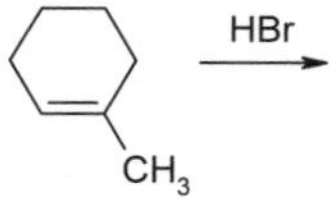

1 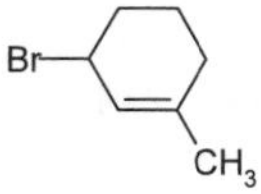　2 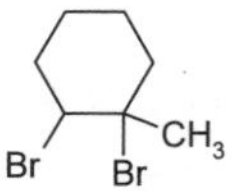　3 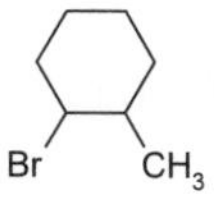　4 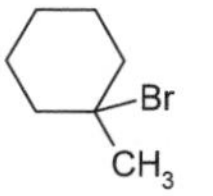　5

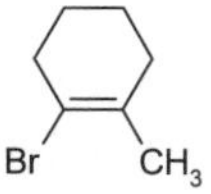

(10) ディールス・アルダー反応に関して、正しいのはどれか。1つ選べ。

1　環状の遷移状態を経て協奏的に進行する。

2　エキソ付加体が生成する。

3　ジエンとジエノフィルはアンチ付加である。

4　ジエンを *s*-トランスに固定すると反応が速くなる。

5　[2 + 2] 付加反応である。

(6) 1

OsO_4 は二重結合に対し、シン付加することによりシス－ジオールを生成する。

(7) 3

アルケンの臭素化反応はアンチ付加でおこり、ブロモニウムイオン中間体を経由する反応である。接触水素化、エポキシ化、ヒドロホウ素化、カルベンの付加は、シン付加で進行する。

(8) 5

ブタ－1,3－ジエンへのハロゲン化水素による付加は、高温(40℃)では1,4－付加体が主生成物となる。一方、低温(－80℃)では速度支配で進行し、1,2－付加体が主生成物となる。

(9) 4

まず二重結合のメチル基のない炭素に H^+ が付加して、メチル基が結合する炭素が安定な第三級カルボカチオンとなる。そこに Br^- が付加して化合物4が生成する。

(10) 1

2 × エンド付加体が生成する。
3 × 共役ジエンが *s*－シス配座をとり、ジエノフィルとシン付加する。
4 × ジエンを *s*－シスに固定すると反応が速くなる。
5 × [4 + 2] 付加反応である。

☐ (11) 次の反応の生成物はどれか。1つ選べ。

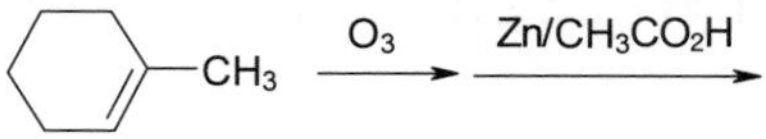

$-CH_3$ $\xrightarrow{O_3}$ $\xrightarrow{Zn/CH_3CO_2H}$

1 O CHO　　2 O O　　3 OHC CHO

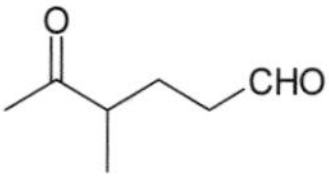

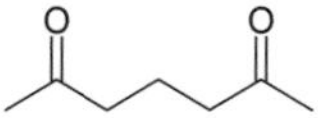

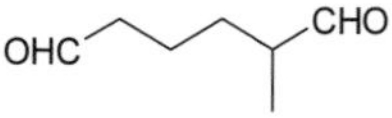

4 O CHO　　5 OHC CHO

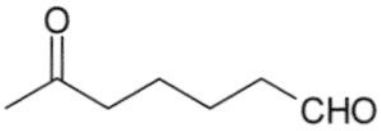

☐ (12) 以下の反応の主生成物として、正しいのはどれか。1つ選べ。

$$CH_3-C\equiv C-CH_3 \xrightarrow[\text{低温}]{Na,\ liq,\ NH_3}$$

1　$CH_3-CH_2-CH_2-CH_3$

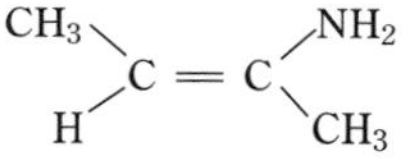

2　CH_3, H $C=C$ CH_3, NH_2　　3　CH_3, H $C=C$ NH_2, CH_3

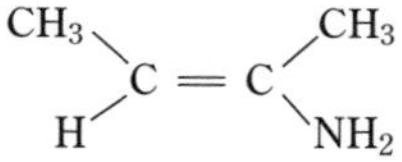

4　CH_3, H $C=C$ H, CH_3　　5　CH_3, H $C=C$ CH_3, H

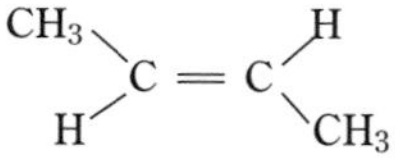

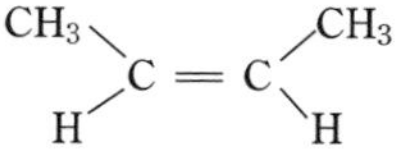

《芳香族化合物》

☐ (13) ベンゼンの代表的な反応はどれか。1つ選べ。

1　脱離反応　　2　求核付加反応　　3　求電子付加反応
4　求核置換反応　　5　求電子置換反応

☐ (14) 芳香族性を示さないのはどれか。1つ選べ。 **103-8**

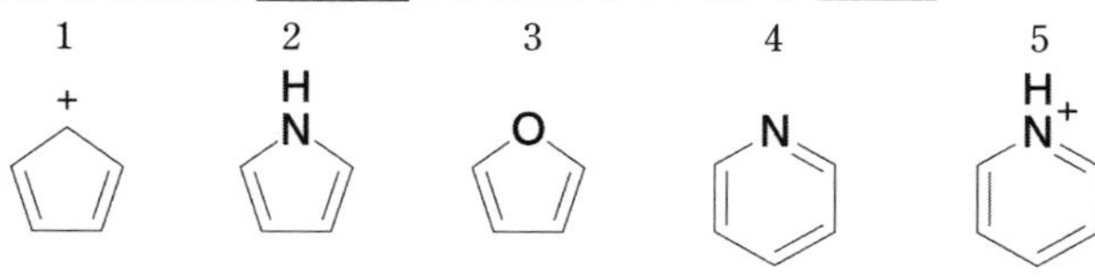

☐ (15) 以下の反応の主生成物として、正しいのはどれか。1つ選べ。

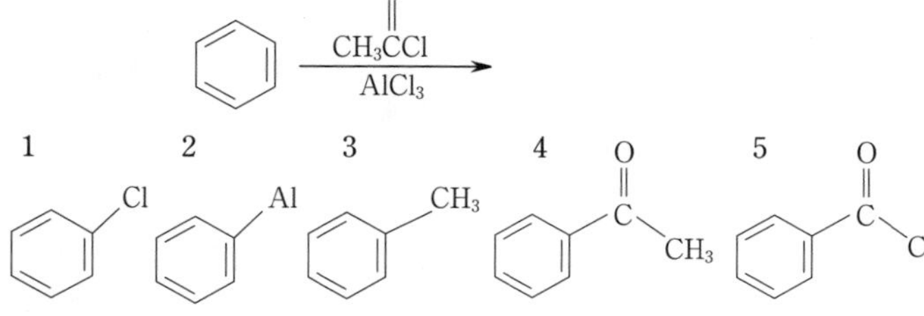

(11) 4

オゾン酸化で二重結合部がオゾニドとなり、亜鉛–酢酸還元で2つのカルボニル基が生成する。上記の場合、一方がアルデヒド、もう一方がケトンである化合物4が生成する。

(12) 4

アルキンをバーチ還元法（低温で液体アンモニア中ナトリウムと反応）を用いて処理すると、*trans*–アルケンが主生成物となる。

(13) 5

芳香族化合物の代表的な反応は求電子置換反応であるが、置換基の種類や数により求核置換反応も進行する。ベンゼンには置換基がないので、求電子置換反応が進行する。

(14) 1

1 × シクロペンタジエニルカチオンは、二重結合2本分のπ電子4個を持ち、カチオンはπ電子がない。したがって4π系となり、$(4n+2)\pi$系ではないので芳香族性を示さない。

2 ○ ピロールは、二重結合2本分のπ電子4個と窒素の非共有電子対（2個）で6π系である。

3 ○ フランは、二重結合2本分のπ電子4個と酸素の非共有電子対1つ分（2個）で6π系である。

4 ○ ピリジンは、二重結合3本分のπ電子6個で6π系を形成する。

5 ○ ピリジニウムは、二重結合3本分のπ電子が6個で6π系。ピリジンの共役酸である

(15) 4

ベンゼンにアシル基を導入するフリーデル・クラフツ アシル化反応である。

☐ (16) 次のうち、求核置換反応でないのはどれか。1つ選べ。 **99-7**

1 2-クロロピリジン $\xrightarrow[NH_3]{NaNH_2}$ 2-アミノピリジン（N, Cl → N, NH_2）

2 シクロヘキサンカルボニルクロリド（O, Cl） $\xrightarrow{(CH_3)_2NH}$ （O, $N(CH_3)_2$）

3 $(CH_3)_3COH \xrightarrow{HBr} (CH_3)_3CBr$

4 安息香酸（O, OH） $\xrightarrow[HCl]{CH_3OH}$ （O, OCH_3）

5 ベンゼン $\xrightarrow[H_2SO_4]{HNO_3}$ ニトロベンゼン（NO_2）

☐ (17) ニトロ化の際、ベンゼンより反応が遅いがオルト–パラ配向性なのはどれか。1つ選べ。

1 フェノール　2 クロロベンゼン　3 トルエン
4 アセトフェノン　5 アセトアニリド

(16) 5

1 × ピリジン環は電気陰性度の大きい窒素原子が存在するため電子不足になっており、2位にハロゲンがあるとナトリウムアミドのような強力な求核剤（塩基）と芳香族求核置換反応を起こす。四角で囲んだ部分が、酸塩化物に似た構造であることを考えると求核剤との反応が起きることがわかりやすい。ピリジン環の反応性はニトロベンゼンと類似していると覚えておくと対応できる。

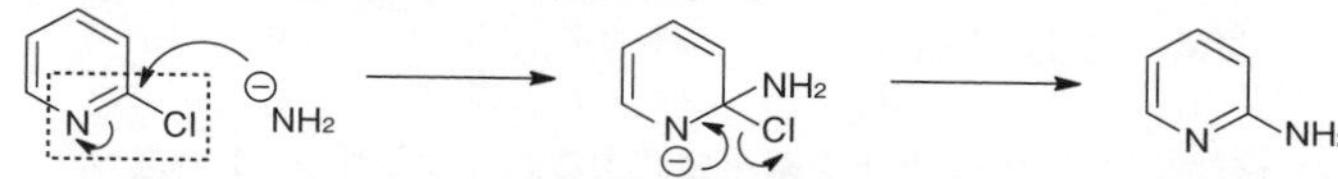

2 × 酸塩化物とアミン（求核剤）の求核置換反応である。

3 × 臭化物イオンが求核剤となる求核置換反応 (S_N1) である。

4 × 酸触媒下でのカルボン酸のエステル化反応は、アルコールが求核剤となる求核置換反応である。

5 ○ 芳香環への硝酸と硫酸の混酸を用いたニトロ化は、ニトロニウムイオン ($^+NO_2$) が求電子剤となる代表的な芳香族求電子置換反応である。

(17) 2

選択肢 1、3、5 は、ベンゼンより反応が速くオルト–パラ配向性である。選択肢 4 はメタ配向性である。

物理
化学
生物
衛生

©官能基の性質と反応

《概説》

☐(1) 次の確認試験で確認する官能基はどれか。1つ選べ。
「カイニン酸0.05 gを氷酢酸5 mLに溶かし、臭素試液0.5 mLを加えるとき、試液の色は直ちに消える。」

1 アルコール　2 芳香族第一級アミン　3 ケトン
4 炭素－炭素二重結合　5 ニトロ基

☐(2) 確認試験においてケトン基を確認する試薬はどれか。1つ選べ。

1 4–ジメチルアミノベンズアミド・塩化鉄（III）
2 塩化鉄（III）
3 塩化ベンゾイル
4 2,4–ジニトロフェニルヒドラジン
5 ニンヒドリン

☐(3) 疎水性基に分類されるのはどれか。1つ選べ。

1 アミノ基　2 フェニル基　3 カルバモイル基
4 ヒドロキシ基　5 カルボキシ基

☐(4) ベンズアミド1 gに200 mLの有機溶媒を加え、200 mLの水とともに分液ロートで振り混ぜた。静置後に二層となり、ベンズアミドは主に上層に含まれていた。このとき使用した有機溶媒はどれか。1つ選べ。**99-10**

1 アセトニトリル　2 メタノール　3 クロロホルム
4 酢酸エチル　5 アセトン

《有機ハロゲン化合物》

☐(5) 炭素－ハロゲン結合の結合距離が最も長いのはどれか。1つ選べ。

1 $H_3C{-}F$　2 $H_3C{-}Cl$　3 $H_3C{-}Br$　4 $H_3C{-}I$

☐(6) S_N2反応において最も反応性の高いハロゲンはどれか。1つ選べ。

1 アルケン炭素（ビニル炭素）に結合したハロゲン
2 第一級炭素に結合したハロゲン
3 第二級炭素に結合したハロゲン
4 第三級炭素に結合したハロゲン
5 芳香環に結合したハロゲン

☐(7) NaOH水溶液を用いたハロゲン化合物に対する求核置換反応において、最も反応性が高いのはどれか。1つ選べ。

1 塩化ビニル　2 2–クロロブタン
3 2–クロロ–2–メチルプロパン　4 塩化ベンジル
5 クロロベンゼン

(1) 4

臭素（Br_2）が二重結合に付加し、Br_2 の暗赤色が消える。

(2) 4

1 × エルゴタミン酒石酸塩などのインドール環の確認。
2 × クレゾールなどのフェノール性ヒドロキシ基の確認。
3 × イソソルビドなどのヒドロキシ基の確認。
4 ○ α-カンフルなどのケトン基の確認。
5 × レボドパなどのアミノ酸部分の確認。アミノ酸一般で呈色。

(3) 2

1 × $-NH_2$ 基は親水性基である。
2 ○ フェニル基＝ベンゼン環である。
3 × $-CONH_2$ は親水性基である。
4 × $-OH$ は親水性基である。
5 × $-COOH$ は親水性基である。

(4) 4

ベンズアミド（$PhCONH_2$）のような中性の有機物は有機溶媒に溶けやすく、水に難溶である。アセトニトリル、アセトン、メタノールは水と任意の割合で混ざるので、分離せず、分液操作はできない。酢酸エチルとクロロホルムは水と分離する。塩素系溶媒（ジクロロメタンとクロロホルム）は密度が高く、下層になる。酢酸エチルは密度が水よりも軽いため上層になる。上層となる有機溶媒として、酢酸エチル、ジエチルエーテル、ヘキサンがある。

(5) 4

炭素－ハロゲン結合の距離は、周期表の下に行くほど長くなる。

(6) 2

S_N2 反応において脂肪族ハロゲン化合物の反応性は第一級＞第二級＞第三級である。アルケンの sp^2 炭素上のハロゲンは非共有電子対がアルケンのπ電子と共役するため安定で、反応性に乏しい。芳香環に結合したハロゲンは、アルケン炭素に結合したハロゲンと同様に反応性が低い。

(7) 4

S_N1 の反応性：第三級＞第二級＞第一級
S_N2 の反応性：第一級＞第二級＞第三級

1 × 反応自体が起こりにくい。
2 × S_N1 と S_N2 反応の両方が起こるが、S_N1 は第三級より、S_N2 は第一級より遅い。
3 × S_N1 反応で進行する。
4 ○ S_N1 と S_N2 反応のどちらでも速く進行する。ベンゼン環の効果で、S_N1 反応の中間体のベンジルカチオンが安定に生成しやすい。
5 × 反応自体が起こりにくい。

☐(8) 次の化合物の中で、最も求核置換反応を受けやすいのはどれか。1つ選べ。

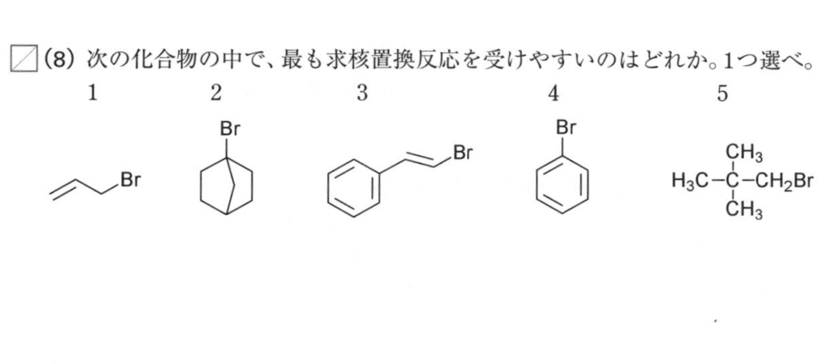

☐(9) 次の各組は、1−bromobutane と 2 種の試薬との求核反応の速さを比較したものである。順序が正しいのはどれか。1 つ選べ。

1　$(CH_3)_3B > (CH_3)_2NH$　　2　$H_2O > H_2S$
3　$(CH_3)_2NH > (CH_3)_2N^-$　　4　$(CH_3)_2NH > ((CH_3)_2CH)_2NH$
5　$C_6H_5NH_2 > C_2H_5NH_2$

☐(10) 次の反応の様式はどれか。1 つ選べ。

$$C_2H_5Br \xrightarrow{C_6H_{13}ONa} C_2H_5OC_6H_{13}$$

1　付加反応　2　E1 反応　3　E2 反応　4　S_N1 反応　5　S_N2 反応

☐(11) 立体選択的反応について、[　　　] にあてはまる語句として正しいのはどれか。1 つ選べ。

E1 反応によるアルケン生成反応は、カルボカチオン中間体を経由する脱離反応であり、[　　　] に従ったより安定なアルケンが主生成物となる。

1　ヒュッケル則　2　マルコフニコフ則　3　逆マルコフニコフ則
4　ホフマン則　5　セイチェフ則

《アルコール、フェノール、エーテル》

☐(12) シクロヘキサノールにはあるが、フェノールにはない化学的性質はどれか。1 つ選べ。

1　エステルに誘導される。　2　エーテルに誘導される。
3　水中で互いに水素結合する。　4　酸化される。
5　酸により脱水反応が起こる。

☐(13) 2−メチル−2−プロパノールの脱水反応でアルケンを合成するときに用いる試薬はどれか。1 つ選べ。

1　還元剤　2　酸化剤　3　求核試薬　4　酸　5　塩基

(8) 1

1 ○ アリル位のハロゲンは、ベンジル位のハロゲンと同様S_N1、S_N2とも反応性が高い。

2 × 臭素の背後に炭素骨格があり、また橋頭位でもあるのでS_N1、S_N2とも反応性が低い。

3 × 二重結合炭素上（ビニル位、sp^2炭素上）のハロゲンは反応性が低い。

4 × sp^2炭素上のハロゲンは反応性が低い。

5 × 第一級ハロゲン化合物であるが、近くにある*t*-ブチル基の立体障害によりS_N2の反応性が低く、第一級なのでS_N1の反応性も低い。

(9) 4

1 × ホウ素には孤立電子対がないので求核性はない。

2 × イオウの方が酸素より求核性が強い。

3 × アニオンの方が孤立電子対より求核性が強い。

4 ○ アルキル基に枝分かれのあるジイソプロピルアミンのほうが塩基性は強いが、立体障害が大きいので、求核性は弱い。

5 × 脂肪族アミンのほうが芳香族アミンより求核性が強い。

(10) 5

ヘキサノールのアルコキシドイオン（$C_6H_{13}O^-$）が臭化エチルに対し、求核試薬として働く典型的なS_N2反応である。

(11) 5

1 × 芳香族性を示す化合物のπ電子数が$4n+2$個であることを、ヒュッケル則に従うという。

2 × アルケンに最初に付加する原子は、水素が多く結合する炭素に付加することを、マルコフニコフ則に従うという。

3 × 主生成物がマルコフニコフ則に従わない場合を、逆マルコフニコフ則に従うという。

4 × 脱離反応において、置換基の少ないアルケンが主生成物となる場合（セイチェフ則に従わない場合）を、ホフマン則に従うという。

(12) 5

1 × どちらも酸ハロゲン化物R−COClと反応し、エステルを生成する。

2 × どちらもNa塩がハロゲン化アルキルと反応し、エーテルを生成する。

3 × どちらも可能である。

4 × 酸化により、シクロヘキサノールはシクロヘキサノン（ケトン）に、フェノールはベンゾキノン（キノン）になる。

5 ○ シクロヘキサノールはシクロヘキセン（アルケン）を与えるが、フェノールは反応しない。

(13) 4

ヒドロキシ基のOにH^+がつき、脱水してカルボカチオンとなる。セイチェフ則に従い、アルケンが得られる。典型的なE1反応である。

□(14) 次の反応の生成物が正しいのはどれか。1つ選べ。

1 シクロヘキセンオキシド $\xrightarrow{H_2SO_4/H_2O}$ シス-1,2-シクロヘキサンジオール + トランス-1,2-シクロヘキサンジオール（生成比 1：1）

2 シクロヘキセンオキシド $\xrightarrow{H_2SO_4/H_2O}$ トランス-1,2-シクロヘキサンジオール

3 シクロヘキセンオキシド $\xrightarrow{H_2SO_4/H_2O}$ シス-1,2-シクロヘキサンジオール

4 シクロヘキセンオキシド $\xrightarrow{NaOH/H_2O}$ シス-1,2-シクロヘキサンジオール

5 シクロヘキセンオキシド $\xrightarrow{NaOH/H_2O}$ 反応しない

□(15) 以下のカルボニル化合物の反応のうち、主生成物に不斉炭素が生じるのはどれか。1つ選べ。ただし、すべての反応は終了後、適切な後処理を施していることとする。**108-9**

1 ジシクロヘキシルケトン $\xrightarrow{NaBH_4}$

2 シクロヘキサノン $\xrightarrow{CH_3CH_2MgBr}$

3 フェニル酢酸メチル（OCH_3） $\xrightarrow{LiAlH_4}$

4 ベンズアルデヒド（CHO） $\xrightarrow{HCN}$

5 アセトフェノン（CH_3） $\xrightarrow[酸触媒]{CH_3OH}$

《アルデヒド・ケトン・カルボン酸・カルボン酸誘導体》

□(16) アルデヒドと各試薬を反応させたとき、試薬と生成する誘導体の名称の組合せが正しいのはどれか。1つ選べ。

1 H_2O－oxime　2 CH_3OH－acetal　3 NH_2OH－hydrate
4 NH_2NH_2－imine　5 NH_3－hydrazone

□(17) カルボニル化合物（アルデヒド、ケトン）にヒドロキシルアミンを反応させた場合の主生成物として、正しいのはどれか。1つ選べ。

1 イミン　2 エナミン　3 オキシム　4 ヒドラゾン
5 アセタール

(14) 2

オキシランはシス置換をしている。また、この反応ではH_2Oが求核試薬である。酸・塩基触媒とも立体特異的に、またどちらもS_N2で反応する。分子が非対称であれば位置選択的に反応が進行する。

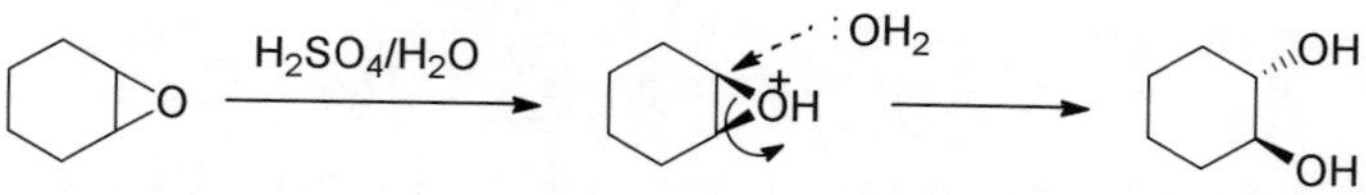

(15) 4

各反応の主生成物は以下のようになる（図参照）。各主生成物から4つの異なる置換基が結合している炭素（＝不斉炭素）を探せばよい。

1 ×　　2 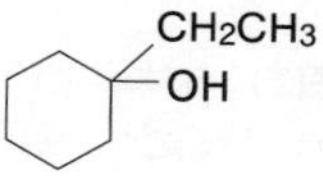 ×　　3 ×

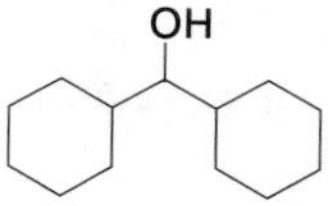

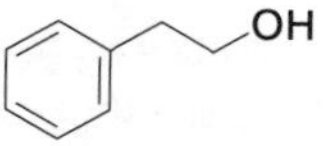

4 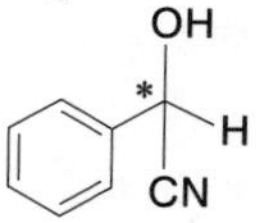 ○　　5 ×

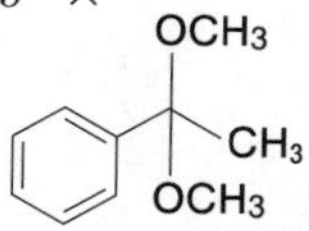

(16) 2

試薬と正しい誘導体の名称を示す。

1 × H_2O－hydrate
3 × NH_2OH－oxime
4 × NH_2NH_2－hydrazone
5 × NH_3－imine

(17) 3

1 × イミン：カルボニル化合物と1級アミンとの反応で生成
2 × エナミン：カルボニル化合物と2級アミンとの反応で生成
4 × ヒドラゾン：カルボニル化合物とヒドラジンとの反応で生成
5 × アセタール：カルボニル化合物とアルコールとの反応で生成

□(18) 求核剤に対する反応性が最も高いカルボニル化合物はどれか。1つ選べ。**106-7**

1	2	3	4	5
H_3C–CH_2–C(=O)H	H_3C–C(=O)–O–C(=O)–CH_3	H_3C–C(=O)–CH_2–CH_3	H_3C–C(=O)–Cl	H_3C–C(=O)–O–CH_3

□(19) 次の酢酸および酢酸誘導体の中で、メタノールから酢酸メチルを合成する場合、メタノールに対する反応性が最も高いのはどれか。1つ選べ。

1 CH_3COOH　　2 CH_3CONH_2　　3 $CH_3COOCOCH_3$
4 CH_3COCl　　5 $CH_3COOC_2H_5$

□(20) 加水分解反応の反応性の大小が正しいのはどれか。1つ選べ。

A	B	C	D
$CH_3C(=O)$–Cl	$CH_3C(=O)$–O–$C(=O)CH_3$	$CH_3C(=O)$–OCH_3	$CH_3C(=O)$–NH_2

1 A＞B＞C＞D　　2 A＞C＞B＞D　　3 D＞C＞B＞A
4 D＞B＞C＞A　　5 B＞A＞C＞D

□(21) エステルの加水分解の反応機構における電子対の動きを表す矢印のうち、塩基の働きを示すのはどれか。1つ選べ。**106-9**

H_3C–C(=O)–OCH_2CH_3 + ^-OH (ア) → H_3C–C(O^-)(OH)–OCH_2CH_3 (イ) → H_3C–C(=O)–O–H (ウ) + ^-OH (エ) → H_3C–C(=O)–O^- (オ) ⟷ H_3C–C(O^-)=O

1 ア　　2 イ　　3 ウ　　4 エ　　5 オ

□(22) バルビタールを合成するために化合物Aとして適当な化合物はどれか。1つ選べ。

$(C_2H_5)_2C(COOC_2H_5)_2$ ＋ A ⟶ (5,5-ジエチルバルビツール酸: C_2H_5, C_2H_5, O, N–H, O, N–H, O)

1 尿素　　2 アンモニア　　3 チオ尿素
4 ヒドラジン　　5 アセト酢酸エチル

《アミン》

□(23) 第二級アミンはどれか。1つ選べ。**106-6**

1	2	3	4	5
$CH_3CH(CH_3)CH_2NH_2$	$CH_3CH_2CH(CH_3)NH_2$	$CH_3CH_2CH_2NHCH_3$	$CH_3CH_2C(=O)$–NH_2	$CH_3CH_2C(=O)$–$NHCH_3$

(18) 4

選択肢 1 はアルデヒド、選択肢 2 は酸無水物、選択肢 3 はケトン、選択肢 4 は酸塩化物、選択肢 5 はエステルである。一般に反応性は酸塩化物 > 酸無水物 > エステルの順である。

(19) 4

反応性の順序は、
$CH_3COCl > CH_3COOCOCH_3 > CH_3COOC_2H_5$ である。
他の 2 つ（アミドとカルボン酸）は容易に反応しない。

(20) 1

カルボン酸誘導体の加水分解の反応性の大小は、酸ハロゲン化物>酸無水物>エステル>アミドである。

(21) 4

塩基は、プロトン（H^+）に電子対を与えて共有するものである。反応機構中で H と反応している電子移動を示す曲がった矢印は**エ**のみである。

(22) 1

尿素のアミノ基 2 つが、マロン酸エステルの 2 つのエステルと縮合することで、バルビツール酸骨格が形成される。

(23) 3

アミンの級数は窒素上の炭素置換基の数により決まる。選択肢 1、2 は窒素上に炭素置換基が 1 個なので第一級アミン、選択肢 3 は、窒素上に置換基が 2 個なので第二級アミンである。選択肢 4、5 はアミドである。

☐(24) 希塩酸中で亜硝酸ナトリウムと反応させると、水中では0～5℃で安定なジアゾニウム塩を生成する化合物はどれか。1つ選べ。

1 $C_6H_5-NH_2$　2 $C_6H_5-NHCH_3$　3 $C_6H_5-N(CH_3)_2$　4 $C_6H_5-\overset{+}{N}(CH_3)_3\ Cl^-$　5 $C_6H_5-CH_2NH_2$

☐(25) 次の構造の中で、生体アミンの1つであるアドレナリンはどれか。1つ選べ。

1 (3,4-ジヒドロキシフェニル基、OH、H、$N-CH_3$ を含む構造)　2 $H_3C-CO-O-CH_2CH_2-\overset{+}{N}(CH_3)_3$　3 HO、NH_2、NH を含むインドール構造

4 N、NH、NH_2 を含むイミダゾール構造　5 $H_2N-(CH_2)_3-NH-(CH_2)_4-NH-(CH_2)_3-NH_2$

《電子効果》

☐(26) メトキシベンゼン（アニソール）がオルト・パラ配向性になる要因は何か。1つ選べ。

1 隣接基効果　2 電気陰性度　3 共鳴効果
4 誘起効果　5 立体効果

《酸性度・塩基性度》

☐(27) 酸性度の比較について、誤っているのはどれか。1つ選べ。

1 $FCH_2COOH > CH_3CH_2COOH$　2 $CH_3OCH_2COOH > CH_3COOH$

3 p-$O_2N-C_6H_4-OH$ > p-$H_3CO-C_6H_4-OH$　4 p-$H_3C-C_6H_4-OH$ > p-$Cl-C_6H_4-OH$

5 p-$Cl-C_6H_4-COOH$ > C_6H_5-COOH

☐(28) pK_a 値が最も小さいカルボン酸はどれか。1つ選べ。 **103-10**

1 CH_3CO_2H　2 $F-CH_2CO_2H$　3 $Cl-CH_2CO_2H$
4 $Br-CH_2CO_2H$　5 $I-CH_2CO_2H$

☐(29) 最も酸性度が高いのはどれか。1つ選べ。 **101-10**

1 CH_3SH　2 CF_3CO_2H　3 CH_3CO_2H
4 C_6H_5-OH　5 CF_3CH_2OH

(24) 1

ある程度安定なジアゾニウム塩を生成するのは芳香族第一級アミンである。脂肪族第一級アミンもジアゾ化されるが直ちに分解し、アルコールなどを生成するので、「ジアゾニウム塩を生成する」とはいわない。

(25) 1

2はアセチルコリン、3はセロトニン、4はヒスタミン、5はスペルミンである。

(26) 3

電子供与基（メトキシ基）による共鳴効果である。

(27) 4

1 ○ 脂肪族カルボン酸では、カルボキシ基の近くに電子求引基があると酸性は強くなる。電子供与基では逆。
2 ○ 脂肪族カルボン酸では、メトキシ基は－I効果により結合を通して電子求引基となる。
3 ○ ニトロ基は電子求引基、メトキシ基は芳香族では電子供与基として働く。
4 × クロロ基は電子求引基、メチル基は電子供与基である。
5 ○ カルボン酸にもベンゼン環上の置換基効果が及ぶ。

(28) 2

水素と置換した官能基の電子求引性が高いほど酸性度は上昇し、pK_aは小さくなる。したがって、酢酸に電気陰性度が最も大きい（＝誘起効果〔－I効果〕による電子求引効果が最も強い）フッ素が結合している選択肢2の酸性度が最も高く、pK_aが最も小さくなる。

(29) 2

有機酸の酸性度は共役塩基の負電荷を安定化できるものが、より高くなる。酸性度の大小は次のとおりである。

$CF_3CO_2H > CH_3CO_2H >$ (フェノール: ベンゼン環-OH) $> CH_3SH > CF_3CH_2OH$

☐ **(30)** ヒドロキシ基（OH 基）を持つ３つの化合物について、酸性の強いものから弱いものへ並べた正しい順番はどれか。１つ選べ。 **97-10**

$-CH_2OH$　　　　$-COOH$　　　　$-OH$

A　　　　B　　　　C

1　A ＞ B ＞ C　　2　A ＞ C ＞ B　　3　B ＞ A ＞ C
4　B ＞ C ＞ A　　5　C ＞ A ＞ B　　6　C ＞ B ＞ A

☐ **(31)** 次のアミノ酸のうち、破線で囲んだ部分の塩基性が最も強いのはどれか。１つ選べ。 **102-10**

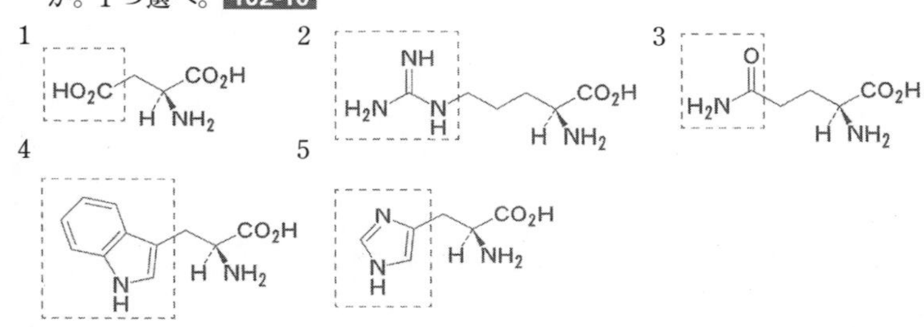

☐ **(32)** 塩基性度の最も高い化合物はどれか。１つ選べ。

1　　2　　3　　4　　5

NH_3　　NH　　NH　　N　　NH_2

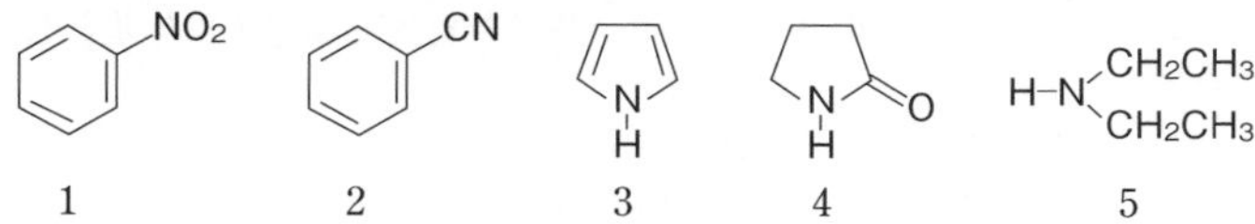

☐ **(34)** 最も塩基性が強い化合物はどれか。１つ選べ。 **104-7**

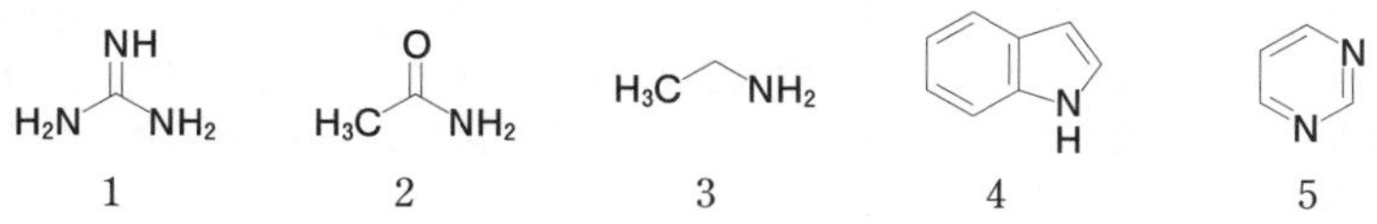

(30) 4

Bのカルボン酸（安息香酸）とCのフェノールでは、カルボン酸の方がずっと酸性が強い。したがって、酸性度はB＞Cである。Aのベンジルアルコールは第一級アルコールのなかでも特別な反応性のあるアルコールである。しかし、酸性に関しては通常のアルコールと同様である。したがって中性で、その結果B＞C＞Aとなる。

(31) 2

1 × アスパラギン酸。カルボン酸なので酸性残基である。($\mathrm{p}K_\mathrm{a}$ = 3.9)

2 ○ アルギニン。グアニジン（置換基になればグアニジノ基）は強い塩基性である。(共役酸の $\mathrm{p}K_\mathrm{a}$ = 12.5)

3 × グルタミン。アミド基は中性である。

4 × トリプトファン。インドールの非共有電子対は芳香属性に用いられているため、中性である。

5 × ヒスチジン。イミダゾールは弱い塩基性を示す。(共役酸の $\mathrm{p}K_\mathrm{a}$ = 6.0)

(32) 2

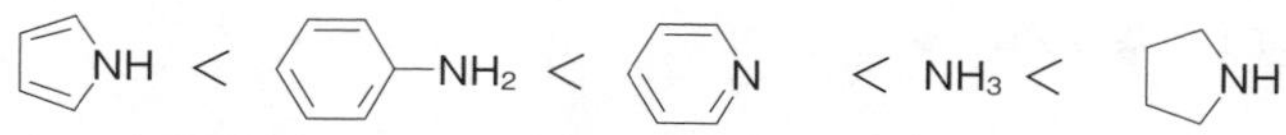

の順に塩基性度は高くなる。

(33) 5

1 × ニトロ基の窒素は非共有電子対をもたないため、塩基性を示さない。

2 × シアノ基の窒素の混成軌道はspであり、塩基性は弱い。塩基性の強さの順：$sp^3 > sp^2 > sp$

3 × 窒素の非共有電子対はp軌道にあり、C＝C結合のp軌道電子とともに芳香族形成に使われているため、塩基性を示さない。

4 × アミド結合の窒素の非共有電子対はカルボニルと共鳴し、非局在化するため塩基性を示さない。

5 ○ 第二級アミンの窒素の混成軌道は sp^3 であり、最も塩基性が強い。

(34) 1

1 ○ グアニジン：共役酸のpKa = 12.5 グアニジンのイミン (C = NH) を考えると2つのアミノ基との共鳴により電子密度が増大し、塩基性が上昇していると考えられる。

2 × アセトアミド：アミドは塩基性を示さない。

3 × エチルアミン：共役酸のpKa = 11

4 × インドール：電子対が芳香属性に使われているので塩基性を示さない。

5 × ピリミジン：共役酸のpKa = 1.3

ⒹD化学物質の構造決定

《核磁気共鳴（NMR）》

☐（1）有機化合物の構造決定に用いられるのはどれか。1つ選べ。
1　原子吸光分析　　2　NMRスペクトル
3　蛍光スペクトル　　4　粉末X線回折測定

☐（2）次の化合物のうち、^{1}H NMRスペクトルを測定する際に最も一般的に用いられる基準物質はどれか。1つ選べ。
1　TMS（テトラメチルシラン）　2　D_2O（重水）
3　CH_3OD（重メタノール）　4　DMSO−*d*6（重ジメチルスルホキシド）

☐（3）^{1}H NMRの測定で、重水を加えた場合にシグナルの消失が観測されるのはどれか。1つ選べ。
1　メチル基のプロトン　　2　アミノ基のプロトン
3　アルデヒド基のプロトン　　4　アセチル基のプロトン
5　メチレン基のプロトン

☐（4）次の原子のうち、核磁気共鳴信号の観察が<u>不可能</u>なのはどれか。1つ選べ。
1　^{1}H　2　^{2}H　3　^{13}C　4　^{14}N　5　^{16}O

☐（5）^{1}H NMRスペクトルにおいて1−propanolのヒドロキシ基以外のプロトンシグナルが0.92、1.53、3.59 ppmの化学シフト値に現れた。1位のメチレンプロトン（A)、2位のメチレンプロトン（B)、3位のメチルプロトン（C）は高磁場側からどの順序で現れるか。1つ選べ。
1　A、B、C　2　A、C、B　3　B、A、C
4　B、C、A　5　C、B、A

☐（6）イソプロピルアルコールの^{1}H NMRスペクトルにおいて、プロトンシグナルの正しい面積強度比はどれか（ヒドロキシ基のプロトンシグナルを含む)。1つ選べ。
1　1：1：6　　2　1：2：6　　3　1：1：3：3
4　1：2：3：3　　5　1：2：2：3

☐（7）^{1}H NMRスペクトルでシグナルの近くに描かれる階段状の曲線はどれか。1つ選べ。
1　シグナルとベースラインで囲まれた面積の相対値で、プロトンの数に対応する。
2　核スピンの緩和時間で、分子内の局所的な運動性を示す。
3　シグナルの半値幅で、装置の磁場の安定性を示す。
4　検出器に電磁誘導された電流の電位差。
5　基底状態と励起状態のエネルギー差。

(1) 2

1　×　試料中の特定な元素量（濃度）を測定する。

2　○　主に ^{1}H NMR と ^{13}C NMR が構造決定に用いられる。

3　×　蛍光光度法の分析条件の設定の際に用いられる。

4　×　結晶多形、溶媒和結晶の同定などに用いられる。

(2) 1

スペクトル上の各シグナルが出現する位置（周波数）が、外部磁場の強さに応じて変化するため、基準となる物質のプロトンシグナルを基準として相対的な出現位置（化学シフト値、ppm）を横軸にとる。現在では、テトラメチルシラン（TMS）のメチル基プロトンのピークを基準とするのが最も一般的である。

(3) 2

ヒドロキシ基やアミノ基のプロトンが、重水素との交換によりピークの消失や面積の減少を起こすことを重水交換とよぶ。

(4) 5

原子核に含まれる陽子の数と中性子の数に依存する。陽子、中性子ともに偶数の場合には核磁気共鳴信号は観察されない。陽子、中性子ともに奇数、または、どちらかが奇数で他方が偶数の場合には観察される。

(5) 5

ヒドロキシ基の結合した1位のメチレンプロトンが酸素の電子求引により最も電子密度が低くなるため、遮蔽が弱まり最も低磁場（3.59 ppm）に現れる。ヒドロキシ基から離れるに従って、電子の求引は弱くなり、2位のメチレンプロトンが1.53 ppm、3位のメチルプロトンが最も高磁場（0.92 ppm）に現れる。

(6) 1

イソプロピルアルコール $CH_3-CH(OH)-CH_3$ は2位の炭素にヒドロキシ基が結合したアルコールであるため、ヒドロキシ基のプロトンが1個分、2位のヒドロキシ基が結合した炭素上のプロトンが1個分、1位と3位のメチル基のプロトンが6個分の強度で現れる。

(7) 1

ピークの面積とプロトン数の間には比例関係がある。階段状の曲線は積分曲線とよばれ階段の段差がピークの積分値を示し、ピークの面積に対応する。面積が一番小さいものを基準にして割合を求め、分子式と比較して各ピークのプロトン数を割り振る。

☐(8) 2-butanone の ^{1}H NMR スペクトルにおいて、3 位のプロトンシグナルの分裂様式はどれか。1 つ選べ。

1　シングレット（一重線）　2　ダブレット（二重線）
3　トリプレット（三重線）　4　カルテット（四重線）
5　クインテット（五重線）

《赤外吸収（IR）》

☐(9) 化学物質の構造決定で、指紋領域が化合物の同定に用いられるのはどれか。1 つ選べ。

1　紫外可視吸収スペクトル　2　赤外吸収（IR）スペクトル
3　核磁気共鳴（NMR）スペクトル　4　質量スペクトル
5　円二色性スペクトル

☐(10) IR スペクトルで 1780 ～ 1650 cm^{-1} に吸収帯が観測されたとき、帰属される官能基の振動はどれか。1 つ選べ。

1　アルコールの O－H 伸縮振動
2　ベンゼン環の C $\overset{...}{=}$ C 伸縮振動
3　カルボニル基の C ＝ O 伸縮振動
4　第一級アミンの N－H 伸縮振動
5　シアノ基の C ≡ N 伸縮振動

☐(11) 赤外吸収スペクトル測定に関する記述のうち、<u>誤っている</u>のはどれか。1 つ選べ。

1　通例、チャートの縦軸は透過率又は吸光度で示す。
2　通例、チャートの横軸は波数で示される。
3　通例、波長は 2.5 μm ～ 25 μm の範囲で測定される。
4　横軸の補正はポリエチレンフィルムの吸収スペクトルで行う。
5　固体試料は臭化カリウム又は塩化カリウムで錠剤を作り測定する。

《質量分析》

☐(12) 質量分析スペクトルで、塩素原子を 2 個含む化合物の $[M]^{+}$: $[M+2]^{+}$: $[M+4]^{+}$ ピークの正しい強度比はどれか。1 つ選べ。

1　1 : 2 : 1　2　6 : 3 : 1　3　3 : 6 : 9
4　9 : 6 : 3　5　9 : 6 : 1

☐(13) マススペクトル測定におけるイオン化法のうち、タンパク質の分子量測定に最も適しているのはどれか。1 つ選べ。

1　電子衝撃イオン化（EI）法
2　化学イオン化（CI）法
3　高速原子衝突イオン化（FAB）法
4　マトリックス支援レーザー脱離イオン化（MALDI）法
5　大気圧化学イオン化（APCI）法

(8) 4

2位にカルボニル（C = O）を持つため、3位のプロトンは隣接するメチル基の影響で4本に分裂する。

(9) 2

IRスペクトルには特性吸収帯（特定の官能基の有無を確認できる。3600 ～ 1500 cm^{-1}）と指紋領域（同じ化合物であれば別々に測定しても重なり合うスペクトルが得られる。1300 ～ 600 cm^{-1}）とがある。「指紋領域」といえば「赤外吸収（IR)」と覚えておこう。

(10) 3

1 × 3400 ～ 3200 cm^{-1}
2 × 1500 cm^{-1} および 1600 cm^{-1}
4 × 3500 ～ 3300 cm^{-1}
5 × 2200 ～ 2300 cm^{-1}

(11) 4

1、2 ○ 日本薬局方参照。
3 ○ 日本薬局方参照。波数で 4000 ～ 400 cm^{-1} に対応する。
4 × 横軸の補正はポリスチレン膜の吸収スペクトルで行う。
5 ○ ただし、結晶多形のためにスペクトルが異なり同定ができない場合は、溶液法で測定し比較同定する。

(12) 5

^{35}Cl：^{37}Cl = 3：1から、塩素原子を2個含む化合物では$[M]^+$：$[M+2]^+$：$[M+4]^+$ = 9：6：1となる。

(13) 4

マススペクトル測定法（質量分析法）では、測定対象化合物がイオン化することが必須であり、そのための工夫が行われている。比較的極性の低い化合物はイオン化されやすいが、タンパク質など極性の高い化合物のイオン化は困難であり、しかも分子量測定には非破壊的にイオン化する必要がある。現状では、MALDI法がタンパク質のイオン化には最も適しており、これと高分子領域のイオンの検出に優れているTOF（飛行時間）型の分析部とを組み合わせた装置が汎用されている。

☐(14) 有機化合物の質量分析計に用いられるのはどれか。1つ選べ。

1　水素炎イオン化　　2　電子捕獲イオン化

3　アルカリ熱イオン化　　4　電子衝撃イオン化

5　高周波誘導結合プラズマ

☐(15) 質量分析に用いられる質量スペクトルで、質量電荷比の一番大きなピークはどれか。1つ選べ。

1　分子イオンピーク　　2　分子量関連イオンピーク

3　同位体イオンピーク　　4　フラグメントイオンピーク

5　基準ピーク

☐(16) 質量分析法で、分子の組成式に関する情報を得ることのできるピークの組合せはどれか。1つ選べ。

1　分子イオンピークと基準ピーク

2　分子イオンピークと同位体ピーク

3　分子イオンピークとフラグメントイオンピーク

4　基準ピークと同位体ピーク

5　基準ピークとフラグメントイオンピーク

(14) 4

1～3 × ガスクロマトグラフィーの検出器で用いられる。

4 ○ フラグメントイオンピークの情報が構造解析に有効。

5 × 金属元素の定量、定性分析用で、ICP−MS で用いられる。

(15) 3

1 × 同位体分離を行わない限り、同位体（^{2}H、^{13}C、^{15}N、等）を微量含むので分子イオンピークの *m/z* は同位体ピークのものより小さい。

2 × 分子量関連イオン（$[M + H]^+$、$[M - H]^+$、$[M + Na]^+$等）にも同位体ピークは存在する。

4 × フラグメントイオンは分子イオンが壊れた破片のイオン。

5 × スペクトルで一番強度の強いピーク。スペクトルの縦軸は、このイオンの強度に対する割合（%）で示す。それぞれのピークの割合はイオン化の条件（EI であればイオン化電圧）で変化する。

(16) 2

高分解能での分子イオンピークの測定から、原子の小数点以下の質量を測定する。また、同位体ピークからは、天然の同位体存在比から、分子の組成を推定することができる。

ⒺE無機化合物・錯体の構造と性質

《無機化合物・錯体》

□(1) 典型元素について、正しいのはどれか。1つ選べ。

1 Na は炎色反応を示さない。
2 Mg、Ca はアルカリ金属である。
3 14 族元素の代表例に C がある。
4 17 族元素を希ガスという。
5 18 族元素をハロゲンという。

□(2) 次の元素のうち、遷移金属はどれか。1つ選べ。

1 Mg　2 Cu　3 Ca　4 P　5 S

□(3) マグネシウムに関する記述のうち、誤っているのはどれか。1つ選べ。 **108-10**

1 マグネシウムイオンは、カルシウムイオンに比べてイオン半径が小さい。
2 マグネシウムイオンは、ルイス酸として ATP のリン酸基と結合する。
3 空気中で金属マグネシウムが燃焼すると、酸化マグネシウムとなる。
4 マグネシウムは、典型元素である。
5 酸化マグネシウムは、酸性酸化物である。

□(4) 亜鉛イオンは、生体内においてルイス酸として重要な役割を果たしている。亜鉛がとりやすい酸化数はどれか。1つ選べ。 **103-9**

1 ＋1　2 ＋2　3 ＋3　4 ＋4　5 ＋5

□(5) 下線で示した元素の酸化数が+2 のものはどれか。1つ選べ。 **101-7**

1 $\underline{Cr}O_3$　2 $\underline{Mn}O_2$　3 $K_3[\underline{Fe}(CN)_6]$　4 $\underline{Cu}SO_4$　5 $\underline{Ag}_2O$

□(6) 次の硫黄化合物のうち、強酸で硫黄の酸化数がすべて VI のものはどれか。1つ選べ。

1 SO_2　2 H_2SO_3　3 H_2SO_4　4 $H_2S_2O_3$　5 H_2S

(1) 3

1 × Na、Kに代表されるHを除いた1族元素はアルカリ金属とよばれ、炎色反応を示す。炎色は、Li（赤）、Na（黄）、K（紫）である。

2 × Be、Mgを除く2族元素（Ca、Sr、Ba、Ra）は、アルカリ土類金属とよばれる。

4 × Cl、Brに代表される17族元素はハロゲンとよばれる。

5 × Ne、Arに代表される18族元素は希ガスとよばれる。

(2) 2

Mg、Cu、Ca、P、Sはそれぞれ、マグネシウム、銅、カルシウム、リン、硫黄である。Cu以外は典型元素。

(3) 5

$MgO + H_2O \rightarrow Mg(OH)_2$ となるので、塩基性酸化物である。

(4) 2

亜鉛は $1s^2$、$2s^2$、$2p^6$、$3s^2$、$3p^6$、$4s^2$、$3d^{10}$ の電子配置を持つ。周期律表では、遷移金属の最後尾に位置し、内殻の3d軌道に10個の電子が満たされている。そのため、イオン化する際には、4s軌道の電子2個を放出し Zn^{2+} となりやすい。

(5) 4

酸化物やオキソ酸の酸化数はOを−2、Hを+1として全体が0になるように計算する。一般に、酸化数は電気陰性度の大きな原子が結合すると−1として計算するとよい。求める金属の酸化数 x は、次のように計算できる。

1 × +Ⅵ（酸化クロム（Ⅵ））：$x + (-2) \times 3 = 0$ $x = 6$

2 × +Ⅳ（酸化マンガン（Ⅳ））：$x + (-2) \times 2 = 0$ $x = 4$

3 × +Ⅲ（ヘキサシアン化鉄（Ⅲ）カリウム）：[Fe(CN)6]3 − $x + (-1) \times 6 = -3$ $x = +3$

4 ○ +Ⅱ（硫酸銅（Ⅱ））：硫酸イオンは2価の陰イオンなので、$x + (-2) = 0$ $x = 2$

5 × +Ⅰ（酸化銀（Ⅰ））：$2x + (-2) = 0$ $x = 1$

(6) 3

硫黄の酸化数はHを+1、Oを−2として全体が0になるように計算する。

1 × 二酸化硫黄。刺激臭の気体で、酸化作用と還元作用がある。硫黄の酸化数はⅣ。

2 × 亜硫酸。還元作用がある。硫黄の酸化数はⅣ。

3 ○ 硫酸。強酸で、酸化作用と脱水作用がある。硫黄の酸化数はⅥ。

4 × チオ硫酸。硫酸の酸素原子の1つが硫黄に置き換わった構造なので、中心のSにつくSが酸化数−Ⅱ、中心のSがⅥとなる。

5 × 硫化水素。弱酸性ガスで、腐卵臭があり、有毒。硫黄の酸化数は−Ⅱ。

(7) 次亜塩素酸の塩素の酸化数は＋1である。次亜塩素酸の化学式はどれか。1つ選べ。**98-9**

1　$HClO$　　2　$HClO_2$　　3　$HClO_3$　　4　$HClO_4$　　5　ClO_2

(8) 下線部で示した化合物のうち、塩素原子の酸化数が＋1なのはどれか。1つ選べ。

(a)次亜塩素酸ナトリウムは漂白剤として用いられる化合物の1つである。その水溶液に(b)塩酸を加えると(c)塩化ナトリウムを生じると同時に有毒な(d)塩素ガスを発生する。また、次亜塩素酸ナトリウムを40～50℃で保存すると、塩化ナトリウム及び爆発性をもつ(e)塩素酸ナトリウムを生じる。**105-8**

1　a　　2　b　　3　c　　4　d　　5　e

(9) オゾン(O_3)の構造式として最もふさわしいのはどれか。1つ選べ。**102-9**

1　$O=O^{+}-O^{-}$　　2　$O^{+}\equiv O-O^{-}$　　3　$O=O=O$　　4　$^{-}O-O-O^{-}$　　5　（O 3原子の環状構造）

(10) 窒素の酸化数が最も大きいのはどれか。1つ選べ。**97-9**

1　一酸化二窒素　　2　一酸化窒素　　3　二酸化窒素
4　亜硝酸　　5　硝酸

(11) 不対電子を1つもつのはどれか。1つ選べ。**100-9**

1　NO^{+}　　2　NO　　3　N_2O　　4　NO_3^{-}　　5　HNO_3

(12) 不対電子を1つもつのはどれか。1つ選べ。**107-9**

1　CO　　2　NO　　3　SO_3　　4　O_2　　5　N_2

(13) $O_2^{\cdot -}$で示される活性酸素の名称として、正しいのはどれか。1つ選べ。

1　スーパーオキシド　　2　ヒドロキシラジカル　　3　三重項酸素
4　一重項酸素　　5　過酸化水素

(7) 1

化合物における元素の酸化数は、Hを＋1、Oを－2、調べる元素の酸化数をxとし、その総和が中性分子の場合には0となる方程式をたてる。

1 ○ $1 + x + (-2) = 0$ $x = +1$
2 × $1 + x + 2 \times (-2) = 0$ $x = +3$
3 × $1 + x + 3 \times (-2) = 0$ $x = +5$
4 × $1 + x + 4 \times (-2) = 0$ $x = +7$
5 × $x + 2 \times (-2) = 0$ $x = +4$

(8) 1

Clの酸化数は、化合物内にOが1つあると＋2に、H、Naが1つあると－1になる。塩素ガスの場合、Clの酸化数は0になる。酸化数は以下の通り。

a. 次亜塩素酸ナトリウム：Cl（＋1）－ ONa
b. 塩酸：Cl（－1）－ H
c. 塩化ナトリウム：Cl（－1）－ Na
d. 塩素ガス：Cl (0) － Cl (0)
e. 塩素酸ナトリウム Cl（＋5）－ O_3Na

(9) 1

原子価を考えると酸素原子Oは2本の共有結合を持つ。1本の共有結合だけ持つ酸素原子は負電荷を持つ、3本の共有結合を持つ酸素原子は陽電荷を持つ。これらを満たすのは、1と5であるが、O−Oの単結合は、通常、弱い結合で容易に開裂し、5の構造のように歪みの大きな構造は取れない。

(10) 5

窒素の酸化数は原子の酸化の度合いを示す。酸化数をx、Hを＋1、Oを－2とし、それがイオンの場合はその数、化合物の場合（この問題の場合）は0として計算する。窒素の酸化数は次のとおり。

一酸化二窒素（N_2O）：＋1、一酸化窒素（NO）：＋2、二酸化窒素（NO_2）：＋4、亜硝酸（HNO_2）：＋3、硝酸（HNO_3）：＋5

(11) 2

分子内の総電子数（最外殻電子数）が奇数個であれば、不対電子を1つもつ。Nは7個、Oは8個、陽イオンは電子を1個放出しているので－1個、陰イオンは電子を受け取っているので＋1個とすると、1：$7 + 8 - 1 = 14$個、2：$7 + 8 = 15$個、3：$7 \times 2 + 8 = 22$個、4：$7 + 8 \times 3 + 1 = 32$個、5：$7 + 8 \times 3 + 1 = 32$個。

(12) 2

不対電子をもつのは一酸化窒素である。原子番号が奇数の窒素を奇数個含んでいるので、不対電子をもつ。

(13) 1

三重項酸素は活性酸素ではない。活性酸素を以下に示した。

$^1O_2$	H_2O_2	$O_2^{\cdot -}$	・OH
一重項酸素	過酸化水素	スーパーオキシド	ヒドロキシラジカル

☐ (14) 次の錯体配位子のうち、単座配位子<u>ではない</u>のはどれか。1つ選べ。

1 アンモニア　　2 エチレンジアミン　　3 一酸化炭素

4 シアン化物イオン　　5 水

☐ (15) 次の医薬品のうち、制酸薬として用いられるのはどれか。1つ選べ。

1 炭酸マグネシウム　　2 炭酸リチウム　　3 硫酸鉄

4 シスプラチン　　5 金チオリンゴ酸ナトリウム

☐ (16) シスプラチン（(*SP*-4-2)-Diamminedichloroplatinum）はどれか。1つ選べ。 **102-6**

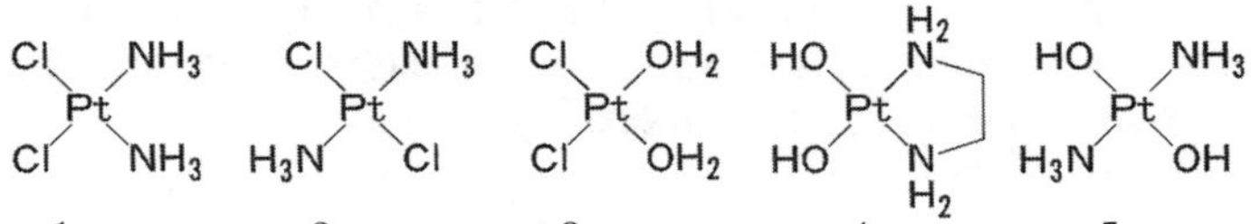

1	2	3	4	5
Cl, NH_3 / Pt / Cl, NH_3	Cl, NH_3 / Pt / H_3N, Cl	Cl, OH_2 / Pt / Cl, OH_2	HO, H_2N / Pt / HO, NH_2 (エチレンジアミン)	HO, NH_3 / Pt / H_3N, OH

(14) 2

それぞれの構造を示す。孤立電子対、または陰イオン1個を持っているのが単座配位子である。

1 NH_3　2 $NH_2CH_2CH_2NH_2$（二座配位子）　3 CO　4 CN^-
5 H_2O

(15) 1

炭酸リチウムはそう病治療薬、硫酸鉄は増血薬、シスプラチンは抗悪性腫瘍薬、金チオリンゴ酸ナトリウムは抗リウマチ薬として用いられる。

(16) 1

1は抗悪性腫瘍剤シスプラチンである。一般には、*cis*-体とよばれるが、IUPAC 名では、*SP*-4-2（平面四角形(square planer)4 配位を表し、2 が原子の配列を表している）という錯体の立体表記法で命名されている。錯体の名称では、配位子-NH_3 は ammine、Cl^- は chloro で、アルファベットの早い ammine を前に書く。中心金属 Pt(Ⅱ) は platinum を後方に書く。

II　生体分子・医薬品の化学による理解

Ⓐ医薬品の標的となる生体分子の構造と化学的な性質

《医薬品の標的となる生体高分子の化学構造》

□(1) 次のアミノ酸のうち、一般的に球状タンパク質表面に多く存在するものはどれか。1つ選べ。

1　イソロイシン　　2　セリン　　3　トリプトファン
4　バリン　　5　フェニルアラニン

□(2) タンパク質の立体構造に必要なジスルフィド結合を形成するアミノ酸はどれか。1つ選べ。

1　グリシン　　2　グルタミン　　3　システイン
4　プロリン　　5　メチオニン

□(3) 生体膜の脂質二重層の形成に最も重要な分子間相互作用はどれか。1つ選べ。

1　電荷移動相互作用
2　静電相互作用
3　水素結合
4　疎水性相互作用
5　ファンデルワールス力

□(4) 翻訳において、コドンとアンチコドンの結合に関与する分子間相互作用はどれか。1つ選べ。

1　共有結合　　2　静電相互作用　　3　水素結合
4　疎水性相互作用　　5　ファンデルワールス力

□(5) *N*−グリコシド結合している糖タンパク質において、糖は何位の炭素がペプチド中の窒素原子と結合しているか。1つ選べ。

1　1位　　2　2位　　3　3位　　4　4位　　5　5位

□(6) グリセロリン脂質を構成するC16の飽和脂肪酸はどれか。1つ選べ。

1　オレイン酸
2　パルミチン酸
3　ミリスチン酸
4　ラウリン酸
5　ステアリン酸

(1) 2

1 × 球状タンパク質内部に多いアミノ酸は、分岐鎖や芳香環をもつ疎水性アミノ酸である。イソロイシンは、分岐鎖をもつ疎水性アミノ酸。

2 ○ 球状タンパク質表面に多いアミノ酸は、親水性アミノ酸であり、ヒドロキシアミノ酸（セリン、トレオニン）、塩基性アミノ酸（アルギニン、ヒスチジン、リシン）、酸性アミノ酸（アスパラギン酸、グルタミン酸）などがある。

3 × トリプトファンは、インドール骨格をもつ疎水性アミノ酸。

4 × バリンは、分岐鎖をもつ疎水性アミノ酸。

5 × フェニルアラニンは、フェニル基をもつ疎水性アミノ酸。

(2) 3

1 × グリシンは、不斉炭素をもたないアミノ酸（$_D$体と$_L$体の区別がない）。

2 × グルタミンは、アミドをもつアミノ酸。

3 ○ システインは、スルファニル基（SH基）をもつアミノ酸。ジスルフィド結合（‒S‒S‒）は、2分子のシステインの酸化により形成され、タンパク質の三次構造に関与する。

4 × プロリンは、第二級アミノ酸（イミノ酸）に分類される。

5 × メチオニンは、含硫アミノ酸。

(3) 4

リン脂質は、生体膜の脂質二重層の主要な構成成分であり、親水性（極性）の頭部と疎水性（非極性）の尾部をもつ両親媒性物質である。疎水性の尾部は、水との接触が少なくなるように疎水性相互作用で結合する。

(4) 3

mRNAのコドンは、tRNAのアンチコドンと相補的な配列をもち、両者は水素結合する。

(5) 1

N‒グリコシド結合している糖タンパク質において、糖の1位（アノマー位）の炭素がアミドの窒素原子と結合している。

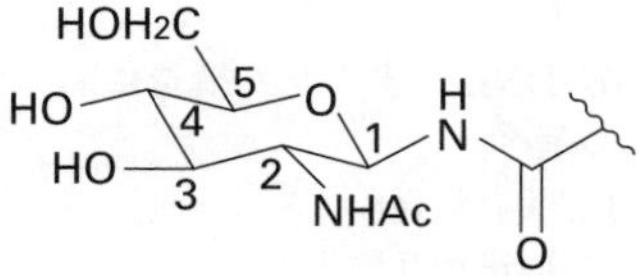

(6) 2

1 × C18不飽和脂肪酸

2 ○ C16飽和脂肪酸

3 × C14飽和脂肪酸

4 × C12飽和脂肪酸

5 × C18飽和脂肪酸

☐ (7) シトシンの構造について、正しいのはどれか。1つ選べ。

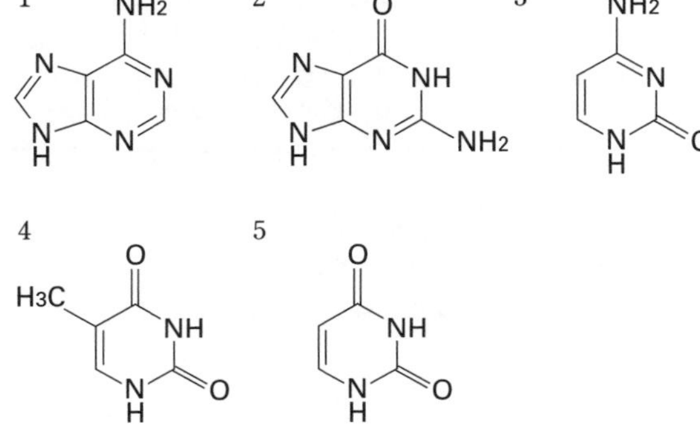

☐ (8) DNA二重らせん構造において、塩基の面が、らせん軸に対して垂直に重なっている構造はどれか。1つ選べ。

1 *N*–グリコシド結合
2 スタッキング
3 ホスホジエステル結合
4 リン酸無水結合
5 ループ構造

☐ (9) タンパク質の四次構造はどれか。1つ選べ。

1 サブユニット構造
2 ジスルフィド結合
3 β–シート構造
4 ペプチド結合
5 α–ヘリックス構造

☐ (10) DNA二重らせん構造において、塩基間で生じる相互作用はどれか。1つ選べ。

1 共有結合
2 静電相互作用
3 水素結合
4 疎水性相互作用
5 ファンデルワールス力

(7) 3

1 × アデニン
2 × グアニン
3 ○ シトシン
4 × チミン
5 × ウラシル

(8) 2

1 × DNAのヌクレオシドにおける2-デオキシリボースと塩基との結合。
2 ○ スタッキングは、核酸塩基間の双極子相互作用や疎水性相互作用によって生じる。
3 × DNAにおけるヌクレオシド同士の結合。
4 × ヌクレオシド三リン酸は、加水分解されやすいリン酸無水結合をもつ高エネルギー物質。
5 × 1本鎖RNAの分子内で生じるヘアピン構造。

(9) 1

1 ○ 四次構造（二〜四次構造が立体構造である）：三次構造を形成したポリペプチド鎖が2本以上集合したもの。サブユニットは、各ポリペプチド鎖のことである。
2 × 三次構造：非共有結合（イオン結合や疎水結合など）や共有結合（ジスルフィド結合）により折りたたまれた構造。
3 × 二次構造：ペプチド結合間の水素結合により生じる「シート構造」。
4 × 一次構造：アミノ酸同士の結合（共有結合）。
5 × 二次構造：ペプチド結合間の水素結合により生じる「らせん構造」。

(10) 3

1 × 塩基間で生じる相互作用は、非共有結合である。
2 × DNAは、核タンパク質のヒストンと静電相互作用で結合し、ヌクレオソーム構造を形成する。
3 ○ 塩基対間では、水素結合が形成される（アデニンとチミン間では2個、グアニンとシトシン間では3個の水素結合が形成）。
4 × 疎水性相互作用は、タンパク質の三次構造に関与する。
5 × ファンデルワールス力は、タンパク質の三次構造に関与する。

□(11) タンパク質の二次構造形成に最も重要な分子間相互作用はどれか。1つ選べ。

1 電荷移動相互作用
2 静電相互作用
3 水素結合
4 疎水性相互作用
5 ファンデルワールス力

□(12) αヘリックスのらせん構造とβプリーツシートの波状構造は何に起因するか。1つ選べ。

1 共有結合　2 イオン結合　3 ジスルフィド結合
4 アミド結合　5 水素結合

《生体内で機能する小分子》

□(13) 核内(細胞内)受容体に結合する内因性シグナル分子はどれか。1つ選べ。

1 コルチゾン　2 アセチルコリン　3 セロトニン
4 アドレナリン　5 ヒスタミン

□(14) 補酵素ニコチンアミドアデニンジヌクレオチドの1つNADHを用いる酵素が触媒する反応はどれか。1つ選べ。

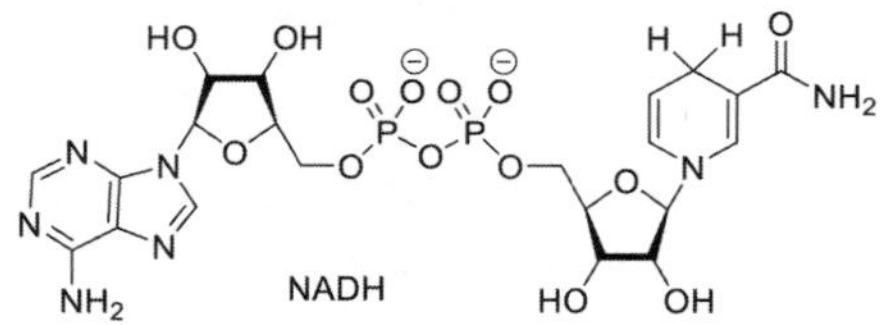

1 酸化反応　2 還元反応　3 加水分解反応
4 求核置換反応　5 転移反応

□(15) 生体内でL-アルギニンから生合成され、血管拡張作用をもつ窒素酸化物はどれか。1つ選べ。

1 NO　2 NO_2　3 N_2O_4　4 HNO_2　5 N_2O

□(16) ヘモグロビンのヘム部分にあり、酸素運搬に預かっている金属イオンはどれか。1つ選べ。

1 Cu^{+}　2 Cu^{2+}　3 Fe^{2+}　4 Fe^{3+}　5 Mg^{2+}

(11) 3

1 × 電荷移動相互作用は、主に三次構造の形成に関与する。

2 × 静電相互作用は、主に三次構造の形成に関与する。

3 ○ 水素結合は、主にα-ヘリックス構造やβ-シート構造などの二次構造の形成に関与する。

4 × 疎水性相互作用は、主に三次構造の形成に関与する。

5 × ファンデルワールス力は、主に三次構造の形成に関与する。

(12) 5

ペプチド結合のカルボニル酸素とNH水素間の水素結合により、αヘリックスやβプリーツシートの二次構造が形成されている。

(13) 1

核内受容体に結合する分子は疎水性分子であるステロイドホルモンやレイチノイド、甲状腺ホルモンが代表的な例である。コルチゾンは糖質コルチコイドでステロイドの一種である。

(14) 2

補酵素NADHは還元型で1,4-ジヒドロピリジン構造を持つ。アルコール脱水素酵素では、NADHがヒドリド（H^-）を放出し、アルデヒドやケトンを還元し、アルコールに変換する。酸化型は芳香族のピリジニウム環を持つ。

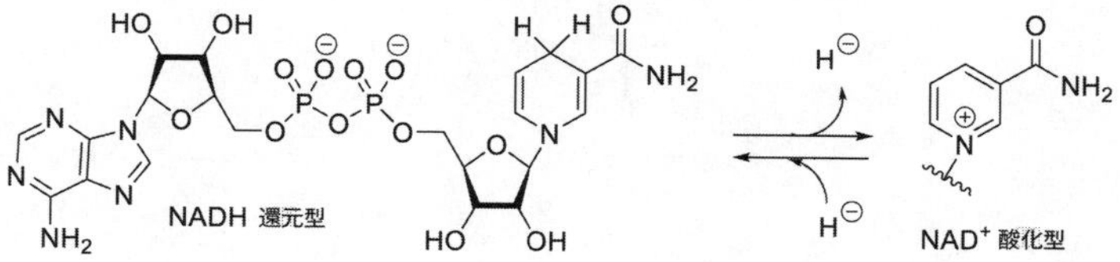

NADH 還元型 ⇄ NAD⁺ 酸化型

(15) 1

一酸化窒素（NO）は血管拡張作用を有する気体で、生体内において一酸化窒素合成酵素によってL-アルギニンから生合成され、神経伝達物質としての役割を果たしている。狭心症治療薬のニトログリセリンの活性本体であるとも考えられている。

(16) 3

2価の鉄（Fe^{2+}）が、錯体であるヘムの中心金属である。3価では酸素運搬能力はない。

Ⓑ生体反応の化学による理解

《生体内で機能するリン、硫黄化合物》

☐(1) チオール類について、誤っているのはどれか。1つ選べ。

1 酸性度は、アルコールより高い。
2 アルコールより水素結合しにくい。
3 アルコールより水に溶けにくい。
4 還元によりジスルフィドとなる。
5 アルコールより酸化されやすく、抗酸化剤となる。

☐(2) グルタチオンは、脂質ペルオキシドなど生体内の有害な酸化物を無毒化し、脂質アルコールに還元する。グルタチオンの還元性を示す官能基はどれか。1つ選べ。

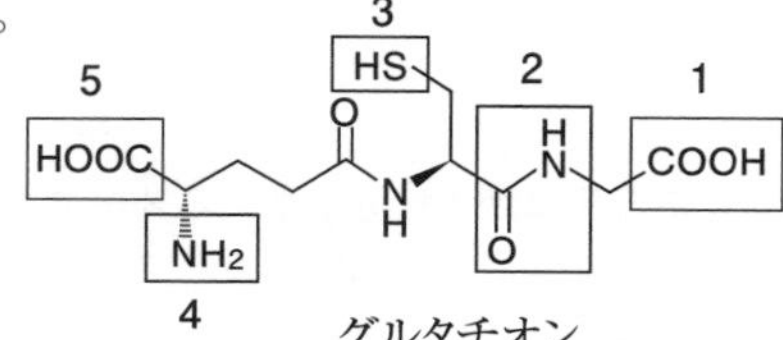

グルタチオン

《酵素阻害と作用様式》

☐(3) ベンジルペニシリンは活性中心にセリン残基を持つトランスペプチダーゼを不可逆的に阻害する。その際、生じる不活性化された酵素－ベンジルペニシリン複合体の模式図として適切なのはどれか。1つ選べ。

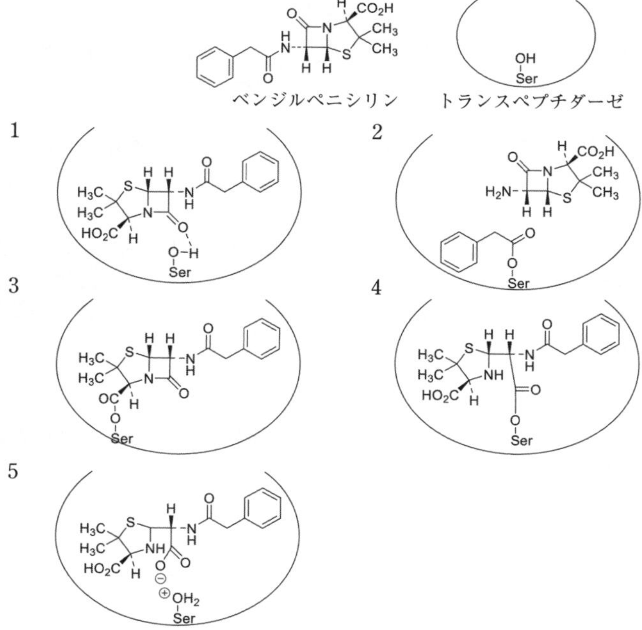

(1) 4

酸化によりジスルフィドとなる。

(2) 3

グルタチオンのチオール（スルファニル基）は還元作用を有し、自らは酸化されジスルフィド結合を形成し、酸化型グルタチオン（2量体）となる。

(3) 4

ベンジルペニシリンでは、β-ラクタム環のカルボニル炭素がセリン残基の求核攻撃を受け環が開裂し、酵素とベンジルペニシリンが共有結合（エステル結合）を介した複合体が形成される。

□(4) イブプロフェンが競合阻害する酵素の基質はどれか。1つ選べ。

イブプロフェン

□(5) HIV プロテアーゼ阻害薬インジナビルは、遷移状態アナログである。アミド結合切断の遷移状態を模倣している部分はどれか。1つ選べ。

インジナビル

《受容体のアゴニスト及びアンタゴニスト》

□(6) アゴニスト・アンタゴニストに関する記述のうち、正しいのはどれか。1つ選べ。

1 ピロカルピンはアセチルコリンのアンタゴニストである。
2 フェニレフリンはアドレナリンのアンタゴニストである。
3 ツボクラリンはアセチルコリンのアゴニストである。
4 シメチジンはヒスタミンのアゴニストである。
5 グラニセトロンはセロトニンのアンタゴニストである。

□(7) ヒスタミンの構造はどれか。1つ選べ。

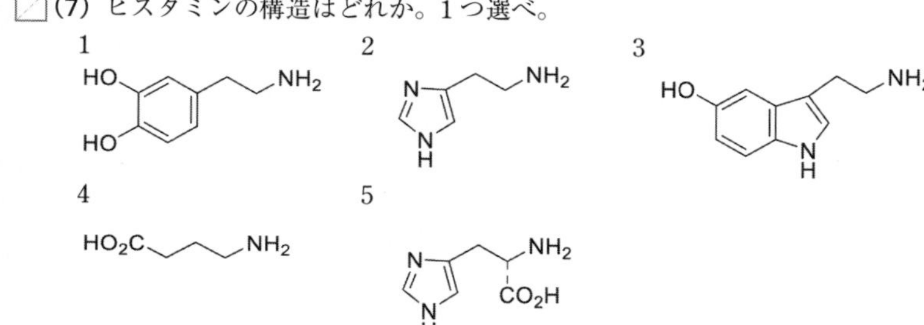

(4) 5

1 × アドレナリン
2 × アセチルコリン
3 × アデノシン
4 × エストラジオール
5 ○ イブプロフェンはシクロオキシゲナーゼ（COX）を阻害する抗炎症薬である。アラキドン酸がCOXの本来の基質である。カルボン酸を持っているのが特徴の一つである。

(5) 3

以下はHIVプロテアーゼの反応機構である。四面体中間体の□で囲んだアルコールを選択肢3のアルコールが模倣しており、選択肢3のアミンもプロリンを脱離する窒素を模倣してアスパラギンと相互作用できるように設計されている。

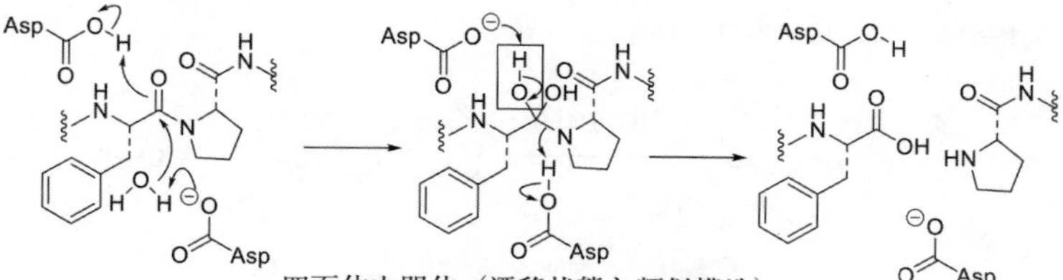

四面体中間体（遷移状態と類似構造）

(6) 5

1 × ピロカルピンはアセチルコリンのムスカリン性 M_1 受容体のアゴニスト。
2 × フェニレフリンはアドレナリン α_1 受容体のアゴニスト。
3 × ツボクラリンはアセチルコリンニコチン性受容体のアンタゴニスト。
4 × シメチジンはヒスタミン H_2 受容体のアンタゴニスト。
5 ○ グラニセトロンはセロトニン $5\text{-}HT_3$ 受容体のアンタゴニスト。

(7) 2

1 × ドパミン
2 ○ ヒスタミン
3 × セロトニン
4 × γ-アミノ酪酸
5 × ヒスチジン

《生体内で起こる有機反応》

☐ (8) 脂肪酸の合成経路中のクロトノイル ACP（アシルキャリアータンパク質）からブチリル ACP に変換される段階の反応の種類として適切なのはどれか。1つ選べ。

$H_3C-CH=CH-C(=O)-S\text{-}ACP \longrightarrow H_3C-CH_2-CH_2-C(=O)-S\text{-}ACP$

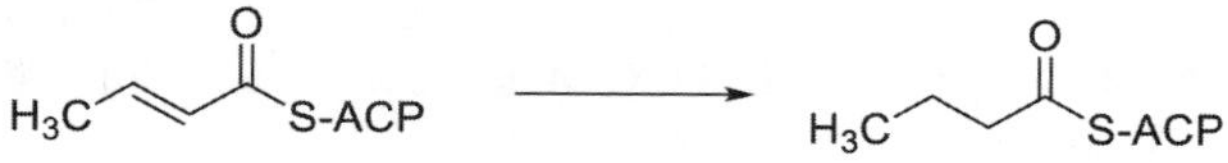

クロトノイル ACP　　ブチリル ACP

1　酸化反応　　2　還元反応　　3　置換反応　　4　脱離反応
5　転位反応

☐ (9) シトクロム P450（CYP）による芳香環に対する代謝反応として適切なのはどれか。1つ選べ。

1　ヒドロキシ化　　2　水素化　　3　ニトロ化　　4　アシル化
5　加水分解

☐ (10) イミプラミンは、肝薬物代謝酵素 CYP450 の働きにより以下のようにデシプラミンに代謝される。CYP450 による代謝を受け生成する中間体 A の構造として適切なのはどれか。1つ選べ。

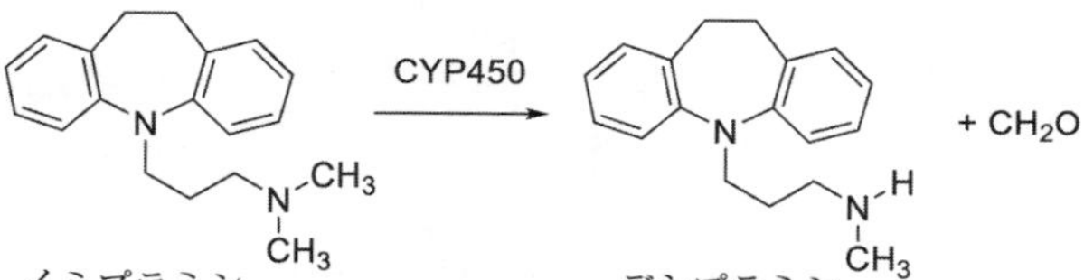

イミプラミン $\xrightarrow{\text{CYP450}}$ デシプラミン + CH_2O

1　2 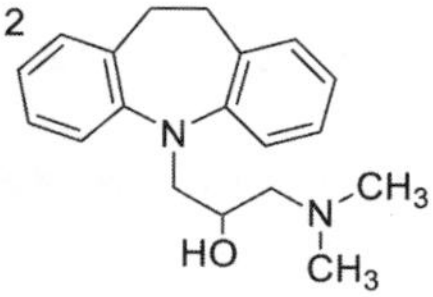　3 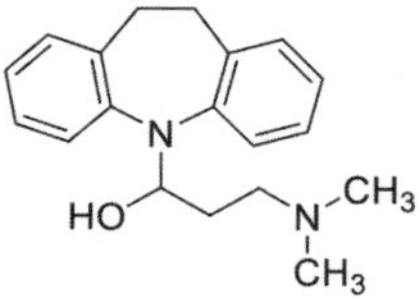　4 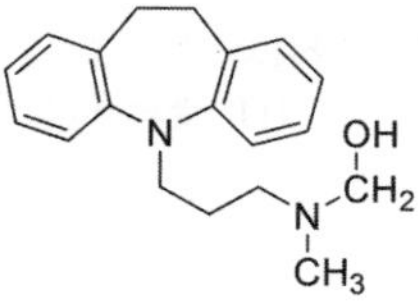　5

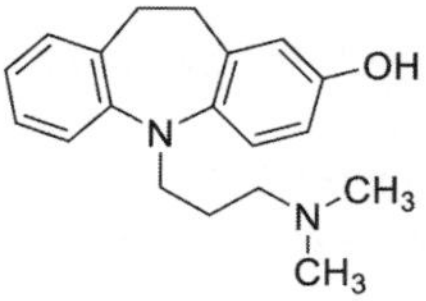

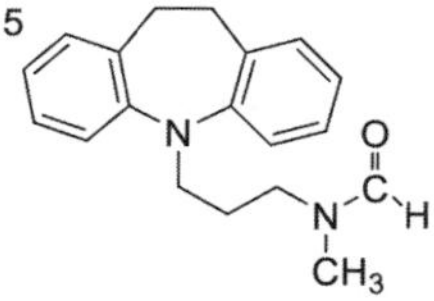

(8) 2

アルケンへの水素の付加反応である。アルケンの炭素が水素と結合すると炭素の酸化数が1減少するため、還元反応である。全体としては、水素が2つ結合しているので酸化数の変化は－2となる。

(9) 1

CYPはヘムを含み、酸素を利用した酸化反応を触媒する。芳香環の代謝は主にヒドロキシ化である。

(10) 4

脱メチル化の一般的な機構としては、メチル基の水酸化である。水酸化を受けるとヘミアセタール様の構造（ヘミアミナール構造）となり、ホルムアルデヒドとアミン（デシプラミン）に分解される。また、*N*–オキシド体を経由する2段階の代謝経路も存在するが、選択肢には*N*–オキシドがないので、4を選ぶことが適切である。

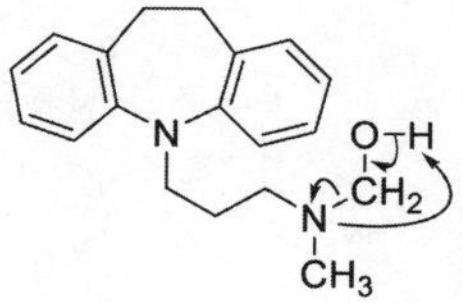

ⓒ医薬品の化学構造と性質、作用

《医薬品と生体分子の相互作用》

□(1) タンパク質と医薬品の相互作用には共有結合や水素結合、誘起双極子－誘起双極子相互作用がある。これらの相互作用が強い順（強い＞弱い）に並んでいるのはどれか。1つ選べ。

1　共有結合＞水素結合＞誘起双極子－誘起双極子相互作用
2　共有結合＞誘起双極子－誘起双極子相互作用＞水素結合
3　水素結合＞共有結合＞誘起双極子－誘起双極子相互作用
4　水素結合＞誘起双極子－誘起双極子相互作用＞共有結合
5　誘起双極子－誘起双極子相互作用＞水素結合＞共有結合

《医薬品の化学構造に基づく性質》

□(2) ノルフロキサシンの生体内の pH における主要な構造として適切なのはどれか。1つ選べ。

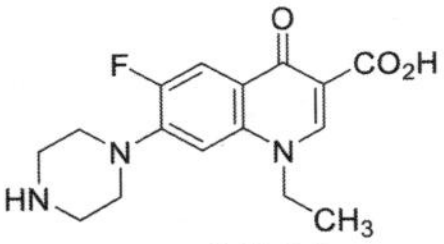

ノルフロキサシン

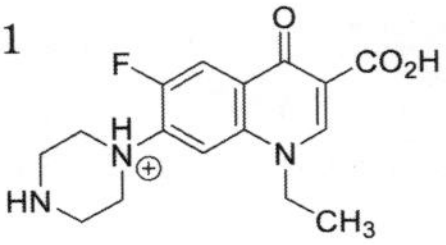

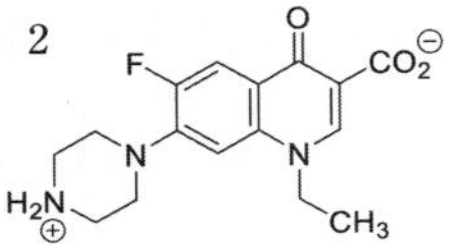

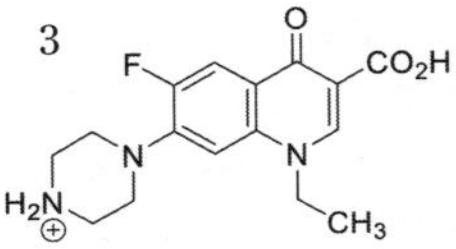

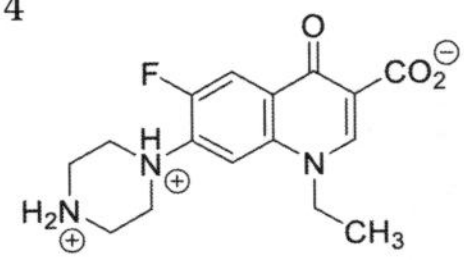

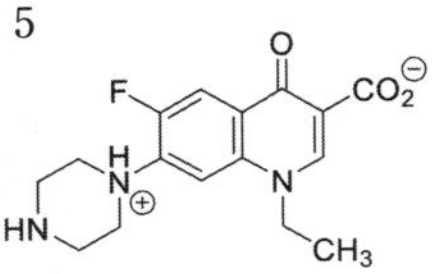

□(3) グリメピリドの構造のうち、酸性を示す部分はどれか。1つ選べ。

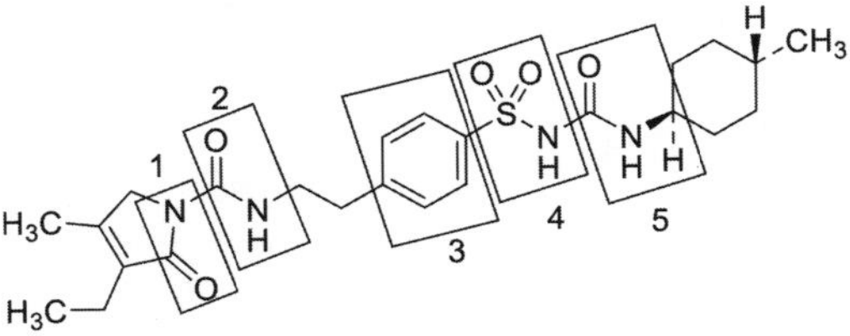

グリメピリド

(1) 1

一般に、結合エネルギーは、共有結合は 100 kJ/mol 以上、水素結合は 40 ～ 4 kJ/mol、誘起双極子－誘起双極子相互作用は 2 kJ/mol 以下である。

(2) 2

カルボン酸の pK_a はおおよそ 4 であり、生体内の pH（7 付近）ではイオン形となる。ベンゼン環に結合した芳香族アミン（アンモニウム）の pK_a はおおよそ 4 であり、生体内の pH では分子形となる。脂肪族アミンの pK_a はおおよそ 10 であり、生体内の pH ではイオン形となる。実際のノルフロキサシンの pK_a は 6.34 と 8.75 であるので主要な構造は、選択肢 2 である。

(3) 4

グリメピリドはスルホニルウレア系（SU）血糖降下薬である。スルホンアミドの NH が酸性を示す。血糖降下薬では、スルホニルウレア構造中の NH が酸性を持つことが活性に寄与している。

☐(4) 5−フルオロウラシルはプロドラッグであり、生体内で代謝を受け薬効を発揮する活性体になる。活性体の構造はどれか。1つ選べ。

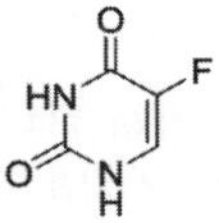

5−フルオロウラシル

1

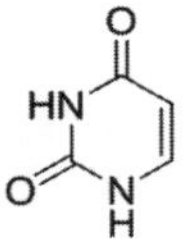

2

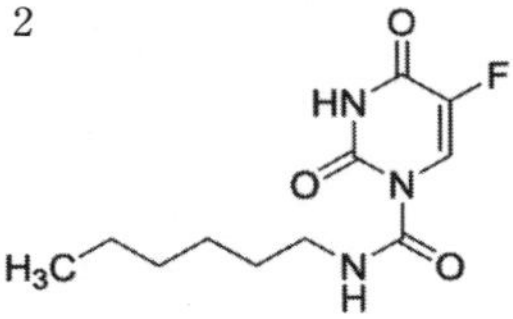

3

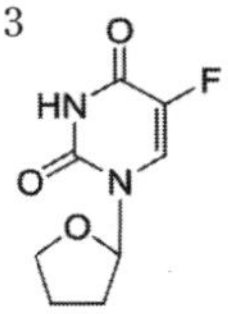

4

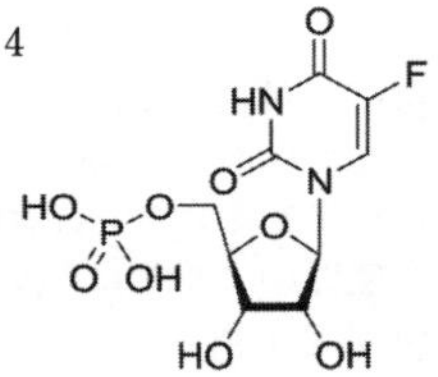

5

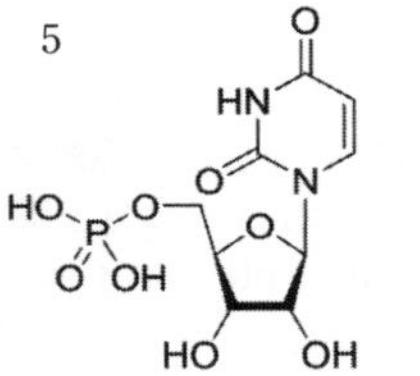

☐(5) オセルタミビルはプロドラッグであり、エステラーゼにより変換され活性体となる。活性体の構造はどれか。1つ選べ。

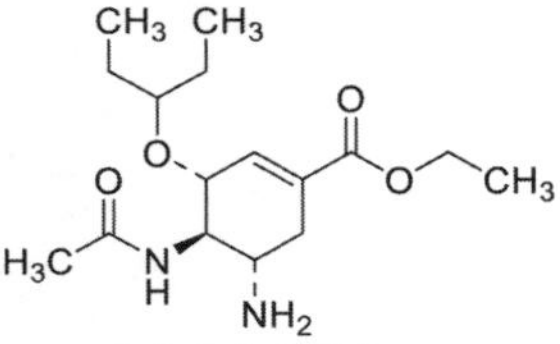

オセルタミビル

1

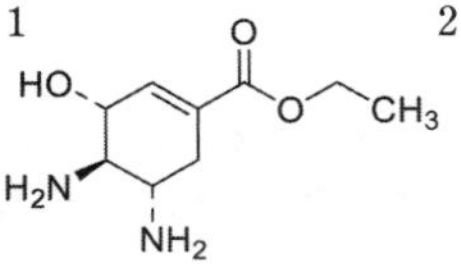

2

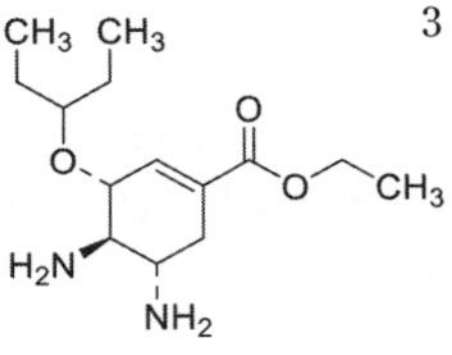

3

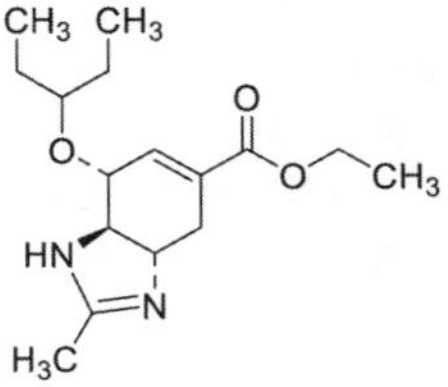

4

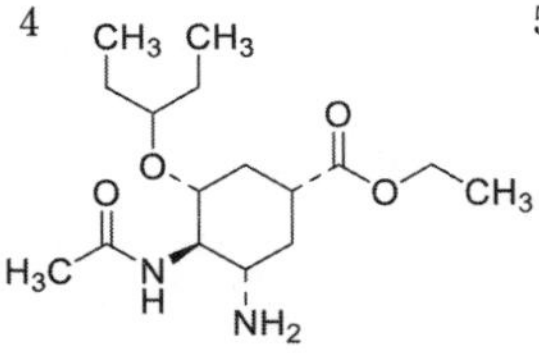

5

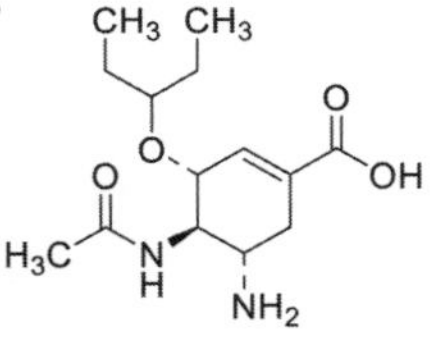

(4) 4

1　×　ウラシル：核酸塩基なので医薬品にはならない。

2　×　カルモフール：5–フルオロウラシルのプロドラッグ

3　×　テガフール：5–フルオロウラシルのプロドラッグ

4　○　2–フルオロ–2–デオキシウリジン一リン酸：ヌクレオチドになりDNAに取り込まれ薬効を発揮する。

5　×　2–デオキシウリジン一リン酸：DNAの合成に必要なヌクレオチドである。

(5) 5

エステラーゼは、エステルを加水分解し、カルボン酸とアルコールを与える。エステルが加水分解されているのは5である。オセルタミビルはノイラミニダーゼ阻害薬で、ノイラミニダーゼは細胞表面に存在するノイラミン酸などのシアル酸を加水分解する。以下の*N*–アセチルノイラミン酸のアナログがオセルタミビルの活性体である。遷移状態アナログとしての活性発現上、カルボン酸は重要な官能基である。

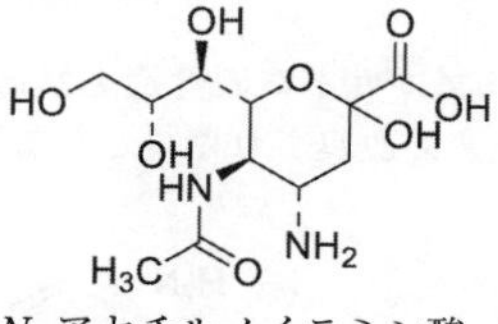

OH O HO OH OH OH HN NH₂ H_3C O

N–アセチルノイラミン酸

《医薬品のコンポーネント》

☐(6) 医薬品のファーマコフォアに関する記述のうち、正しいのはどれか。1つ選べ。

1 医薬品のコア構造に複素環構造は含まれない。
2 ファーマコフォアは生体分子とは相互作用を示さない。
3 立体配座はファーマコフォアの重要な要素である。
4 ファーマコフォアと受容体との結合は主に共有結合である。
5 同一の受容体に全く骨格構造の異なる医薬品は結合しない。

☐(7) レボフロキサシンの抗菌薬としての分類はどれか。1つ選べ。

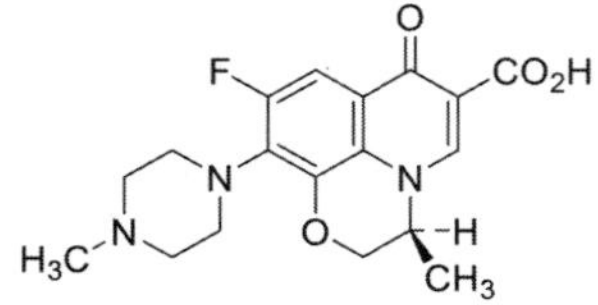

レボフロキサシン

1 ニューキノロン系　2 マクロライド系　3 セフェム系
4 アミノグリコシド系　5 ペナム系

☐(8) カルボン酸のバイオアイソスター（生物学的等価体）になる官能基はどれか。1つ選べ。

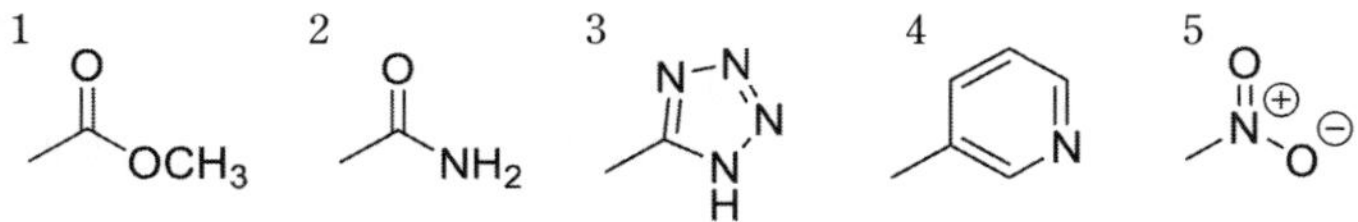

☐(9) プロカインアミドはプロカインの構造を修飾し開発された医薬品である。プロカインから大きく改良された点として適切なのはどれか。1つ選べ。

プロカインアミド　プロカイン

1 作用時間が短くなった。
2 作用時間が長くなった。
3 脂溶性が高まった。
4 酸性が高まった。
5 塩基性が高まった。

(6) 3

医薬品と生体内分子との間の相互作用に必要な官能基とそれらの相対的な空間配置、分子形状を総合した情報をファーマコフォアという。

(7) 1

ニューキノロン系抗菌薬は4-キノロン骨格を持つ抗菌薬で、3位にカルボン酸、6位にフッ素、7位にピペラジノ基を持つ化合物群である。

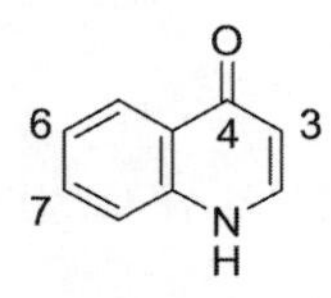

4-キノロン

(8) 3

1 × エステル（中性の官能基）
2 × アミド（中性）
3 ○ テトラゾール：カルボン酸と同程度の酸性度を持つ酸性官能基
4 × ピリジン（塩基性）
5 × ニトロ基（中性）

(9) 2

1 × プロカインのエステルを同じ中性の官能基であるアミド基に変換したものが抗不整脈薬プロカインアミドである。エステルよりも強い結合であるアミド基に変換したことにより作用時間が長くなった。
2 ○ アミド結合に変換されエステラーゼで分解されにくくなったため、作用時間が長くなる。消化管でのエステラーゼへの耐性を高め、経口投与も可能になった。
3 × アミドとエステルでは極性や水素結合能がアミドの方が高いので水溶性が高まった。ただし、医薬品の物性を変えるほど大きな変化ではなく、作用の強さはほぼ同じである。アミドはエステルのバイオアイソスターとして用いられているので、酸性、塩基性、水溶性などの性質は大きく変化しない。
4 × アミドもエステルも中性の官能基なので、酸性は変化しない。
5 × アミドとエステルは芳香環に結合したアミノ基にわずかな塩基性の変化をもたらすかもしれないが、医薬品の性質を大きく変化させるほどのものではない。

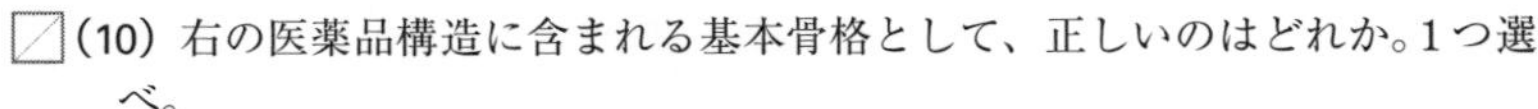

(10) 右の医薬品構造に含まれる基本骨格として、正しいのはどれか。1つ選べ。

1　キノリン
2　ピリジン
3　インドール
4　イミダゾール
5　ピリミジン

チアミン塩化物塩酸塩

(11) 核酸塩基であるアデニンとグアニンに共通する複素環骨格はどれか。1つ選べ。 **98-6**

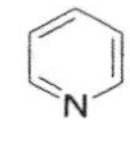

1

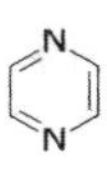

2

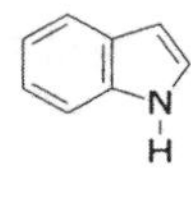

3

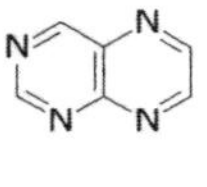

4

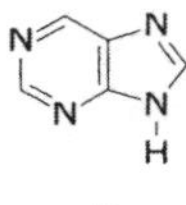

5

(12) 次の抗てんかん薬の基本骨格の名称はどれか。1つ選べ。

1　ヒダントイン
2　スクシンイミド
3　イミダゾール
4　バルビツール酸
5　ピペリジン

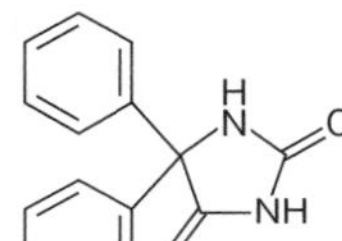

(13) 医薬品のニコチン酸アミド、オメプラゾール、イソニアジドに共通して含まれる複素環はどれか。1つ選べ。

1　インドール環　　2　ピロール環　　3　イソキノリン環
4　ピリジン環　　5　イミダゾール環

(14) 次の複素環骨格の中で、プリンはどれか。1つ選べ。

1　2　3　4　5

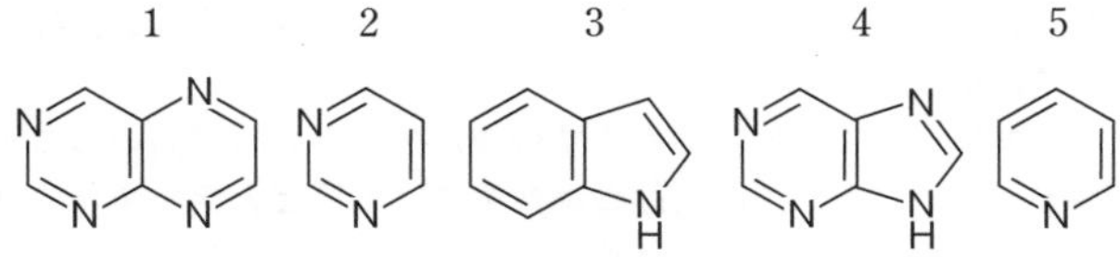

(15) 次の複素環化合物の中で、イミダゾールはどれか。1つ選べ。

1　2　3　4　5

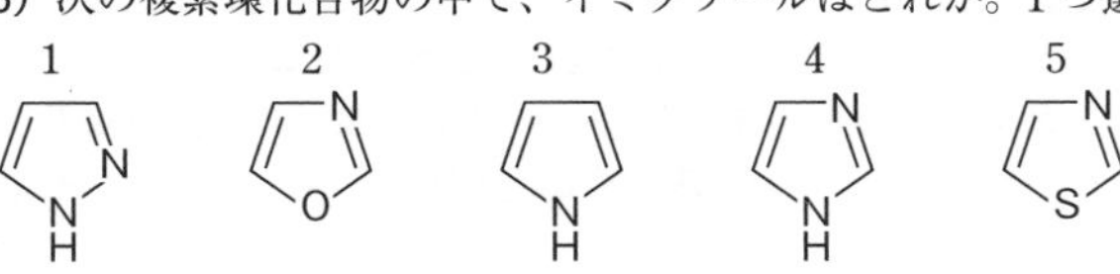

(10) 5

チアミン塩化物塩酸塩に含まれる基本骨格はピリミジンである。もう1つのSとNを含む骨格はチアゾール環の4級塩基型である。これは選択肢の中にはない。

(11) 5

1 × ピリジン、核酸塩基にはない。ニコチン酸、イソニアジドの母核。
2 × ピラジン、核酸塩基にはない。ピラジナミドの母核。
3 × インドール、核酸塩基にはない。トリプトファン（アミノ酸）やインドメタシンの母核。
4 × プテリジン、核酸塩基にはない。葉酸やメトトレキサートの母核。
5 ○ プリン。なお、核酸塩基のシトシン、ウラシル、チミンの母核はピリミジンである。

(12) 1

ヒダントインである。他の骨格名は、次のとおり。

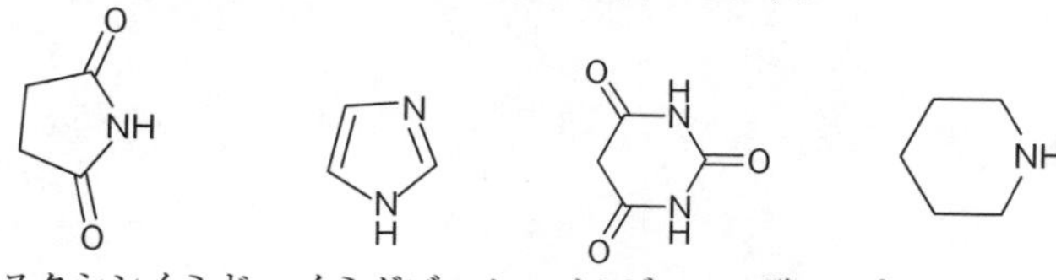

スクシンイミド　イミダゾール　バルビツール酸　ピペリジン

(13) 4

ピリジン環である。

ニコチン酸アミド　オメプラゾール　イソニアジド

(14) 4

1はプテリジン（葉酸の骨格）、2はピリミジン（プリンとともに核酸塩基の骨格）、3はインドール（トリプトファン、セロトニンの骨格）、5はピリジン（ビタミンB_6、ニコチン酸などの骨格）である。

(15) 4

イミダゾールはヒスチジン、ヒスタミン、H_2受容体拮抗薬シメチジンの骨格である。1はピラゾール、2はオキサゾール、3はピロール、5はチアゾールである。

(16) ベンゾジアゼピン骨格を持つのはどれか。1つ選べ。 **97-7**

1　　　　2　　　　3

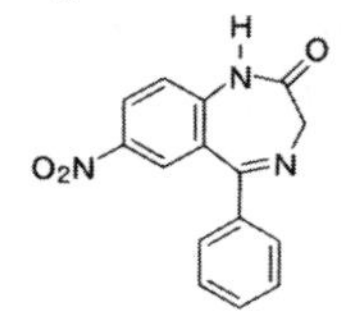

4　　　　5

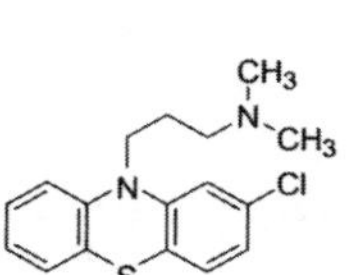

(17) 1,4−ジヒドロピリジンはどれか。1つ選べ。 **99-6**

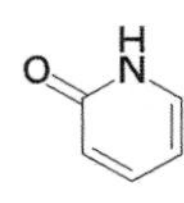
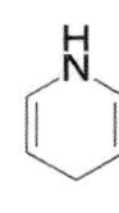
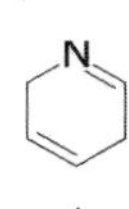
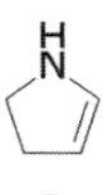

1　　2　　3　　4　　5

(18) ヒスタミンに含まれる複素環はどれか。1つ選べ。 **104-9**

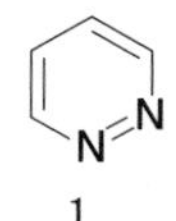
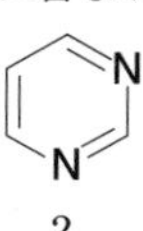
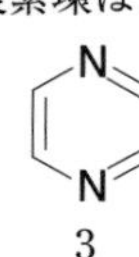
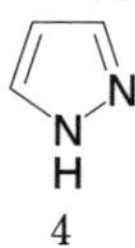

1　　2　　3　　4　　5

《酵素に作用する医薬品の構造と性質》

(19) 非ステロイド系抗炎症薬（NSAID）はどれか。1つ選べ。

1

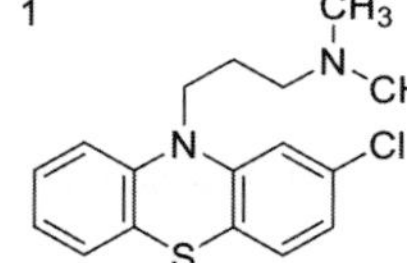

2

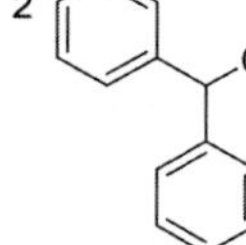

3

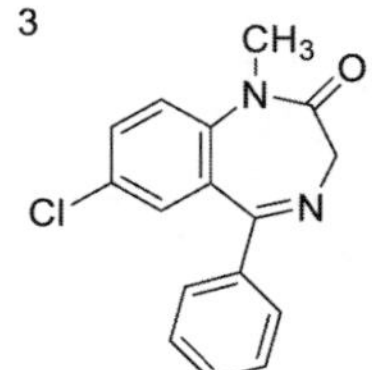

4

5

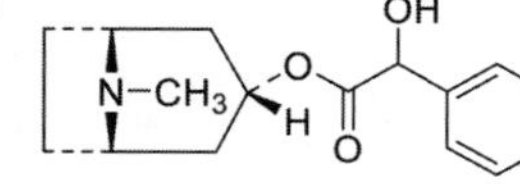

(16) 3

それぞれの医薬品名と（　）内に基本骨格を示す。

1　×　ベンジルペニシリンカリウム（ペニシリンまたはβ-ラクタム）
2　×　インドメタシン（インドール）
3　○　ニトラゼパム（ベンゾジアゼピン）
4　×　クロルプロマジン（フェノチアジン）
5　×　ナロキソン（イソキノリン）

(17) 3

窒素のある位置を1位として、ピリジン環の1,4位に2個（ジ）の水素（ヒドロ）が結合している。ニフェジピンなどに含まれる骨格である。

1　×　2-ピリドン
2　×　1,2-ジヒドロピリジン
3　○　1,4-ジヒドロピリジン
4　×　2,5-ジヒドロピリジン
5　×　2,3-ジヒドロピロール

ピリジン

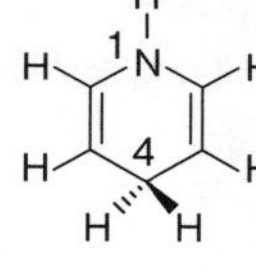

(18) 5

1　×　ピリダジン
2　×　ピリミジン
3　×　ピラジン
4　×　ピラゾール
5　○　イミダゾール

ヒスタミン

(19) 4

1　×　クロルプロマジン：フェノチアジン系統合失調症治療薬
2　×　ジフェンヒドラミン：抗ヒスタミン薬
3　×　ジアゼパム：ベンゾジアゼピン系抗不安薬
4　○　イブプロフェン：フェニルプロピオン酸系抗炎症薬　NSAIDはCOX（シクロオキシゲナーゼ）-2阻害により抗炎症作用を示す。COX-2の基質（アラキドン酸）結合部位に結合するため、カルボン酸を持つ。
5　×　ホマトロピン：トロパン骨格を有する抗コリン薬

□ (20) 以下の医薬品の薬効はどれか。1つ選べ。

1 鎮痛薬
2 血糖降下薬
3 抗がん剤
4 利尿薬
5 静菌性抗菌薬

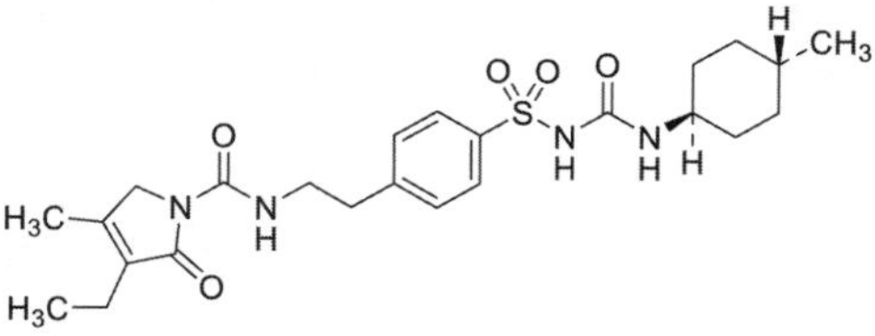

□ (21) スルファメチゾールの分類はどれか。1つ選べ。

1 血糖降下薬
2 利尿薬
3 抗菌薬
4 降圧薬
5 抗不安薬

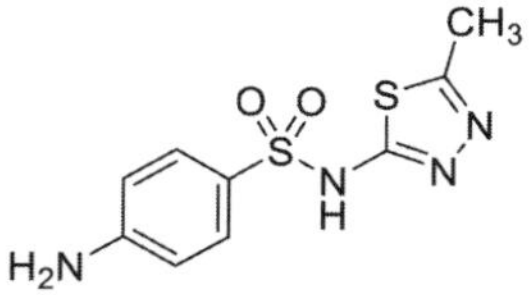

スルファメチゾール

□ (22) 以下の医薬品の薬効はどれか。1つ選べ。

1 抗不整脈薬
2 抗菌薬
3 脂質異常症治療薬
4 昇圧薬
5 利尿薬

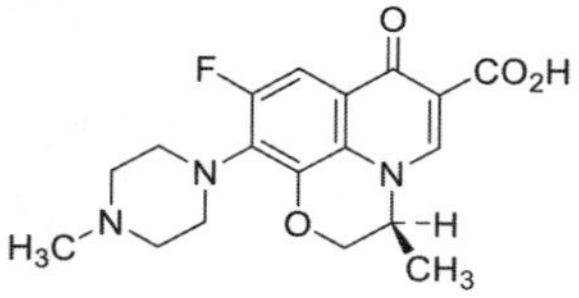

□ (23) ペプチド系医薬品のうち、ジスルフィド（−S−S−）を<u>有しない</u>のはどれか。1つ選べ。

1 エルカトニン　2 サケカルシトニン　3 インスリン
4 デスモプレシン　5 オキシトシン

《受容体に作用する医薬品の構造と性質》

□ (24) カテコールアミンに分類されるのはどれか。1つ選べ。 **101-6**

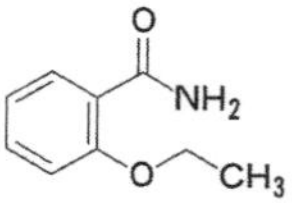

1 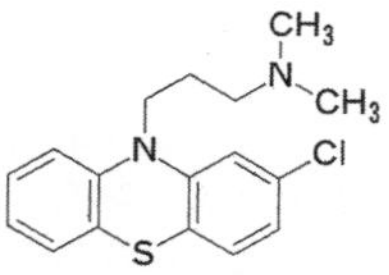　2 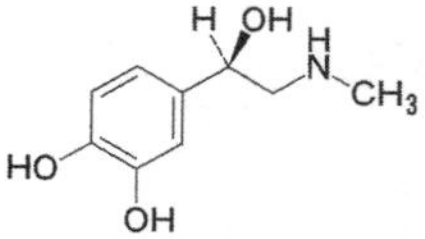　3

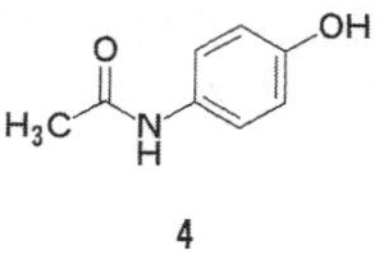

4 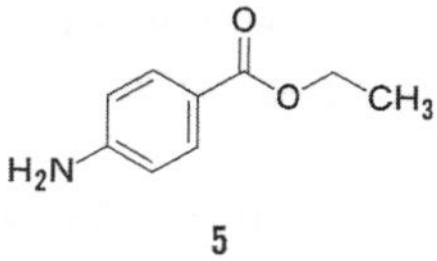　5

(20) 2

医薬品はグリメピリドである。グリメピリドはベンゼンスルホニルウレア構造を持ち、SU剤といわれる血糖降下薬に共通の特徴（ファーマコフォア）である。

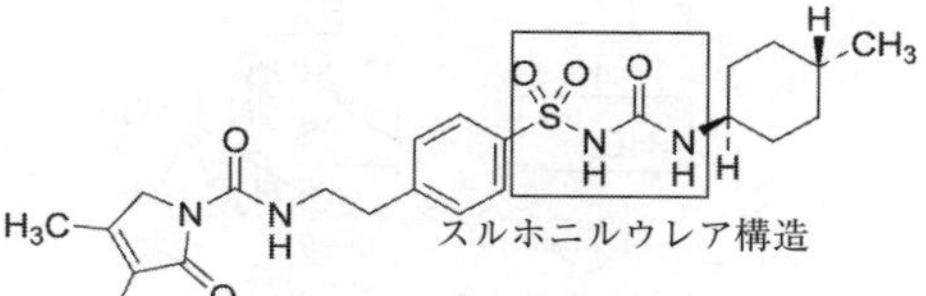

スルホニルウレア構造

グリメピリド

(21) 3

スルファメチゾールは4–アミノベンゼンスルホンアミド構造を持つサルファ剤であり、*p*–アミノ安息香酸と拮抗し葉酸合成を阻害する静菌的抗菌薬である。

(22) 2

ニューキノロン系抗菌薬であるレボフロキサシンである。キノリンの4位がケトンになった4–キノロン構造が特徴である。

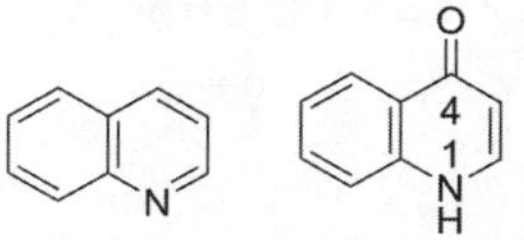

キノリン　4–キノロン

(23) 1

エルカトニンはウナギのカルシトニンのジスルフィド結合を炭素鎖で置き換えて化学合成したものであり、安定性が高い。他のペプチド系医薬品はジスルフィド結合を有する。

(24) 3

1 × エテンザミド（抗炎症薬：サリチル酸誘導体）
2 × クロルプロマジン（抗精神病薬：フェノチアジン骨格）
3 ○ アドレナリン（副腎髄質ホルモン：カテコールアミン）
4 × アセトアミノフェン（解熱・鎮痛薬）
5 × *p*–アミノ安息香酸エチル（局所麻酔薬）

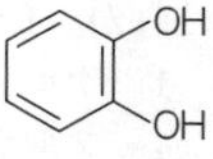

カテコール

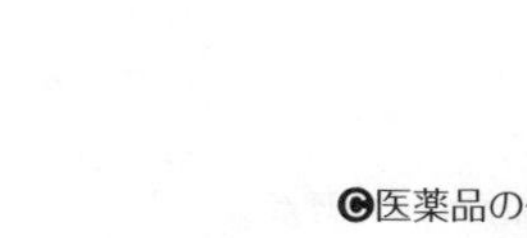

☐ (25) アドレナリンβ_2受容体作動薬サルブタモールの構造のうち、アドレナリンβ_2受容体とアドレナリンβ_1受容体への結合の選択性に大きく影響を与えている部位はどれか。1つ選べ。

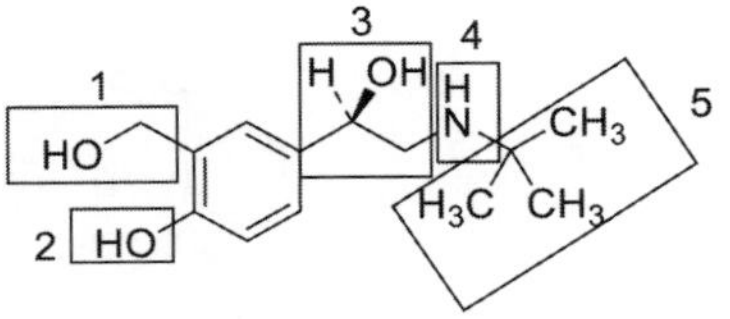

1　2　3　4　5

☐ (26) アドレナリンβ受容体に選択性を示すアゴニストはどれか。1つ選べ。

1　2 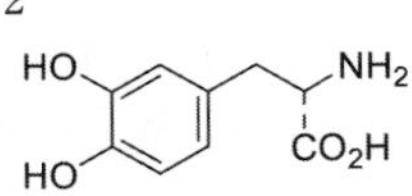　3

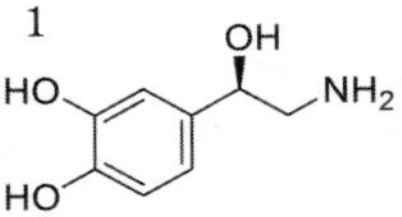

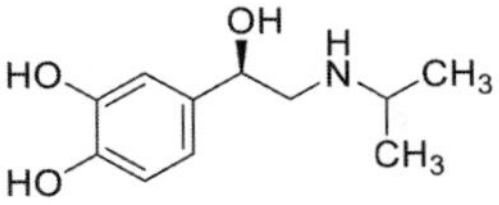

4 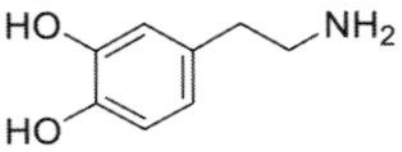　5

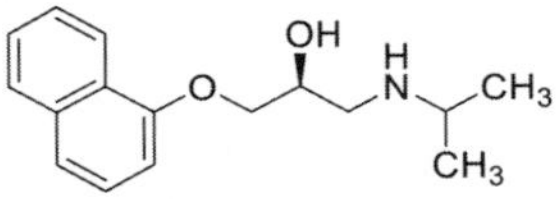

☐ (27) アドレナリン受容体アゴニストはどれか。1つ選べ。

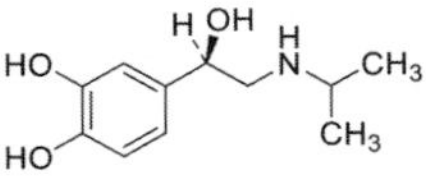

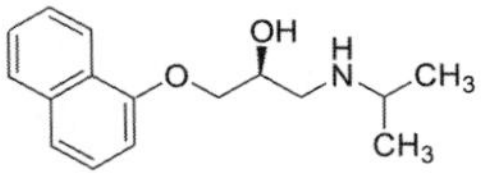

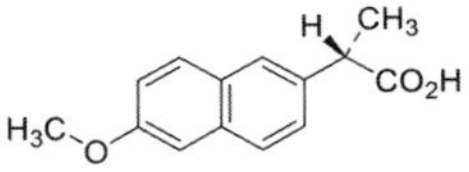

1　2　3

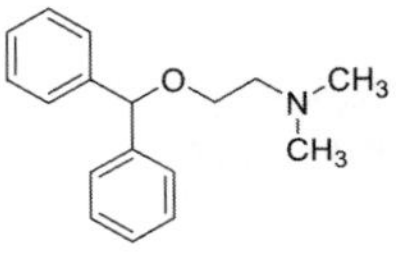

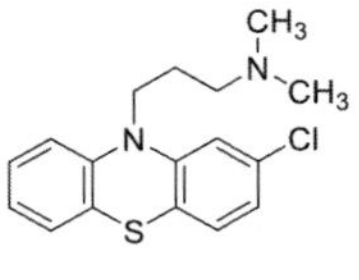

4　5

☐ (28) アセチルコリンアナログ（アセチルコリン類似化合物）の医薬品はどれか。1つ選べ。

1　サルブタモール　　2　カルバコール　　3　エストラジオール
4　フルオロウラシル　　5　リュープロレリン

☐ (29) ブチルスコポラミンは血液脳関門の透過性を抑える修飾がスコポラミンに施された消化性潰瘍治療薬である。血液脳関門の透過性を低下させる目的で修飾された官能基はどれか。1つ選べ。

1　エポキシド
2　第四級アンモニウム
3　エステル
4　アルコール
5　フェニル基

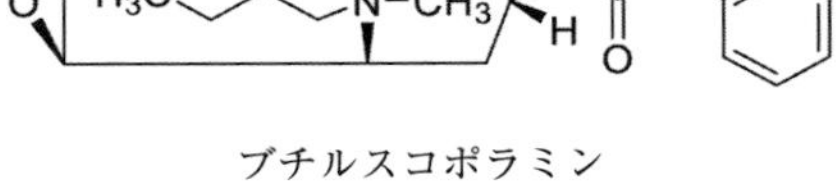

ブチルスコポラミン

(25) 5

サルブタモールの構造1～4までは、アドレナリンの構造とほぼ同様で、アドレナリン受容体への結合に必要な部分である。構造1のヒドロキシメチル基はCOMT耐性をつけるために、中性のアルコールに変換している。窒素上の置換基がかさ高いほどβ_2選択的作動薬になりやすい。

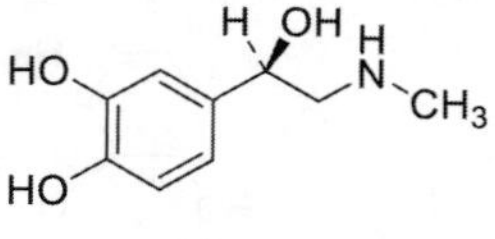

アドレナリン

(26) 3

1 × ノルアドレナリン

2 × レボドパ

3 ○ イソプレナリン アドレナリンの窒素のついたメチル基がイソプロピル基のような大きなアルキル基になるとβ受容体選択的作動薬になる。

4 × ドパミン

5 × プロプラノロール カテコールがなく、そして、アリールオキシプロパノールアミン構造を持つ化合物は、β受容体選択的拮抗薬である。イソプロピル基が窒素に結合しているのでβ受容体選択的である。

(27) 1

1 ○ イソプレナリン：アドレナリン受容体アゴニスト、カテコールアミン構造を持つのが特徴。

2 × プロプラノロール：アドレナリンβ受容体アンタゴニスト

3 × ナプロキセン：シクロオキシゲナーゼ（COX）阻害薬

4 × ジフェンヒドラミン：ヒスタミンH_1受容体アンタゴニスト

5 × クロルプロマジン：ドパミンD_2受容体アンタゴニスト

(28) 2

1 × カテコールアミンアナログの医薬品である。

3 × ステロイドアナログの医薬品である。

4 × 核酸アナログの医薬品である。

5 × ペプチドアナログの医薬品である。

(29) 2

スコポラミンは第三級アミンであり、分子形とイオン形の平衡があり、分子形になれば、血液脳関門を通過でき中枢性の作用を示す。ブチルスコポラミンは第四級アンモニウムを含み、常にイオン型構造であるため、脂溶性が低下し、血液脳関門を通りにくくなる。

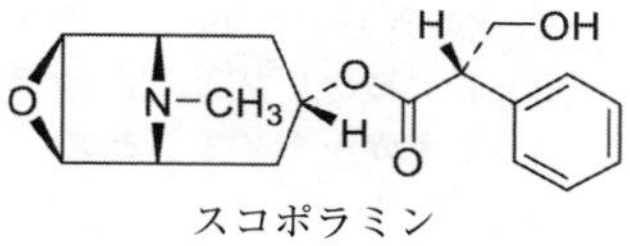

スコポラミン

□(30) モルヒネはオピオイド受容体に作用する医薬品であり、内因性オピオイドペプチドの *N*–末端のアミノ酸の構造に類似した構造を持つ。内因性オピオイドペプチドの *N*–末端のアミノ酸はどれか。1つ選べ。

1 バリン
2 ヒスチジン
3 アスパラギン酸
4 プロリン
5 チロシン

モルヒネ

□(31) 鎮痛薬でないのはどれか。1つ選べ。

1　2　3

4　5

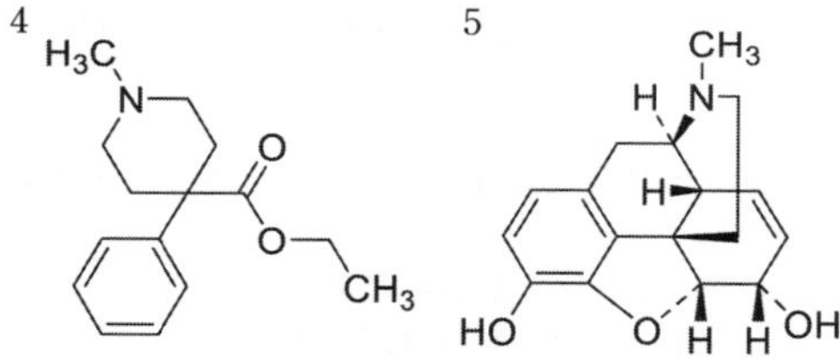

《DNA に作用する医薬品の構造と性質》

□(32) アルキル化剤は次のうちどれか。1つ選べ。

1 ブレオマイシン　2 ネオカルチノスタチン　3 アザチオプリン
4 フルオロウラシル　5 マイトマイシン C

□(33) ナイトロジェンマスタードは DNA に作用する。この作用として適切なのはどれか。1つ選べ。

1 インターカレーション
2 水素結合形成
3 求核置換反応による架橋
4 酸化反応による DNA 鎖切断
5 イオン結合形成

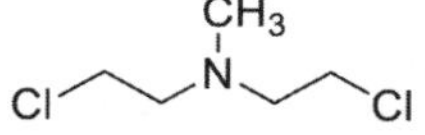

ナイトロジェンマスタード

□(34) インターカレーターは次のうちどれか。1つ選べ。

1 ダウノルビシン　2 アンピシリン　3 クラリスロマイシン
4 ブレオマイシン　5 ネオカルチノスタチン

(30) 5

ロイシンエンケファリンやメチオニンエンケファリン、エンドルフィン類をはじめとするオピオイドペプチドの*N*−末端はチロシンである。以下のモルヒネの太線部分は、生合成としては、チロシン由来の構造であるため、チロシン様の構造を持っている。

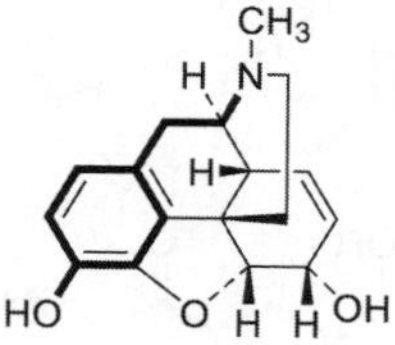

(31) 1

1 × デキストロメトルファン：モルヒナン骨格がモルヒネのエナンチオマーの立体配置を取るので鎮痛作用を示さない鎮咳薬である。
2 ○ レボルファン
3 ○ オキシコドン
4 ○ ペチジン：合成麻薬性鎮痛薬
5 ○ モルヒネ

(32) 5

ブレオマイシン、ネオカルチノスタチンはDNA鎖を切断する抗がん性抗生物質。アザチオプリンは免疫抑制作用をもつ抗ウイルス薬、フルオロウラシル代謝拮抗薬である。マイトマイシンCは、分子内のアジリジン部位とウレタン部位がアルキル化剤として作用し、さらにはDNAの架橋を引き起こす。

(33) 3

ナイトロジェンマスタードは第一級ハロゲン化物で、窒素の隣接基関与により、アジリジン環を形成し、DNAの塩基（主にグアニンの7位）によって求核置換反応を受ける。塩素が2個あり、2か所で反応できるためDNAが架橋する。

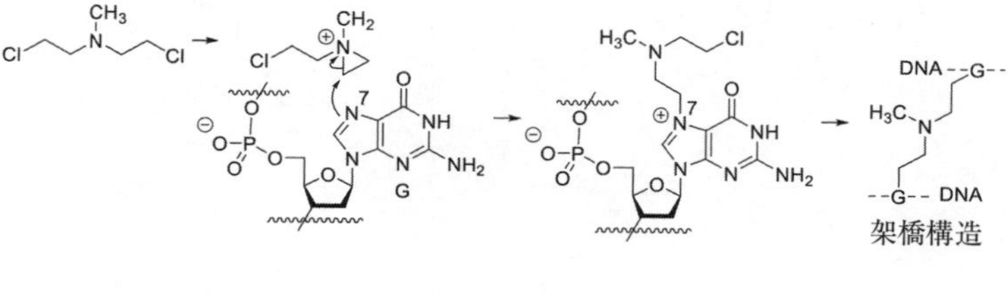

架橋構造

(34) 1

インターカレーターとして、アンスラサイクリン系抗生物質のダウノルビシン、アクラルビシン、ドキソルビシンがあげられる。

☐（35）DNA にインターカレートし抗がん作用を発揮する医薬品はどれか。1つ選べ。

1

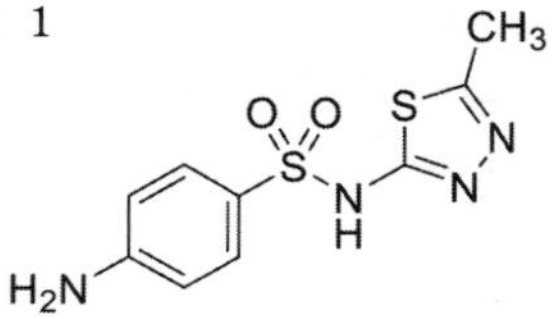

2

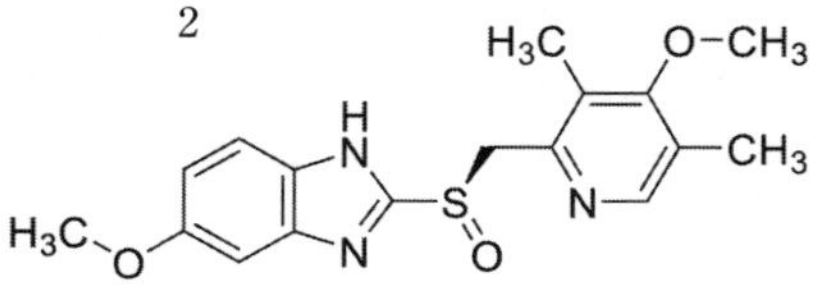

3

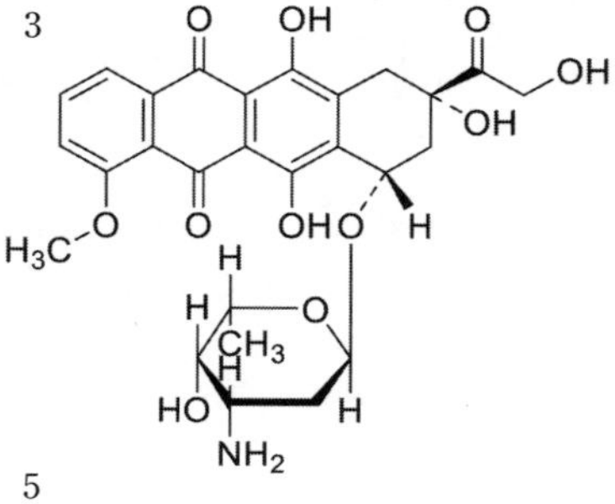

4

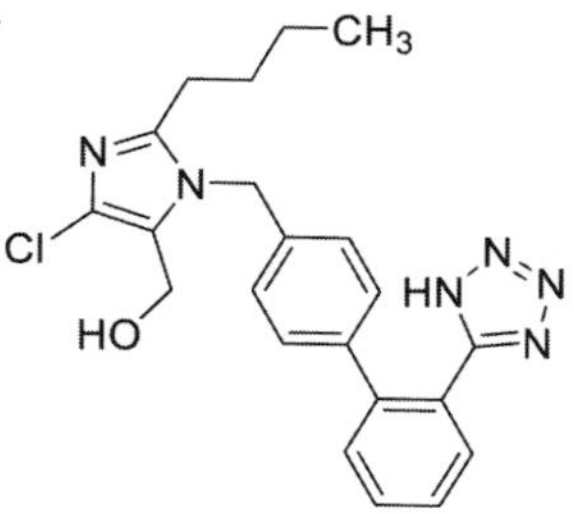

5

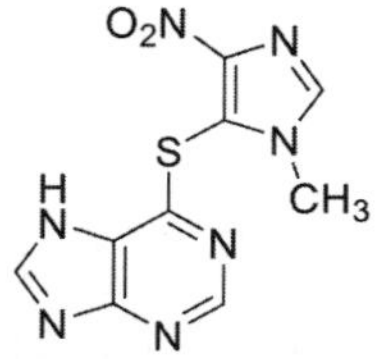

《イオンチャネルに作用する医薬品の構造と性質》

☐（36）医薬品ニフェジピンに含まれる複素環の名称はどれか。1つ選べ。

1 フェノチアジン
2 1,4−ベンゾジアゼピン
3 ジベンゾアゼピン
4 プテリジン
5 1,4- ジヒドロピリジン

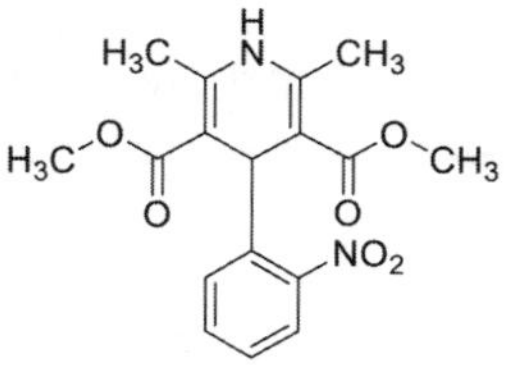

ニフェジピン

(35) 3

1 × スルファメチゾール：葉酸合成阻害抗菌薬

2 × オメプラゾール：プロトンポンプ阻害薬

3 ○ ドキソルビシン：アントラサイクリン系抗がん剤、キノン様構造含む電子不足の平面構造がインターカレーターの特徴。

4 × ロサルタン：アンジオテンシンⅡ受容体（AT_1 受容体）拮抗薬

5 × アザチオプリン：プリン代謝拮抗薬（免疫抑制薬）

(36) 5

1 ×

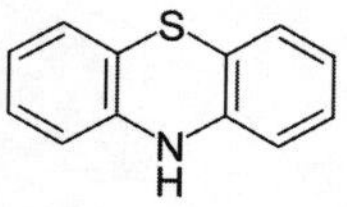

2 ×

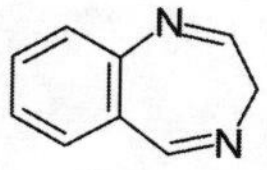

3 ×

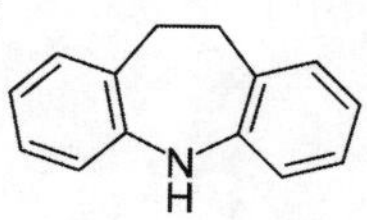

4 ×

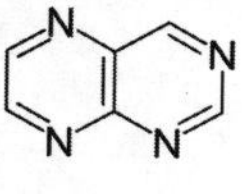

5 ○

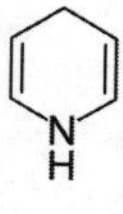

☐ (37) L型カルシウムチャネルを遮断する降圧薬はどれか。1つ選べ。

1

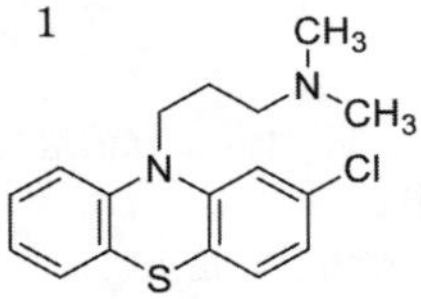

2

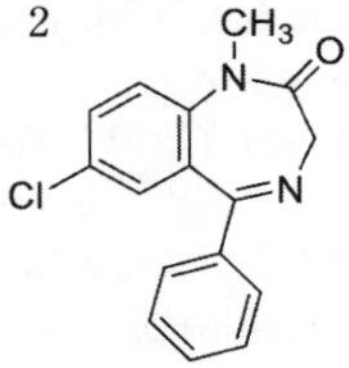

3

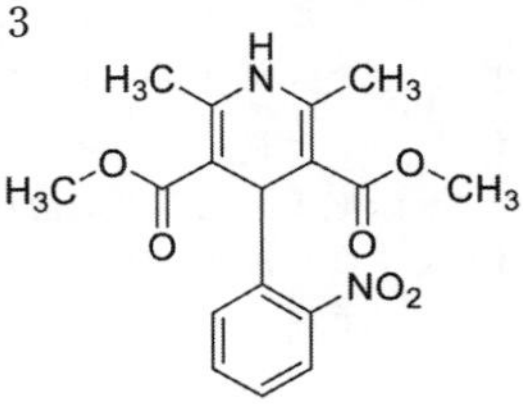

4

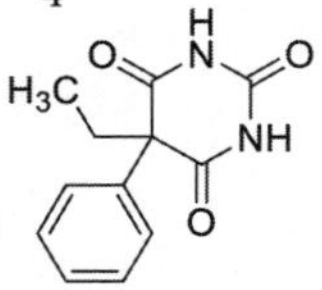

5

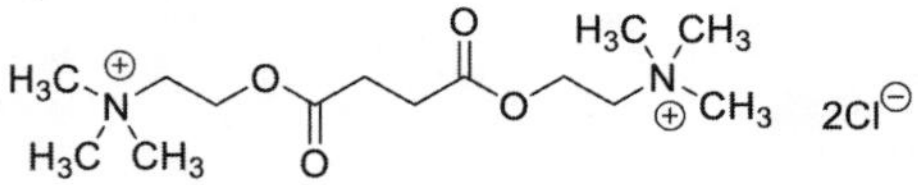

(37) 3

1 × クロルプロマジン：フェノチアジン系統合失調症治療薬
2 × ジアゼパム：ベンゾジアゼピン系抗不安薬
3 ○ ニフェジピン：1,4–ジヒドロピリジン系カルシウム拮抗薬
4 × フェノバルビタール：バルビツール酸系抗てんかん薬
5 × スキサメトニウム塩化物：筋弛緩薬

III　自然が生み出す薬物

Ⓐ薬になる動植鉱物

《薬用植物》

□ (1) サイコ BUPLEURI RADIX の薬用部位はどれか。1つ選べ。
1　種子　2　樹皮　3　根　4　根茎　5　果実

□ (2) マオウの薬用部位として用いられるのはどれか。1つ選べ。
1　根茎　2　塊茎　3　地上茎　4　種子　5　全草

□ (3) 基原が根皮の生薬はどれか。1つ選べ。 **108-8**
1　ボタンピ　2　ケイヒ　3　コウボク　4　オウバク
5　トチュウ

□ (4) 種子を薬用部位として用いる生薬はどれか。1つ選べ。
1　エイジツ　2　オウレン　3　ケツメイシ　4　コウカ
5　チョレイ

□ (5) 樹皮を薬用部位として用いる生薬はどれか。1つ選べ。
1　オウレン　2　オウバク　3　トウヒ　4　ボタンピ
5　リュウタン

《生薬の基原・用途》

□ (6) 植物の全体を使用する生薬はどれか。1つ選べ。
1　センブリ　2　ニンジン　3　ジギタリス
4　キョウニン　5　ケイヒ

□ (7) マメ科の植物を基原としない生薬はどれか。1つ選べ。
1　カッコン　2　カンゾウ　3　クジン　4　ゲンチアナ
5　センナ

(1) 3
1 × SEMEN。キョウニンやケツメイシ、ホミカなどの薬用部位。
2 × CORTEX。オウバクやケイヒ、キナなどの薬用部位。
3 ○ セリ科ミシマサイコの根（RADIX）を薬用部位として用いる。
4 × RHIZOMA。オウレンやダイオウ、センキュウなどの薬用部位。
5 × FRUCTUS。ウイキョウやタイソウ、レンギョウなどの薬用部位。

(2) 3
マオウは *Ephedra sinica*、*Ephedra intermedia*、*Ephedra equisetina* の地上茎を薬用部位として用いる。

(3) 1
正答以外は樹皮である。

(4) 3
1 × バラ科ノイバラの偽果または果実
2 × キンポウゲ科オウレンの根茎
3 ○ マメ科エビスグサの種子
4 × キク科ベニバナの管状花
5 × サルノコシカケ科チョレイマイタケの菌核

(5) 2
1 × キンポウゲ科オウレンの根茎を薬用部位として用いる。ベルベリンを含有。
2 ○ ミカン科キハダの樹皮を薬用部位として用いる。ベルベリンを含有。
3 × ミカン科ダイダイの成熟果皮を薬用部位として用いる。ナリンギンを含有。
4 × ボタン科ボタンの根皮を薬用部位として用いる。ペオノールを含有。
5 × リンドウ科トウリンドウの根および根茎を薬用部位として用いる。ゲンチオピクロシドを含有する。

(6) 1
センブリは全草、ニンジンは根、ジギタリスは葉、キョウニンは種子、ケイヒは樹皮を使用する生薬である。なお、ジギタリスは第十六改正日本薬局方の生薬総則から削除された。

(7) 4
1 ○ マメ科クズの周皮を除いた根
2 ○ マメ科 *Glycyrrhiza uralensis* または *Glycyrrhiza glabra* の根およびストロン
3 ○ マメ科クララの根
4 × リンドウ科 *Gentiana lutea* の根および根茎
5 ○ マメ科 *Cassia angustifolia*、*Cassia acutifolia* の小葉

☐(8) 菌類を基原とする生薬はどれか。1つ選べ。
1　マクリ　　2　センソ　　3　ボレイ　　4　チョレイ
5　ユウタン

☐(9) オンジ、キキョウ、サイコ、セネガに共通する薬効成分として適切なのはどれか。1つ選べ。
1　アルカロイド　　2　サポニン　　3　アントラキノン
4　フラボノイド　　5　タンニン

☐(10) トロパンアルカロイドを含有する生薬はどれか。1つ選べ。
1　エンゴサク　　2　クジン　　3　キナ
4　ゴシュユ　　5　ロートコン

☐(11) 鉱物を基原とする生薬はどれか。1つ選べ。
1　アンソッコウ　　2　インチンコウ　　3　セッコウ
4　ゴオウ　　5　マオウ

☐(12) 強心薬の目的で処方に配合される生薬はどれか。1つ選べ。
1　センソ　　2　マクリ　　3　ボレイ
4　チョレイ　　5　マオウ

☐(13) ショウガの根茎に含まれる辛味成分はどれか。1つ選べ。 **104-10**
1　カプサイシン　　2　[6]-ギンゲロール
3　α-サンショオール　　4　シンナムアルデヒド　　5　ピペリン

☐(14) 芳香性健胃薬として用いられる生薬はどれか。1つ選べ。
1　ウイキョウ　　2　オウバク　　3　シャクヤク
4　センブリ　　5　ダイオウ

(8) 4

1 × 藻類を基原とする生薬。フジマツモ科マクリの全藻。
2 × 動物由来の生薬。シナヒキガエルの毒腺分泌物。
3 × 動物由来の生薬。牡蠣の貝殻。
4 ○ サルノコシカケ科チョレイマイタケの菌核。
5 × 動物由来の生薬。ヒグマとその他近縁動物の胆汁を乾燥したもの。

(9) 2

いずれもトリテルペンサポニンを含有しており、用部は根である。

(10) 5

いずれもアルカロイドを含有する生薬であるが、キナはキノリンアルカロイドのキニーネ、ゴシュユはインドールアルカロイドのエボジアミン、ロートコンはトロパンアルカロイドの*l*−ヒヨスチアミン、アトロピン、スコポラミンなどを含有する。

エンゴサクはイソキノリンアルカロイドのコリダリンやプロトベルベリンアルカロイドのテトラヒドロパルチマンを、クジンはルピン（キノリチジン）アルカロイドのマトリンなどを含有する。

(11) 3

セッコウは、天然の含水硫酸カルシウムからなる生薬である。アンソッコウは *Styrax benzoin* の樹脂、インチンコウはカワラヨモギの頭花、ゴオウはウシの結石、マオウは *Ephedra sinica* の地上茎である。

(12) 1

センソはシナヒキガエルの毒腺分泌物を固めて乾燥したもので、強心薬として用いられる。マクリは駆虫薬、ボレイは鎮静薬、チョレイは利尿薬、マオウは鎮咳去痰薬などの目的で処方される。

(13) 2

ショウガは、生薬ショウキョウの基原植物である。局方のショウキョウは、辛味成分［6]−ギンゲロールを0.3％以上含むものと規定されている。カプサイシンは、生薬トウガラシ、基原植物トウガラシの成分である。α−サンショオールは、生薬サンショウ、基原植物サンショウの成分である。シンナムアルデヒドは、生薬ケイヒ、基原植物 *Cinnamomum cassia* の成分である。ピペリンは、生薬コショウ、基原植物コショウの成分である。

(14) 1

1 ○ 精油成分としてアネトールを含有する。
2 × 苦味健胃、止瀉薬としてベルベリンを含有する。
3 × 鎮痛、鎮痙薬としてペオニフロリンを含有する。
4 × 苦味健胃薬としてスウェルチアマリンを含有する。
5 × 緩下剤としてセンノシドaを含有する。

(15) 制吐薬として用いられる生薬はどれか。1つ選べ。

1 オウバク　2 センブリ　3 ダイオウ　4 トコン
5 ハンゲ

《生薬の副作用》

(16) 過剰服用により偽アルドステロン症やミオパシーを起こすことが知られている成分を含む生薬はどれか。1つ選べ。

1 カンゾウ　2 マオウ　3 ダイオウ　4 ジオウ　5 ブシ

(17) カンゾウに含まれ、偽アルドステロン症の原因となる成分はどれか。1つ選べ。 **106-10**

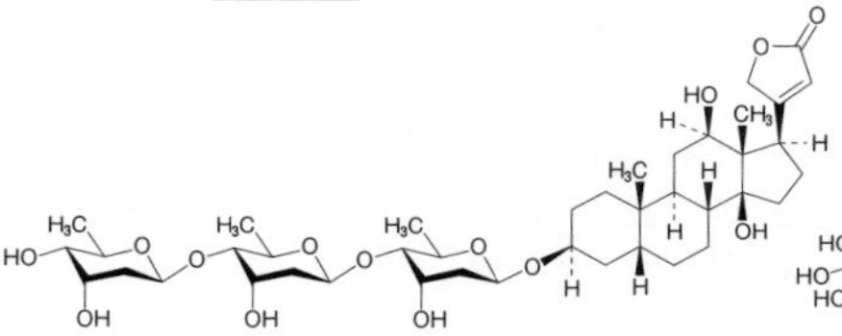

1

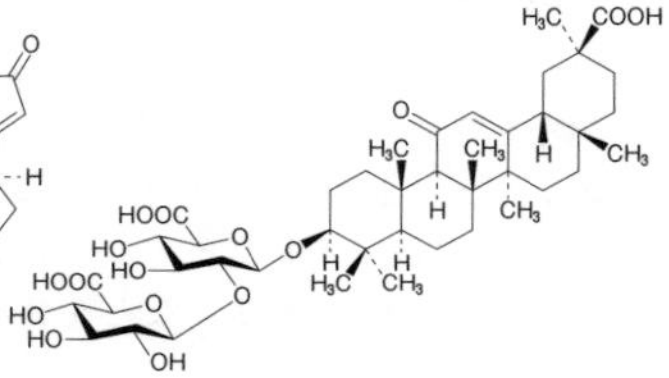

2

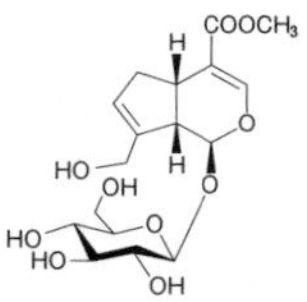

3

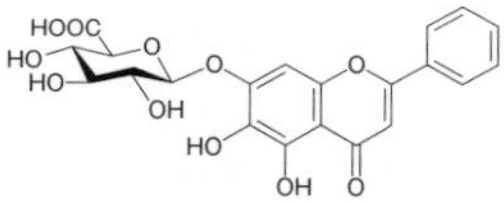

4

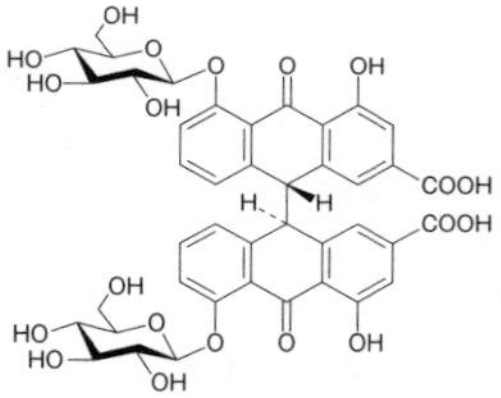

5

(18) エフェドリンなどのアルカロイドの作用により、不眠や発汗過多、動悸などを起こすことがある生薬はどれか。1つ選べ。

1 カッコン　2 ブクリョウ　3 カンゾウ　4 マオウ
5 ショウキョウ

《生薬の同定と品質評価》

(19) 精油含量の規定されている生薬はどれか。1つ選べ。

1 ケイヒ　2 ニンジン　3 タイソウ
4 カンゾウ　5 サイコ

(20) 生薬の乾燥は、通例、何℃以下で行うか。1つ選べ。

1 15℃　2 37℃　3 60℃　4 100℃　5 200℃

(15) 5

1 × 苦味健胃、止瀉薬として用いられる。ベルベリンを含有する。
2 × 苦味健胃薬として用いられる。スウェルチアマリンを含有する。
3 × 緩下薬として用いられる。センノシドaを含有する。
4 × 催吐薬として用いられる。エメチンを含有する。
5 ○ 鎮嘔、鎮吐作用を有する。ホモゲンチジン酸を含有する。

(16) 1

カンゾウは繁用漢方にしばしば配合されているため、重複投与あるいは長期連用によって、グリチルリチン酸の過剰服用による高血圧、低カリウム血症、浮腫などの偽アルドステロン症やミオパシーを起こすことが知られている。

(17) 2

カンゾウに含まれ、偽アルドステロン症の原因となる成分はグリチルリチンである。グリチルリチンはトリテルペン配糖体構造をしている。

1 × ケジギタリスの葉の成分である強心配糖体のジゴキシンである。
2 ○
3 × 生薬サンシシの成分であるイリドイド配糖体のゲニポシドである。
4 × 生薬オウゴンの成分であるフラボン配糖体のバイカリンである。
5 × 生薬センナ、生薬ダイオウの成分であるエモジン型アントラキノンのセンノシドAである。

(18) 4

マオウに含まれるエフェドリンやエフェドリン系アルカロイドには交感神経興奮や中枢神経興奮の作用がある。エフェドリンに対する感受性には個人差があり、特に高齢者に狭心症や心筋梗塞を誘発することがあるため、循環器系の既往歴のある患者には注意を要する。

(19) 1

精油含量の規定されている生薬には、ウイキョウ、ケイヒ、サンショウ、ソウジュツ、チョウジ、チンピ、トウヒ、ハッカ、ビャクジュツなどがある。

(20) 3

通例、60℃以下で行う。

☐(21) フラボノイド含有生薬の確認に用いられる反応あるいは試薬はどれか。1つ選べ。
1 ドラーゲンドルフ試薬
2 マグネシウム–塩酸反応
3 塩化鉄（III）試液
4 リーベルマン–ブルヒャード反応
5 4–ジメチルアミノベンズアルデヒド試薬（エールリッヒ試薬）

☐(22) 薄層クロマトグラフィーによる確認試験において比較として用いられる標準品が規定されていないのはどれか。1つ選べ。
1 オウバク　2 カンゾウ　3 アロエ　4 オウゴン　5 マオウ

☐(23) 起泡試験により確認される生薬はどれか。1つ選べ。
1 カンゾウ　2 キョウニン　3 サイコ
4 チンピ　5 ニンジン

☐(24) エイジツ、キジツ、チンピなどの生薬の確認試験に用いられるのはどれか。1つ選べ。
1 塩化鉄（Ⅲ）試液
2 4–ジメチルアミノベンズアルデヒド試液
3 ドラーゲンドルフ試液
4 マグネシウム－塩酸反応
5 リーベルマン反応

☐(25) 4–ジメチルアミノベンズアルデヒド試薬により確認される生薬はどれか。1つ選べ。
1 エイジツ　2 ゴシュユ　3 ウワウルシ
4 セネガ　5 ヨクイニン

☐(26) 強い腎毒性をもつ化合物を含むため地上部の混入を規制している生薬はどれか。1つ選べ。
1 ダイオウ　2 ハンゲ　3 オウレン　4 マオウ　5 サイシン

☐(27) 安価な生薬の意図的な添加による鑑別を特に必要とする生薬はどれか。1つ選べ。
1 ブシ　2 オウレン　3 ボウイ　4 モクツウ　5 ダイオウ

(21) 2

マグネシウム−塩酸反応は、フラボノイドの一般的呈色反応である。ドラーゲンドルフ試薬はアルカロイドの一般的な検出試薬であり、塩化鉄（III）試薬はフェノール性ヒドロキシ基をもつ化合物の検出試薬であり、リーベルマン−ブルヒャード反応はトリテルペン、ステロイドならびにその配糖体であるサポニンの検出反応であり、4−ジメチルアミノベンズアルデヒド試薬はインドールアルカロイドの検出試薬である。

(22) 5

マオウの主成分であるエフェドリンは、覚醒剤原料で法的に規制されていて、一般的な使用が難しい場合には標準品が規定されていない。

(23) 3

1 × サポニン（グリチルリチン）含有生薬だが、起泡試験の適応外。
2 × 青酸配糖体であるアミグダリンを、水を加えてつき砕くときのベンズアルデヒド臭で確認する。現在はクロマトグラフ法を用いる。
3 ○ サイコサポニンaなどを含む。起泡試験はサポニン含有生薬の確認に用いられる。
4 × フラボノイドをマグネシウムと塩酸による呈色で確認する。
5 × サポニン（ジンセノサイドRg1）含有生薬だが、起泡試験の適応外。

(24) 4

1 × フェノール性水酸基を持つ化合物に広く用いられる。
2 × インドールアルカロイドの呈色反応として用いられる。
3 × アルカロイドの一般的な検出試薬。
4 ○ フラボノイドをマグネシウムと塩酸による呈色で確認する。
5 × トリテルペン、ステロイド及びそれらをアグリコンとするサポニンが呈色する。

(25) 2

1 × マグネシウムと塩酸によりフラボノイドが確認される。
2 ○ ゴシュユに含まれるインドールアルカロイドの呈色により確認される。
3 × 塩化鉄（Ⅲ）試薬によりタンニンが確認される。
4 × 起泡試験によりサポニンが確認される。
5 × ヨウ素試液によりデンプンが確認される。

(26) 5

サイシンの地上部は薬用でないうえ、微量であるが強い腎毒性をもつアリストロキア酸を含んでいる。

(27) 2

高価なオウレン末に安価なオウバク末、ウコン末を混ぜたものが流通する場合がある。

Ⓑ薬の宝庫としての天然物

《生薬由来の生物活性物質の構造と作用》

☐(1) 次の生薬成分のうち、シキミ酸経路で生合成されるのはどれか。1つ選べ。 **105-10**

1 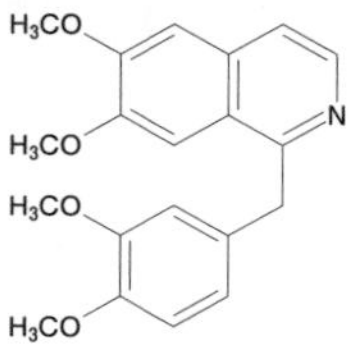 パパベリン　2 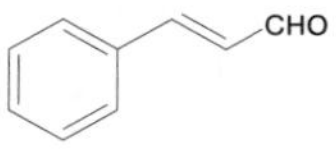 シンナムアルデヒド　3 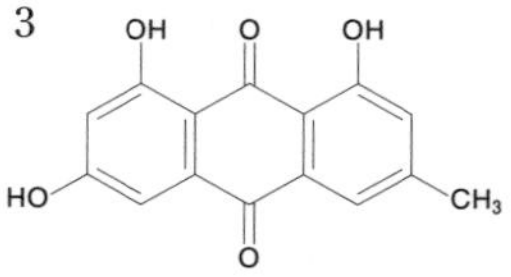 エモジン

4 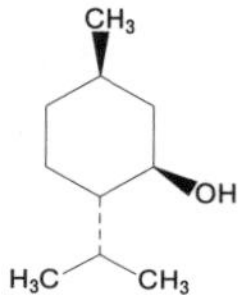 *l*−メントール　5 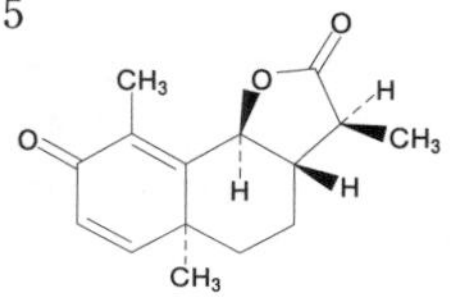 サントニン

☐(2) カンゾウに含まれるグリチルリチンの生合成経路はどれか。1つ選べ。

1 酢酸−マロン経路　2 シキミ酸経路　3 イソプレノイド経路
4 脂肪族アミノ酸経路　5 芳香族アミノ酸経路

☐(3) ダイダイなどの柑橘類の果皮に含まれる配糖体ナリンギンはどの骨格を有しているか。1つ選べ。

1 カルコン　2 フラバノン　3 フラボン
4 イソフラボン　5 スチルベン

☐(4) 抗がん剤エトポシドの前駆体であるポドフィロトキシンはどれに分類されるか。1つ選べ。

1 クマリン　2 リグナン　3 ネオリグナン
4 リグニン　5 ケイヒ酸誘導体

☐(5) シキミ酸から *o*−スクシニル安息香酸を経て生合成されるアントラキノン類はどれか。1つ選べ。

1 センノシドA　2 クリソファノール　3 エモジン
4 バルバロイン　5 アリザリン

☐(6) 次の天然有機化合物群の中で、イリドイドはどの分類に含まれるか。1つ選べ。

1 モノテルペン　2 セスタテルペン　3 セスキテルペン
4 ジテルペン　5 トリテルペン

(1) 2

1 × パパベリンは、構造式内に窒素をもつのでアルカロイドである。したがって、アミノ酸経路で生合成される。

2 ○ シンナムアルデヒドは、ベンゼン環とプロピル基のC6−C3骨格を有しているのでシキミ酸経路により生合成される。

3 × エモジンは、アントラキノン骨格を有しているので酢酸－マロン酸経路により生合成される。

4 × *l*−メントールは、炭素が10個あるのでモノテルペンである。したがって、イソプレノイド経路により生合成される。

5 × サントニンは、炭素が15個あるのでセスキテルペンである。したがってイソプレノイド経路により生合成される。

(2) 3

グリチルリチンはトリテルペン配糖体のサポニンであり、そのアグリコン部分であるC30骨格はイソプレノイド経路により生合成される。

(3) 2

柑橘類の果皮もしくは実に含まれる配糖体ナリンギン、ヘスペリジンなどは、フラバノン骨格を有している。

(4) 2

ポドフィロトキシンおよびその誘導体はポドフィルム根茎から単離されたものであり、リグナンに分類される。

(5) 5

アリザリンは、シキミ酸から*o*−スクシニル安息香酸を経て生合成されるアリザリン型アントラキノン類で、それ以外は、酢酸−マロン酸経路でポリケチドを中間体として生合成されるエモジン型アントラキノン類である。

(6) 1

イリドイドはモノテルペンに分類され、クチナシのゲニポシドがあり、セコイリドイドにはゲンチアナのゲンチオピクロシドなどがある。

☐(7) オルニチン由来のアルカロイドはどれか。1つ選べ。

1 アトロピン　2 パパベリン　3 モルヒネ　4 ベルベリン
5 コルヒチン

☐(8) トリプトファン由来のアルカロイドはどれか。1つ選べ。 **107-10**

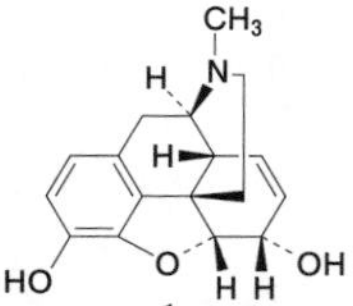

1 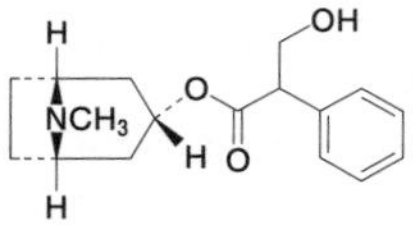　2 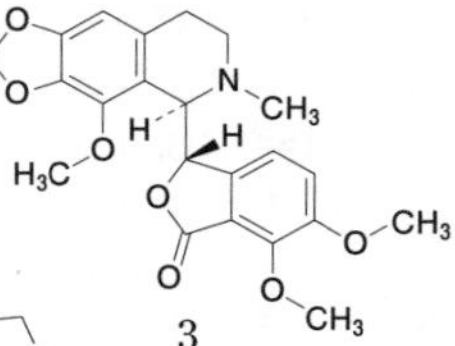　3
4 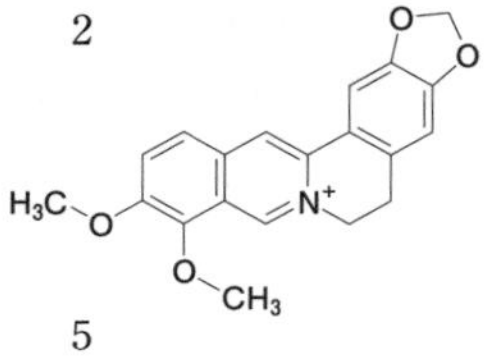　5 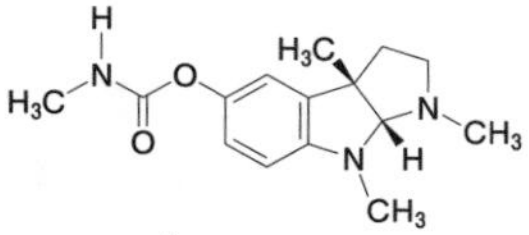

☐(9) 抗不整脈薬として用いられるインドールアルカロイドはどれか。1つ選べ。

1 アジマリン
2 アトロピン硫酸塩水和物
3 エルゴタミン酒石酸塩
4 キニーネ塩酸塩
5 レセルピン

☐(10) キニーネの生合成の由来となるアミノ酸はどれか。1つ選べ。

1 オルニチン
2 チロシン
3 トリプトファン
4 フェニルアラニン
5 リシン

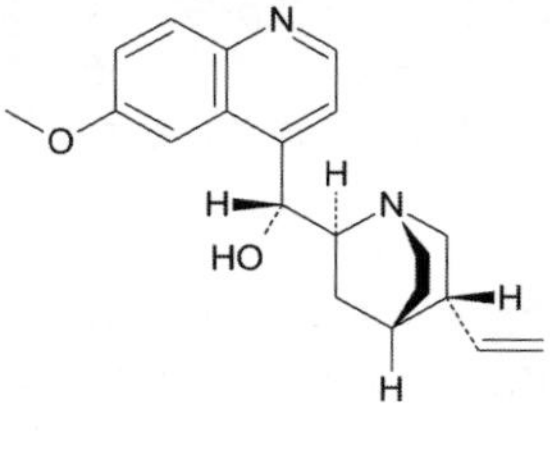

(7) 1

ピロリジン環を母核とするアルカロイドのほとんどがL−オルニチンから生合成される。その他は、L−チロシンまたはL−フェニルアラニン由来のアルカロイドである。

(8) 4

アルカロイドの生合成経路は、主にオルニチン由来、チロシン由来、トリプトファン由来の3つに分類できる。オルニチン由来のアルカロイドは、ピロリジン骨格やトロパン骨格を有している。チロシン由来のアルカロイドは、イソキノリン骨格を有している。トリプトファン由来のアルカロイドは、インドール骨格やキノリン骨格を有している。

1 × モルヒネはイソキノリンに類似した骨格を有しているのでチロシン由来のアルカロイドである。

2 × アトロピンはトロパン骨格を有しているのでオルニチン由来のアルカロイドである。

3 × ノスカピンはイソキノリンに類似した骨格を有しているのでチロシン由来のアルカロイドである。

4 ○ フィゾスチグミンはインドールに類似した骨格を有しているのでトリプトファン由来のアルカロイドである。

5 × ベルベリンはイソキノリン骨格を有しているのでチロシン由来のアルカロイドである。

(9) 1

1 ○ キョウチクトウ科ラウオルフィアから得られるインドールアルカロイド。

2 × ナス科ロートコンから合成されるトロパンアルカロイド。副交感神経遮断薬、散瞳薬として用いられる。

3 × 麦角菌から得られるインドールアルカロイド。片頭痛薬として用いられる。

4 × アカネ科キナから得られるキノリンアルカロイド。抗マラリア薬として用いられる。

5 × キョウチクトウ科ラウオルフィアから得られるインドールアルカロイド。抗高血圧薬、抗精神病薬として用いられる。

(10) 3

1 × ピロリジン環を持つニコチンやトロパンアルカロイドが生合成される。

2 × 酸化や脱炭酸によりドーパミンが生成し、イソキノリンアルカロイドの生合成の起点となる。

3 ○ キノリン骨格はインドール環の変形により生合成される。

4 × チロシンと共にベンジルイソキノリンアルカロイドの生合成に関与する。

5 × ピペリジン環を母核とするアルカロイドの由来となる。

《微生物由来の生物活性物質の構造と作用》

(11) 以下の医薬品の作用として適切なのはどれか。1つ選べ。

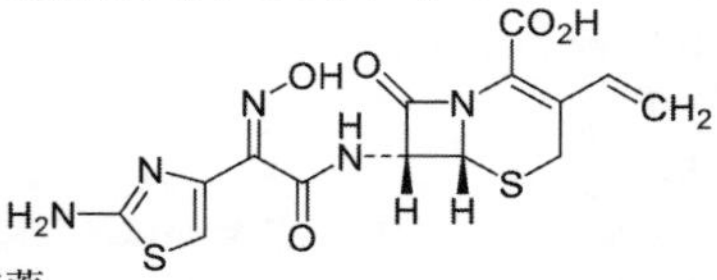

1 GABA受容体作動薬
2 DNAのアルキル化剤
3 DNAポリメラーゼ阻害薬
4 細菌の細胞壁合成阻害薬
5 アセチルコリンエステラーゼ阻害薬

《天然生物活性物質の利用》

(12) 微生物の生産する二次代謝産物で片頭痛治療薬はどれか。1つ選べ。

1 エルゴタミン　2 ジアスターゼ　3 シクロスポリン
4 プラバスタチン　5 アカルボース

(13) キジュに由来するカンプトテシンをリード化合物として合成されたのはどれか。1つ選べ。

1 アトロピン硫酸塩　2 エフェドリン塩酸塩
3 イリノテカン塩酸塩　4 ビンクリスチン硫酸塩
5 エルゴタミン酒石酸塩

(14) アスピリンのシーズである天然化合物はどれか。1つ選べ。

1 サリシン　2 サポニン　3 サフロール
4 サントニン　5 サンショオール

(15) マメ科ムラサキウマゴヤシの腐敗物から得られたジクマロールをリード化合物とするのはどれか。1つ選べ。

1 イリノテカン　2 ウルソデオキシコール酸
3 エトポシド　4 クロモグリク酸ナトリウム
5 ワルファリンカリウム

物理 化学 生物 衛生

(11) 4

医薬品はセフジニルである。β-ラクタム構造を持つセフェム系の抗生物質である。細胞壁を合成するトランスペプチダーゼと共有結合を形成し阻害する。

(12) 1

麦角菌の一種は、麦角アルカロイドを生産する。子宮収縮薬のエルゴメトリン、片頭痛治療薬のエルゴタミン、脳循環改善薬のジヒドロエルゴトキシンは麦角アルカロイドあるいはその誘導体である。

(13) 3

イリノテカン塩酸塩は抗悪性腫瘍薬である。アトロピン硫酸塩は副交感神経遮断薬、エフェドリン塩酸塩は気管支拡張薬、ビンクリスチン硫酸塩は抗悪性腫瘍薬、エルゴタミン酒石酸塩は交感神経α_1受容体遮断薬などである。

(14) 1

セイヨウシロヤナギに含まれるフェノール配糖体のサリシンは、アスピリンのシーズである。

(15) 5

1 × キジュに由来するカンプトテシンをリード化合物とする抗悪性腫瘍薬。

2 × ゴオウやユウタンに含まれるコール酸をリード化合物とする胆汁分泌促進剤。

3 × ポドフィルムコンのポドフィロトキシンをリード化合物とする抗悪性腫瘍薬。

4 × セリ科のアンミに含まれるケリンをリード化合物とする抗アレルギー薬。

5 ○ ビタミンKと拮抗して血液凝固を抑制するジクマロールから抗凝血薬ワルファリンカリウムが開発された。

☐ (16) 抗がん剤エトポシドの開発でリード化合物となったのはどれか。1つ選べ。

1　カンプトテシン　　2　ケリン　　3　ジクマロール
4　バイカレイン　　5　ポドフィロトキシン

☐ (17) 殺虫剤はどれか。1つ選べ。

1　ピレトリン　　2　ミルジオマイシン　　3　ビアラホス
4　ジベレリン　　5　セラミド

☐ (18) 美白作用のあるウワウルシやコケモモの成分はどれか。1つ選べ。

1　トレハロース　　2　ヒアルロン酸　　3　β-カロテン
4　アルブチン　　5　シトロネロール

(16) 5

1 × ヌマミズキ科キジュに由来するキノリンアルカロイド。抗悪性腫瘍薬イリノテカンのリード化合物。

2 × セリ科アンミに含有されるクロモン類。抗アレルギー薬クロモグリク酸ナトリウムのリード化合物。

3 × マメ科ムラサキウマゴヤシの腐敗物から単離されたクマリン二量体。抗凝血薬ワルファリンカリウムのリード化合物。

4 × シソ科オウゴン由来のフラボン。抗アレルギー薬アンレキサノクスのリード化合物。

5 ○ メギ科ポドフィルムコン由来のリグナン。

(17) 1

害虫防除に用いられる農薬は殺虫剤と誘引剤に大別され、殺ダニ剤である抗生物質テトラナクチンのほか、天然由来の代表的なものにロテノンやピレトリン、ニコチンがある。

(18) 4

アルブチン、アスコルビン酸、フェルラ酸には美白作用が報告されている。トレハロースやヒアルロン酸は保湿剤として、β-カロテンは抗酸化物質として、シトロネロールは天然香料として提供されている。

生 物

PHARMACIST

I　生命現象の基礎

Ⓐ細胞の構造と機能

《細胞の基本》

□(1) 次の細胞膜を構成する物質のうち、それのみで二重層構造をとりうるのはどれか。1つ選べ。
1　リン脂質　2　コレステロール　3　糖脂質
4　表在性膜タンパク質　5　内在性膜タンパク質

□(2) リン脂質について、誤っているのはどれか。1つ選べ。
1　分子内に疎水性部分と親水性部分をもつ。
2　細胞膜の脂質二重層の構成成分である。
3　脂肪酸は構成成分の1つである。
4　ホスファチジルコリンは、細胞膜で最も含量が多いリン脂質である。
5　卵白に多く含まれる。

□(3) 次の細胞膜を構成する脂質のうち、GPIアンカー型タンパク質が糖を介して共有結合しているのはどれか。1つ選べ。
1　ホスファチジルエタノールアミン　2　ホスファチジルセリン
3　ホスファチジルコリン　4　ホスファチジルイノシトール
5　スフィンゴミエリン

□(4) 次の膜動輸送（サイトーシス）に関係するタンパク質のうち、被覆小胞を構成する主要なのはどれか。1つ選べ。
1　カベオリン　2　ダイナミン　3　t-SNARE　4　v-SNARE
5　クラスリン

□(5) 細胞小器官とその機能の組合せのうち、正しいのはどれか。1つ選べ。
1　リソソーム ……………タンパク質の合成
2　粗面小胞体 ……………脂質の分解
3　ミトコンドリア ………ATPの合成
4　ゴルジ体 ………………タンパク質の分解
5　ペルオキシソーム ……脂質の合成

□(6) 分泌タンパク質や膜タンパク質を修飾し、その行き先を決定する細胞小器官はどれか。1つ選べ。
1　リソソーム　2　滑面小胞体　3　ゴルジ体　4　ミトコンドリア
5　リボソーム

(1) 1

細胞膜を構成する脂質には、リン脂質のほかに、コレステロールや糖脂質がある。これらも、リン脂質と同様に両親媒性をもつが、これらのみでは二重層構造をとることができない。

(2) 5

卵黄にはリン脂質、卵白にはタンパク質が多く含まれている。

(3) 4

GPI とは glycosylphosphatidylinositol の略。水溶性タンパク質を細胞膜表面につなぎ止める機構としては、GPI アンカーのほかにパルミトイル化、ミリストイル化、プレニル化などがある。ホスファチジルコリンは生体膜の主要な構成成分で、次に多いのがホスファチジルエタノールアミンである。ホスファチジルセリンは細胞膜の内側に多く、これはフリッパーゼとよばれる酵素の作用による。スフィンゴミエリンはスフィンゴリン脂質の1つである。

(4) 5

カベオリンは物質輸送に関与する構造体カベオラの主要な構成タンパク質。ダイナミンは被覆小胞が完成する際に働く GTP アーゼ。SNARE(スネア)は輸送小胞と標的膜の融合に関与する膜タンパク質 SNAP receptor の略称で、小胞側を v-SNARE、標的側を t-SNARE とよぶ。被覆小胞は一般にクラスリンと AP 複合体(アダプチン)によりコートされた輸送小胞のことをいう。

(5) 3

1 ×　種々の加水分解酵素を含み、細胞内不要物質や異物を分解。
2 ×　表面に付着したリボソームによりタンパク質を合成。
3 ○　内膜に存在する電子伝達系、酸化的リン酸化により ATP を合成。
4 ×　糖鎖の付加などタンパク質を修飾。
5 ×　多様な物質の酸化反応をオキシダーゼによって行っている。その結果出た過酸化水素は、ペルオキシダーゼやカタラーゼによって消去される。

(6) 3

1 ×　内部が酸性で、多数の分解酵素を含む。
2 ×　脂肪酸とリン脂質を合成している。
3 ○　ゴルジ体では、リボソームで合成されたタンパク質（分泌タンパク質や膜タンパク質）が糖鎖付加の修飾を受ける。
4 ×　好気的代謝により ATP を合成する主要な細胞小器官。
5 ×　mRNA の情報から一部の膜タンパク質やほとんどすべての分泌タンパク質を合成する場。

☐(7) 細胞内でカルシウムイオンを含有し、細胞質へカルシウムイオンを放出する細胞小器官はどれか。1つ選べ。

1 ゴルジ体　　2 リソソーム　　3 ペルオキシソーム

4 リボソーム　　5 小胞体

☐(8) ヒトの細胞でパルミチン酸（C16：0）がβ酸化を受けるのはどこか。1つ選べ。**100-13**

1 細胞質　　2 核　　3 小胞体　　4 ミトコンドリア

5 ゴルジ体

☐(9) 次の細胞骨格に関係するタンパク質のうち、微小管を構成するのはどれか。1つ選べ。

1 アクチン　　2 チューブリン　　3 ダイニン　　4 ラミン

5 キネシン

☐(10) タンパク質で作られた線維性の構造物の上皮細胞内外の分布を図で示した。矢印で示した構造が微小管である図はどれか。1つ選べ。**106-13**

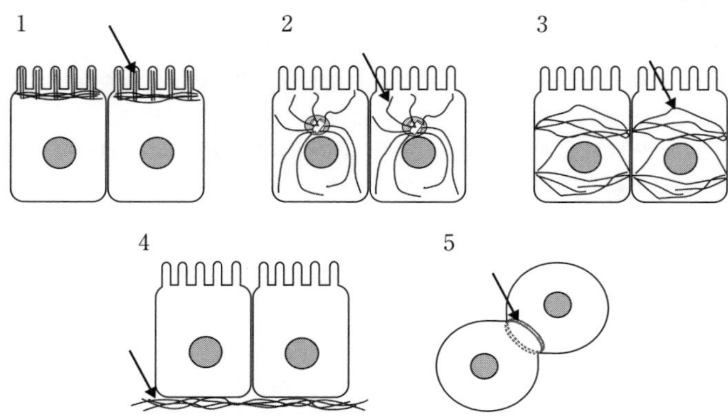

図中の灰色の丸（●）は、細胞核を示す。

(7) 5

1 × リボソームで合成されたタンパク質に糖鎖を付加したり、修飾したタンパク質を分泌顆粒として細胞外に放出する。

2 × 加水分解酵素を含有し、不要となった細胞成分や細胞が取り込んだ外来物質を分解する。

3 × 過酸化水素を生成するオキシダーゼと過酸化水素を分解するカタラーゼを含んでいる。

4 × 大小2つのサブユニットからなるタンパク質合成の場である。

(8) 4

真核細胞において、β酸化はミトコンドリアとペルオキシソームで行われる。ペルオキシソームで起きるβ酸化は、ミトコンドリアでは分解されない有毒な極長鎖脂肪酸の処理を行う。一方、ミトコンドリアでの反応は、パルミチン酸のような生体の貯蔵エネルギーである脂肪酸を酸化してアセチルCoAに分解し、ATP産生へと導くものである。

(9) 2

G-アクチンは重合してF-アクチンとなり、マイクロフィラメントを形成する。ラミンは核ラミナを構成する中間径フィラメントを形成する。ダイニンとキネシンは微小管のモータータンパク質で、ダイニンが小胞を微小管のマイナス端に、キネシンがプラス端に向かって運ぶ。チューブリンはαおよびβサブユニットが重合したヘテロ二量体として存在し、これが重合することで微小管を形成する。

(10) 2

微小管はいわゆる細胞骨格に分類される細胞内物質（4は外部構造なので微小管とは考えられない）であり、分裂静止期の細胞では、核近傍の微小管形成中心といわれる領域を起点に放射状に伸びている（図より2が有力）。そのよく知られている機能は、①細胞分裂に際して、染色糸と結合して移動させる　②細胞内の物質移動のための軌道を形成する、である。

5は、細胞分裂終期の収縮環でマイクロフィラメント、3は構造維持や張力抵抗の作用を持つ中間径フィラメントである。1は小腸などにある刷子縁で、その微絨毛は主にマイクロフィラメント同士の架橋による網の目によって維持されている。

❸生命現象を担う分子

《生体の主要構成分子》

☐ (1) 飽和脂肪酸はどれか。1つ選べ。
1 エイコサペンタエン酸（EPA） 2 オレイン酸 3 ステアリン酸
4 ドコサヘキサエン酸（DHA） 5 リノール酸

☐ (2) プロスタグランジン類の主たる前駆体はどれか。1つ選べ。
1 アラキドン酸 2 エイコサペンタエン酸（EPA）
3 オレイン酸 4 ステアリン酸 5 ドコサヘキサエン酸（DHA）

☐ (3) n-3系脂肪酸はどれか。1つ選べ。 **98-16**
1 リノール酸 2 オレイン酸 3 アラキドン酸
4 α-リノレン酸 5 γ-リノレン酸

☐ (4) ω6系列（n-6系列）の脂肪酸はどれか。1つ選べ。 **102-12**

1 H_3C〰〰〰CO_2H

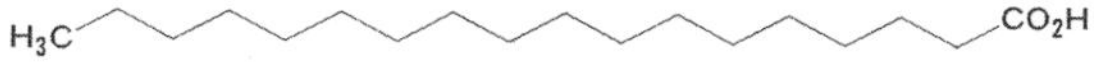

2 H_3C〰〰〰CO_2H

3 H_3C〰〰〰CO_2H

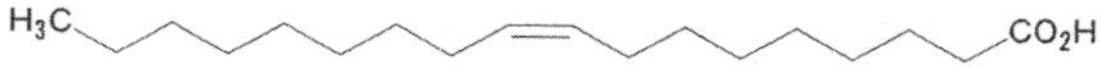

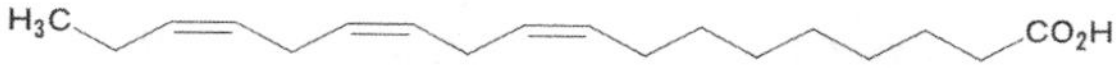

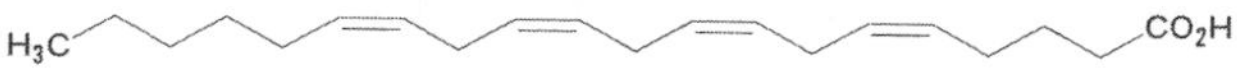

4 H_3C〰〰〰CO_2H

5 H_3C〰〰〰CO_2H

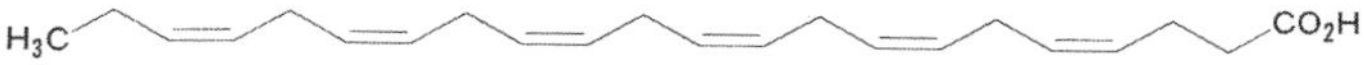

☐ (5) 炭素数20で、5つの炭素-炭素二重結合をもつ脂肪酸はどれか。1つ選べ。
1 アラキドン酸 2 エイコサペンタエン酸（EPA）
3 オレイン酸 4 ドコサヘキサエン酸（DHA） 5 α-リノレン酸

☐ (6) 生体内の主たる貯蔵脂質はどれか。1つ選べ。
1 グリセロール 2 ジアシルグリセロール（DG） 3 脂肪酸
4 トリアシルグリセロール（TG） 5 モノアシルグリセロール（MG）

☐ (7) 特に、神経細胞の細胞膜に多量に含まれるリン脂質はどれか。1つ選べ。
1 カルジオリピン（ジホスファチジルグリセロール）
2 スフィンゴミエリン 3 ホスファチジルイノシトール
4 ホスファチジルコリン 5 ホスファチジルセリン

(1) 3

天然に多く存在する飽和脂肪酸として、ミリスチン酸（C14：0)、パルミチン酸（C16:0)、ステアリン酸（C18:0）が知られている。オレイン酸（18:1)、リノール酸（18：2)、EPA（20：5)、DHA（22：6）は、いずれも不飽和脂肪酸である。

(2) 1

プロスタグランジン類（PG類）やトロンボキサン類（TX類）は、アラキドン酸（C20:4）からシクロオキシゲナーゼ（COX）の作用により合成される。

(3) 4

食品中に含まれる炭素数16以上の長鎖脂肪酸は、飽和脂肪酸、一価不飽和脂肪酸、多価不飽和脂肪酸に分類される。多価不飽和脂肪酸は二重結合が始まる位置が、カルボキシ基とは反対側の末端炭素側から9番目、6番目、3番目の炭素であるものを、それぞれn−9系、n−6系及びn−3系として分類される。n−9系にはオレイン酸、n−6系にはリノール酸、γ−リノレン酸、アラキドン酸などがある。また、n−3系にはα−リノレン酸、エイコサペンタエン酸、ドコサヘキサエン酸がある。「衛生」で出題された問題である。

(4) 4

$\omega 6 = n-6$系列の6という数字の意味は、末端のメチル基から数えて最初の二重結合までの炭素数である。選択肢4はアラキドン酸である。1はステアリン酸、2はオレイン酸（n−9)、3はα−リノレン酸（n−3)、5はドコサヘキサエン酸（n−3）である。

(5) 2

炭素鎖20の不飽和脂肪酸には、アラキドン酸（20:4）やEPA（20:5）がある。ペンタは5、ヘキサは6を表す。

(6) 4

TGは生体内の主たる貯蔵脂質であり、中性脂肪とよばれている。TGの構造は、グリセロールに3個の脂肪酸がエステル結合したものである。

(7) 2

スフィンゴミエリンは、スフィンゴシン、脂肪酸、リン酸およびコリン各1分子で構成されるリン脂質である。脳や神経細胞の細胞膜では、スフィンゴミエリンが多量に存在する。

(8) アポトーシス細胞の細胞表面に露出してマクロファージによる貪食を促すホスファチジルセリンはどれか。1つ選べ。 **108-13**

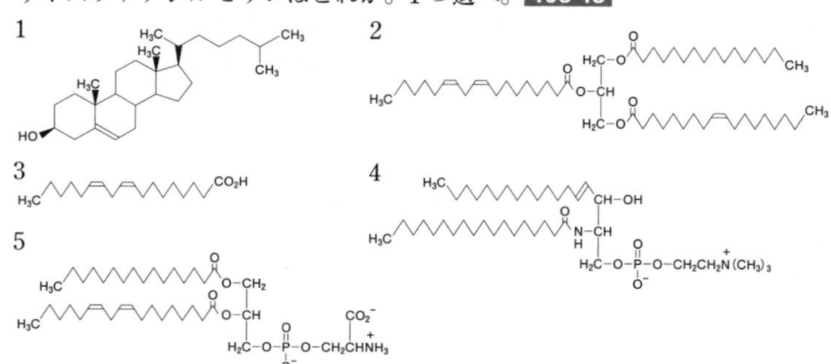

(9) セレブロシドが分類される脂質はどれか。1つ選べ。

1 ステロール　2 中性脂肪　3 糖脂質　4 リン脂質
5 ワックス

(10) コレステロールの構造はどれか。1つ選べ。 **103-12**

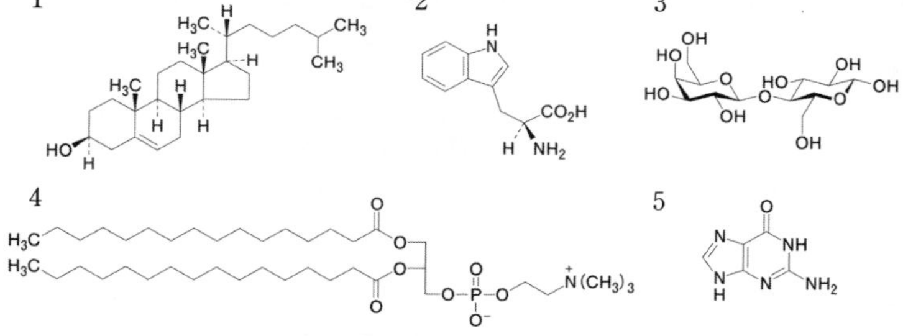

(11) グルコースが環状構造をとるとき、不斉炭素の数はどれか。1つ選べ。

1 1個　2 2個　3 3個　4 4個　5 5個

(12) グルコースの特性について、正しいのはどれか。1つ選べ。

1 ケトースである。
2 フラノースである。
3 ペントースである。
4 還元性をもつ。
5 天然ではL体である。

(13) 生体内で遊離型として存在することは稀であり、乳糖の構成成分として存在する単糖はどれか。1つ選べ。

1 グルコース　2 ガラクトース　3 フルクトース
4 マンノース　5 リボース

(8) 5

1,2 ジアシルグリセロールの C3 位がリン酸とエステル化されたものをホスファチジン酸といい、その C3 位のリン酸基にセリンのアルコール基がエステル結合しホスホジエステル化したものがホスファチジルセリンである。なお、1 はコレステロール、2 はトリグリセリド、3 は脂肪酸（リノール酸）である。4 はリン脂質ではあるが、骨格がグリセロールではなくスフィンゴシンである（スフィンゴリン脂質）。また、4 のリン酸基に結合しているのはコリンである。

(9) 3

セレブロシドは、スフィンゴシン、脂肪酸、単糖各 1 分子から構成される糖脂質である。特に、脳や神経組織に多量に含まれている。

(10) 1

コレステロールに特徴的なステロイド基本骨格を含むのは 1 である。2 はアミノ酸のトリプトファン、3 は二糖類のラクトース、4 はリン脂質のホスファチジルコリン、5 は核酸の塩基でグアニンで、いずれも生体成分の代表的な物質である。

(11) 5

グルコースの不斉炭素の数は、環状構造では 5 個、鎖状構造では 4 個である。

環状グルコース

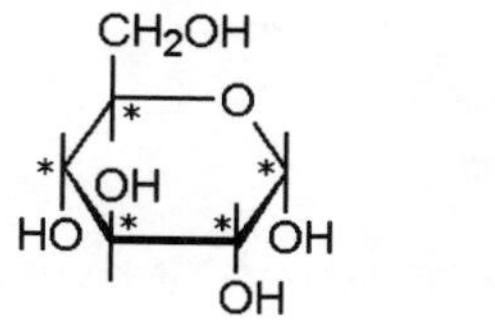

鎖状グルコース

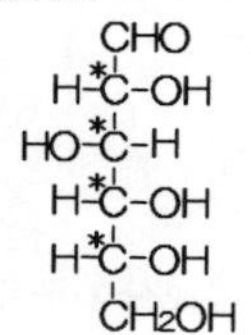

＊不斉炭素

(12) 4

1 × アルドースである。
2 × 環状構造のとき、六員環を形成するピラノースである。
3 × 炭素 6 個から構成されるヘキソースである。
4 ○ アノマーヒドロキシ基をもつので、還元性を示す。
5 × 天然では D 体である。

(13) 2

乳糖の構成糖は、グルコースとガラクトースである。グルコースは生体内で遊離型として存在し、血液中の濃度を血糖値という。一方、ガラクトースは生体内で遊離型として存在することは稀である。リボースは RNA の構成成分である。フルクトースはショ糖の構成成分、マンノースはこんにゃくマンナンの構成成分として、どちらも植物に含まれる。

(14) 天然でＬ体として存在する単糖はどれか。1つ選べ。
1　アラビノース　　2　ガラクトース　　3　フルクトース
4　マンノース　　5　リボース

(15) グルコースとフルクトースで構成される二糖類はどれか。1つ選べ。
1　スクロース（ショ糖）　　2　セロビオース　　3　トレハロース
4　マルトース（麦芽糖）　　5　ラクトース（乳糖）

(16) グラム陽性菌の最外層に存在する多糖はどれか。1つ選べ。
1　アミロペクチン　　2　グリコーゲン　　3　ヘパリン
4　ペプチドグリカン　　5　リポ多糖

(17) セルロースの構造として正しいのはどれか。1つ選べ。 **105-12**

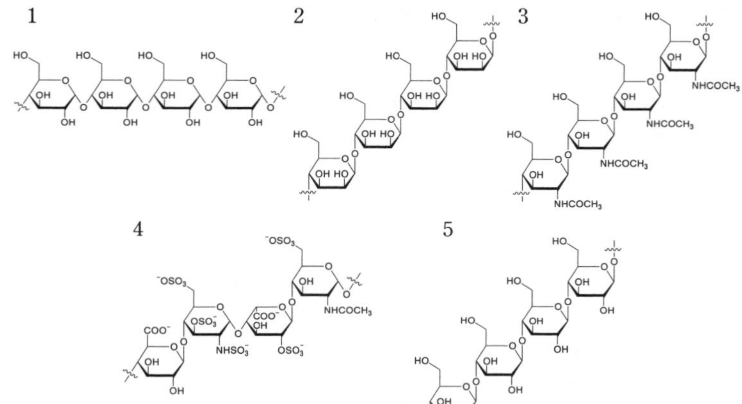

(18) ヒトにおける食物中の栄養成分の消化・吸収について、正しいのはどれか。1つ選べ。
1　脂質は、ビタミンＡの吸収を阻害する。
2　セルロースは、消化・吸収されない。
3　胆汁酸は、脂質の消化・吸収を阻害する。
4　無機鉄は、ヘム鉄より吸収がよい。
5　フィチン酸は、カルシウムの吸収を促進する。

(19) Ｄ体とＬ体の区別がないアミノ酸はどれか。1つ選べ。
1　アラニン　　2　イソロイシン　　3　グリシン　　4　バリン
5　ロイシン

(20) ジスルフィド結合を有するアミノ酸はどれか。1つ選べ。
1　アスパラギン酸　　2　シスチン　　3　トリプトファン
4　リシン　　5　ロイシン

(14) 1

一般に、単糖はD体であるが、アラビノースやフコースはL体である。

(15) 1

二糖類	構成糖
スクロース	Glc α (1) → β (2) Fru
セロビオース	Glc β (1 → 4) Glc
トレハロース	Glc α (1) → α (1) Glc
マルトース	Glc α (1 → 4) Glc
ラクトース	Gal β (1 → 4) Glc

Glc：グルコース
Gal：ガラクトース
Fru：フルクトース

(16) 4

グラム陽性菌は、最外層がペプチドグリカンなのでグラム染色される。一方、グラム陰性菌は、ペプチドグリカン層の外側に、リポ多糖から構成される外膜が覆うように存在するのでグラム染色されない。

(17) 5

セルロースはD-グルコピラノースがβ-1→4グルコシド結合で連なった構造で、正解は5である。1はグルコピラノースがα-1→4グルコシド結合したでんぷんであり、2はマンノース、3は*N*-アセチルグルコサミンがβ-1→4結合で連なっている。4は*N*-アセチルグルコサミンとグルクロン酸の2糖の繰り返し構造のグリコサミノグリカンに硫酸基が付加したもの。

(18) 2

1 × ビタミンAなどの脂溶性ビタミンの吸収を促進する。
2 ○ 食物繊維であり、ヒトの消化酵素では消化されない。
3 × 脂質を乳化して（ミセル形成）、消化・吸収を促進する。
4 × ヘム鉄より吸収が悪い（無機質は、一般に輸送タンパク質に結合して吸収される）。
5 × リン酸を多く含み、カルシウムと不溶性のリン酸塩を形成して、カルシウムの吸収を阻害する。

(19) 3

グリシンは、側鎖をもたないアミノ酸である。不斉炭素がないので、光学活性（D体とL体の区別）がない。

(20) 2

シスチンは、分子内にジスルフィド結合（-S-S-）をもち、タンパク質の三次構造に関与する。

☐(21) インドール骨格を有するアミノ酸はどれか。1つ選べ。

1 チロシン　2 シスチン　3 トリプトファン
4 フェニルアラニン　5 ロイシン

☐(22) アルコール性ヒドロキシ基を有する必須アミノ酸はどれか。1つ選べ。

1 セリン　2 チロシン　3 トレオニン
4 ヒドロキシプロリン　5 ヒドロキシリシン

☐(23) ピルビン酸からトランスアミナーゼの作用により生成するアミノ酸はどれか。1つ選べ。

1 アラニン　2 システイン　3 チロシン　4 トレオニン
5 フェニルアラニン

☐(24) フェニルアラニンの代謝により生成するアミノ酸はどれか。1つ選べ。

1 アラニン　2 グルタミン酸　3 チロシン
4 プロリン　5 ロイシン

☐(25) タンパク質の解析法について、正しいのはどれか。1つ選べ。

1 核磁気共鳴（NMR）法は、アミノ酸配列決定に使われる。
2 エドマン法は、アミノ酸配列をC末端から決定できる。
3 エドマン法の原理は、ペプチド結合の加水分解である。
4 カルボキシペプチダーゼ法は、アミノ酸配列をN末端から決定できる。
5 臭化シアンはメチオニン残基のC末端側を選択的に切断する。

☐(26) タンパク質の一次構造であるアミノ酸配列を調べるのに、最も適している方法はどれか。1つ選べ。

1 マクサムギルバート法　2 ジデオキシ法
3 アフィニティークロマトグラフィー
4 SDS-ポリアクリルアミドゲル電気泳動　5 エドマン分解法

☐(27) ニンヒドリン反応で黄色を呈色するアミノ酸はどれか。1つ選べ。

1 グリシン　2 グルタミン酸　3 チロシン　4 プロリン
5 ロイシン

(21) 3

チロシン、トリプトファン、フェニルアラニンは、いずれも芳香族アミノ酸に分類される。チロシンはフェノール性ヒドロキシ基、トリプトファンはインドール骨格、フェニルアラニンはフェニル基をもつ。

(22) 3

チロシンのヒドロキシ基はフェノール性、それ以外のアミノ酸のヒドロキシ基はアルコール性である。セリンとチロシンは非必須アミノ酸であり、トレオニンは必須アミノ酸である。ヒドロキシプロリンとヒドロキシリシンは翻訳後修飾されたアミノ酸で、コラーゲンに多量に含まれる。

(23) 1

アミノ基転移酵素(トランスアミナーゼ)は、アミノ酸のアミノ基をα-ケト酸に転移させ、新たなアミノ酸とα-ケト酸を合成する酵素である。グルタミン酸のアミノ基をピルビン酸に転移させると、アラニンが生成する(ALT)。

(24) 3

通常の代謝経路では、フェニルアラニンは水酸化酵素の作用によりチロシンになるが、この酵素を欠損した新生児はフェニルケトン尿症を発症する。

(25) 5

1 × タンパク質の立体構造決定に使われる。
2 × アミノ酸配列をN末端から決定する。
3 × ペプチド結合の加水分解を利用しているのはカルボキシペプチダーゼ法である。
4 × アミノ酸配列をC末端から決定する。
5 ○ メチオニン含有タンパク質をいくつかのペプチドに分解でき、タンパク質の一次構造決定法における断片化法として利用される。

(26) 5

1、2 × 塩基配列の決定に用いられる。
3、4 × タンパク質やペプチドの分離に適しているが、アミノ酸配列決定には不向きである。
5 ○ エドマン分解法は、アミノ酸のN末端をフェニルイソチオシアネート（PITC）と反応させたのち、酸処理でN末端のアミノ酸をフェニルチオヒダントイン誘導体として遊離させ、N末端からアミノ酸配列を決定する方法である。

(27) 4

α-アミノ酸はニンヒドリン試薬と反応して紫色を呈色する。プロリンはα-アミノ基がないイミノ酸で、ニンヒドリン試薬と反応すると黄色を呈色する。

《生体に必要な微量成分》

□(28) 過剰症として催奇形性が報告されている因子はどれか。1つ選べ。
1 ビタミンE　2 ビタミンA　3 ビタミンD
4 ビタミンK　5 ビタミンB_{12}

□(29) 補酵素型が分子内にヌクレオチドを有するビタミンはどれか。1つ選べ。
1 葉酸　2 ビオチン　3 ビタミンB_6　4 ビタミンB_{12}
5 ビタミンC

□(30) ビタミンと構造の特徴に関する組合せのうち、正しいのはどれか。1つ選べ。
1 ビタミンB_1…………ラクトン環
2 ニコチン酸…………ピリジン環
3 パントテン酸………グルタミン酸
4 ビタミンC…………β-アラニン
5 葉酸…………………ピリミジン環

□(31) 分子内に窒素をもたない水溶性ビタミンはどれか。1つ選べ。
1 ビオチン　2 ビタミンB_1　3 ビタミンB_2　4 ビタミンC
5 葉酸

□(32) ヨノン環をもつビタミンはどれか。1つ選べ。
1 CoQ　2 ビタミンA　3 ビタミンD　4 ビタミンE
5 ビタミンK

□(33) トリプトファンから生合成されるビタミンはどれか。1つ選べ。
1 ニコチン酸　2 パントテン酸　3 ビタミンB_6
4 ビタミンB_{12}　5 葉酸

□(34) 補酵素型がメチル基転移反応に関与するビタミンはどれか。1つ選べ。
1 ニコチン酸　2 パントテン酸　3 ビタミンB_1
4 ビタミンB_2　5 ビタミンB_{12}

(28) 2

70,000単位を超えるビタミンAを摂取すると、胎児に奇形が現れる可能性があると報告されている。天然物質ならば必ず安心とは限らない。ビタミンDの過剰症は高カルシウム血症、ビタミンEとKでは過剰症は報告されていない。ビタミンB_{12}は水溶性であるため過剰にはならない。むしろ欠乏症が問題になる。

(29) 4

ビタミンB_2、ビタミンB_{12}、ニコチン酸の補酵素型は、分子内にヌクレオチドを有する。

(30) 2

ニコチン酸とビタミンB_6は、分子内にピリジン環をもつビタミンである。

1	ビタミンB_1	ピリミジン環
3	パントテン酸	β-アラニン
4	ビタミンC	ラクトン環
5	葉酸	グルタミン酸

(31) 4

水溶性ビタミンのうち、ビタミンCだけが分子内に窒素をもたない。また、ビタミンC以外は、活性型が補酵素として機能する。

(32) 2

ビタミンAは、分子内にヨノン環をもつ。脂溶性ビタミンのうち、ビタミンDだけがイソプレノイド鎖をもたない。CoQ（ユビキノン）は、脂溶性のビタミン様物質である。

(33) 1

ニコチン酸は、トリプトファンから生合成される。

(34) 5

1	ニコチン酸	酸化還元反応
2	パントテン酸	アシル基転移反応
3	ビタミンB_1	糖質代謝の酸化的脱炭酸反応
4	ビタミンB_2	酸化還元反応

Ⓒ生命活動を担うタンパク質

《タンパク質の基本》

☐(1) ヘムの最終代謝産物はどれか。1つ選べ。
1 δ-アミノレブリン酸　2 グリシン　3 サクシニル CoA
4 ビリルビン　5 ヘモグロビン

☐(2) 球状タンパク質であるのはどれか。1つ選べ。
1 フィブリン　2 ミオシン　3 ケラチン　4 コラーゲン
5 アルブミン

☐(3) ヒストンタンパク質について、正しいのはどれか。1つ選べ。
1 ヒスチジンを多く含む。
2 ヌクレオソームの構造に含まれる。
3 酸性タンパク質である。
4 アセチル化を受けて DNA と結合する。
5 水酸化されたアミノ酸を多く含む。

☐(4) ジスルフィド結合を形成するアミノ酸の組合せについて、正しいのはどれか。1つ選べ。
1 システイン残基とメチオニン残基
2 メチオニン残基とトリプトファン残基
3 システイン残基とシステイン残基
4 メチオニン残基とヒスチジン残基
5 セリン残基とシステイン残基

☐(5) タンパク質の一次構造に最も関与する結合はどれか。1つ選べ。
1 水素結合　2 ジスルフィド結合　3 エステル結合
4 ペプチド結合　5 疎水結合

☐(6) ペプチドを C 末端から分解する消化酵素はどれか。1つ選べ。
1 カルボキシペプチダーゼ　2 アミラーゼ
3 アミノペプチダーゼ　4 トリプシン　5 ペプシン

☐(7) タンパク質とその機能の組合せについて、正しいのはどれか。1つ選べ。
1 アクチン……………………ヌクレオソームの構成
2 アポリポタンパク質 B……鉄の貯蔵
3 ケラチン……………………感染防御の物理的バリアー
4 ヒストン……………………細胞骨格の形成
5 フェリチン…………………コレステロールの血中輸送

(1) 4

ヘムはポルフィリンの鉄錯体で、ヘモグロビンなどの構成成分になっている。ヘムの合成はグリシンとサクシニル CoA から δ−アミノレブリン酸への生成過程から始まる。一方、ヘムは代謝されると、最終的にビリルビンとなる。

(2) 5

1〜4は繊維状タンパク質である。棒や針金のように細長い繊維状の構造をもつことから、結合組織、骨、筋肉、腱などの骨格構造を形成していることが多い。アルブミンは可溶性の球状タンパク質であり、血中アルブミンは難溶性の物質と結合して運搬する役目を果たしている。

(3) 2

1 × 塩基性アミノ酸のうち、リシンやアルギニンを多く含む。
3 × ヒストンは塩基性タンパク質で、DNA（核酸は酸性）と結合できる。
4 × アセチル化は、ヒストンとDNAの結合（親和性）を弱める。
5 × メチル化、リン酸化、アセチル化などの修飾を受ける。

(4) 3

ジスルフィド結合(−S−S−)は、システイン残基に含まれるチオール基(−SH)同士が酸化反応によって形成される。

1 × メチオニンはチオール基がメチル化されているため、反応しない。
2 × トリプトファンはSを含まない。
4 × ヒスチジンはSを含まない。
5 × セリンはSを含まない。

(5) 4

1 × 水素結合は、二次構造以上の高次構造に関与する。
2 × ジスルフィド結合の多くは、二次構造以上の高次構造に関与する。
3 × エステル結合は、タンパク質構造に直接関与するわけではない。
5 × 疎水結合は、高次構造の場合に関与する。

(6) 1

2 × 多糖を分解する消化酵素である。
3 × ペプチドのN末端（アミノ基側）から分解する消化酵素である。
4 × 十二指腸で働くエンド型消化酵素である。
5 × 胃内で働くエンド型消化酵素である。

(7) 3

1 × 筋原線維の構成成分であり、細胞骨格の形成に関与する。
2 × 主に低密度リポタンパク質（LDL）に存在し、コレステロールの血中輸送に関与する。
3 ○ 皮膚角質層の構成成分であり、感染防御の物理的バリアーになる。
4 × DNAと強く結合して、ヌクレオソームを構成する。
5 × フェリチンやヘモシデリンは、鉄を貯蔵するタンパク質である。

☐ (8) 生体内で輸送タンパク質として機能しているのはどれか。1つ選べ。
1　コラーゲン　　2　トロンビン　　3　ヒストン　　4　ヘモグロビン
5　ミオシン

☐ (9) 血漿リポタンパク質について、正しいのはどれか。1つ選べ。
1　キロミクロンは、肝臓で合成される。
2　キロミクロンは、コレステロールを最も多く含む。
3　VLDL は、食餌由来の脂質を運搬する。
4　VLDL は高密度リポタンパク質ともよばれる。
5　HDL は、末梢からコレステロールを肝臓へ輸送する。

☐ (10) 次の細胞骨格を形成するタンパク質のうち、微小管を構成するのはどれか。1つ選べ。
1　G−アクチン　　2　F−アクチン　　3　ケラチン　　4　チューブリン
5　ラミン

☐ (11) 脂質の消化に作用する酵素はどれか。1つ選べ。
1　リパーゼ　　2　アミラーゼ　　3　ペプチダーゼ　　4　ペプシン
5　トリプシン

☐ (12) 食物中のデンプンを消化する酵素はどれか。1つ選べ。
1　リパーゼ　　2　アミラーゼ　　3　ペプチダーゼ　　4　ラクターゼ
5　マルターゼ

☐ (13) タンパク質の翻訳後修飾において、糖鎖による修飾を受けるアミノ酸残基はどれか。1つ選べ。 **98-13**
1　L−アラニン　　2　L−システイン　　3　L−トリプトファン
4　L−アスパラギン　　5　L−グルタミン酸

☐ (14) タンパク質分解の標識となる分子について、正しいのはどれか。1つ選べ。
1　シャペロン　　2　ユビキノン　　3　ユビキチン
4　αヘリックス　　5　βシート

(8) 4
1 × 結合組織や軟骨に含まれる構造タンパク質である。
2 × フィブリンを生成して止血凝固に関与する。
3 × 染色体中でDNAと複合体を形成している。
4 ○ 赤血球内に存在しており、酸素を運搬する。
5 × アクチンとともに筋肉の収縮に関与する。

(9) 5
1 × 小腸で吸収された脂質とともに合成される。
2 × トリアシルグリセロールを最も多く含む。
3 × 食餌由来の脂質を肝臓へ運搬するのは、キロミクロンである。
4 × 超低密度リポタンパク質のことである。

(10) 4
1 × 細胞の形状を支持するアクチンフィラメントは、G−アクチンというタンパク質が基本単位となる。
2 × G−アクチンが重合したものであり、あらゆる細胞に存在する。
3 × 皮膚に存在する中間径フィラメントの1つである。
4 ○ 微小管はチューブリンの重合体であり、小胞輸送や細胞分裂時の染色体の移動などに関与する。
5 × 核に存在する中間径フィラメントの1つである。

(11) 1
2 × デンプンなど糖質を分解する酵素。
3 × ペプチドを分解する酵素。
4 × 胃でタンパク質を分解する酵素。
5 × 十二指腸でタンパク質を分解する酵素。

(12) 2
1 × 脂質を分解する酵素。
3 × ペプチドを分解する酵素。
4 × 二糖であるラクトース（乳糖）を分解する酵素。
5 × 二糖であるマルトース（麦芽糖）を分解する酵素。

(13) 4
糖鎖の付加を受けるのは、アスパラギン残基のアミド基（*N*−グリコシド結合）、セリン残基、トレオニン残基、ヒドロキシリシン残基の水酸基（*O*−グリコシド結合）などである。

(14) 3
1 × タンパク質折りたたみ構造形成に関わる。
2 × 補酵素Qのことである。
4 × タンパク質の二次構造形成に関わる。
5 × タンパク質の二次構造形成に関わる。

(15) 次の膜輸送のうち、細胞内外のイオン濃度勾配を形成するのはどれか。1つ選べ。

1 単純拡散　2 チャネル　3 ポンプ ATP アーゼ
4 ABC 輸送体　5 二次能動輸送体

《酵素》

(16) 酵素反応速度に影響を与えないのはどれか。1つ選べ。

1 反応温度　2 基質濃度　3 溶液 pH　4 塩濃度（イオン強度）
5 酵素タンパク質の分子量

(17) Michaelis–Menten の速度論に従う酵素について、至適温度における基質濃度［S］と反応初速度 v の関係、及び、この酵素のミカエリス定数 K_m と最大反応速度 V_{max} を示したグラフとして正しいのはどれか。1つ選べ。 106-14

1
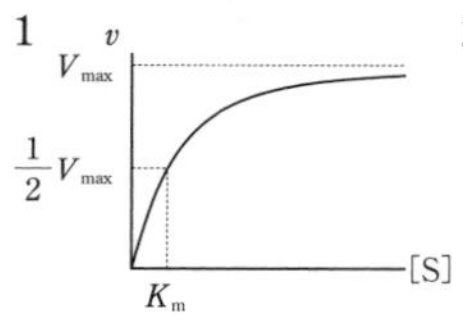

2
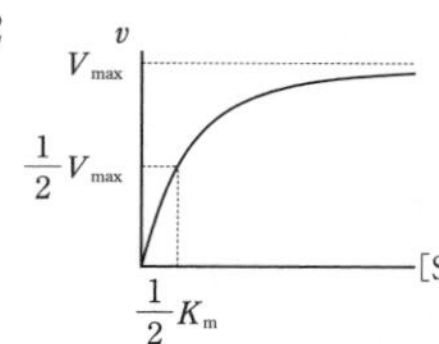

3
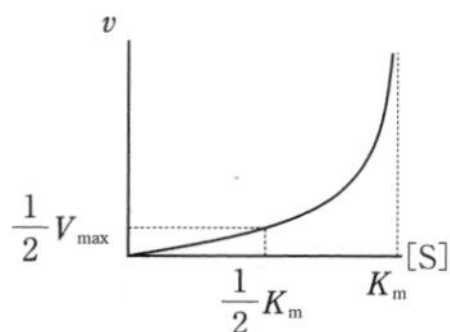

4
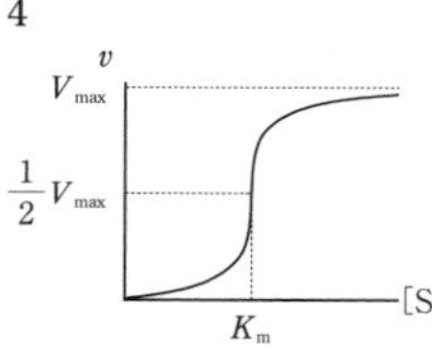

5
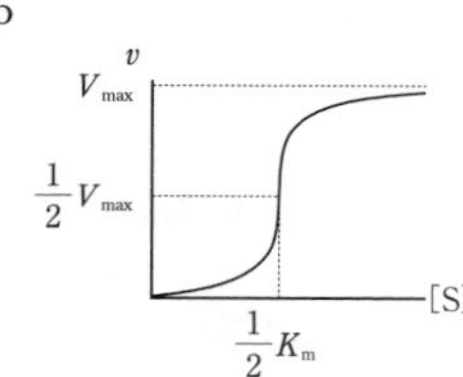

(18) 酵素反応について、正しいのはどれか。1つ選べ。

1 競合阻害剤は、酵素と構造が類似している。
2 競合阻害剤を加えると、V_{max}（最大反応速度）が変化する。
3 非競合阻害剤は、基質と構造が類似している。
4 非競合阻害剤を加えると、K_m（ミカエリス定数）が変化する。
5 競合阻害剤を加えると、K_m（ミカエリス定数）は大きくなる。

(19) 酵素について、正しいのはどれか。1つ選べ。

1 律速酵素は、代謝経路で反応速度が最も速い段階に作用する。
2 金属イオンによって阻害される酵素を金属酵素という。
3 基質と酵素が結合する部位をアロステリック部位という。
4 触媒活性を持つ RNA 分子をリボザイムという。
5 ミカエリス定数が同じ酵素をアイソザイムという。

物理
化学
生物
衛生

(15) 3

ポンプATPアーゼはイオンポンプともよばれ、ATPの加水分解エネルギーを利用してイオンを輸送することで、細胞内外にイオン濃度勾配を作り出す。ABC（ATP-binding cassette）輸送体も同様にATPの加水分解エネルギーを利用して物質を輸送するが、濃度勾配を形成するというより、物質を細胞外に排出することを主な目的としている。

(16) 5

1 ○ 酵素反応の速度は、温度による影響を受ける。
2 ○ 最大反応速度に達するまで、基質濃度により反応速度は変化する。
3 ○ 酵素反応には至適pHがあり、反応速度に影響する。
4 ○ 塩濃度（イオン強度）は温度やpHの最適条件にも影響を与える。

(17) 1

Michaelis-Menten式は
$v = V_{\mathrm{max}} \cdot [\mathrm{S}]/\{K_{\mathrm{m}} + [\mathrm{S}]\}$ と表されるので、
① $[\mathrm{S}] \ll K_{\mathrm{m}}$ の場合、v は［S］に比例する。
② K_{m} は酵素反応速度が最大反応の1/2になるときの基質濃度に一致する。
③ $K_{\mathrm{m}} \ll [\mathrm{S}]$ の場合、v は［S］に関係なく一定（V_{max}）になる。
①、②、③に該当するのは選択肢1である。

(18) 5

1 × 競合阻害剤は、基質と構造が類似した物質である。
2 × 競合阻害剤を加えても、V_{max}（最大反応速度）は変化しない。
3 × 非競合阻害剤の構造は、一般に基質と類似性はない。
4 × 非競合阻害剤を加えても、K_{m}（ミカエリス定数）は変化しない。

(19) 4

1 × 律速酵素は、代謝経路で反応速度が最も遅い段階を触媒する酵素である。
2 × 活性に金属イオンを必要とする酵素を金属酵素という。
3 × アロステリック部位には基質と異なる物質（調節因子）が結合する。
5 × アイソザイムは、タンパク質構造は異なるが同じ反応を触媒する。

Ⓓ生命情報を担う遺伝子

《遺伝情報を担う分子》

☐(1) 染色体上に存在する1対の遺伝子の両方に異常がなければ発症しない遺伝形式はどれか。1つ選べ。

1　常染色体優性遺伝　　2　伴性劣性遺伝　　3　常染色体劣性遺伝
4　伴性優性遺伝　　5　ミトコンドリア遺伝

☐(2) サイレント変異に関する記述として、正しいのはどれか。1つ選べ。

1　塩基の挿入によりDNA配列に変化が生じる変異
2　DNA配列が変化することによってアミノ酸のコドンが終止コドンに変化する変異
3　DNA配列には変化があるが、アミノ酸配列には無関係の変異
4　DNA配列が変化することによって、アミノ酸が置き換わる変異
5　塩基の欠失によりDNA配列に変化が生じる変異

☐(3) 第21染色体が3本あることにより発症する疾患はどれか。1つ選べ。

1　Down症候群　　2　猫鳴き症候群　　3　Edwards症候群
4　Turner症候群　　5　クラインフェルター症候群

☐(4) ヌクレオチドを構成するペントースにおいて、核酸塩基が結合する炭素の位置はどれか。1つ選べ。

1　C1′　　2　C2′　　3　C3′　　4　C4′　　5　C5′

☐(5) 二本鎖DNAの間で、アデニンと相補的な塩基対を形成する塩基はどれか。1つ選べ。

1　アデニン　　2　ウラシル　　3　グアニン　　4　シトシン　　5　チミン

☐(6) DNAの塩基組成（モル比）を調べたところ、グアニンとシトシンの和が20%であった。このDNAのアデニン含量はどれか。1つ選べ。

1　10%　　2　20%　　3　30%　　4　40%　　5　50%

(1) 3

1 × 常染色体上に存在する1対の遺伝子の一方に異常があれば発症する。

2 × 女性では2つあるX染色体上の遺伝子の両方に異常がなければ発症しないが、男性ではX染色体が1本しかないため、遺伝子1つの異常で発症する。

4 × 女性ではX染色体の一方に異常があれば疾患として発症する。

5 × メンデルの法則によらない遺伝形式をとり、母親からしか遺伝しない。

(2) 3

1 × フレームシフト変異である。

2 × ナンセンス変異である。

3 ○

4 × ミスセンス変異である。

5 × フレームシフト変異である。

(3) 1

1 ○ 第21染色体のトリソミーが原因で発症する。

2 × 5番染色体短腕（5p）が欠損して、乳児期に猫に似た特徴的な甲高い泣き声を示すのが特徴的な疾患である。

3 × 常染色体が3本ある18トリソミーが原因で発症する疾患。

4 × X染色体短腕が1本しかないモノソミーで45XOの女性表現型をとる疾患。

5 × 性染色体の数の異常で発症し、核型は（47,XXY）が多く、ほかにも（48,XXXY）などが原因で発症する例も報告されている。

(4) 1

ヌクレオチド内のペントースにおいて、C1'には核酸塩基が結合し、C5'にはリン酸が結合する。

(5) 5

二本鎖DNAにおいて、アデニンとチミン（A−T）、グアニンとシトシン（G−C）の間で、相補的塩基対が形成される。A−Tの間に生じる水素結合は2個、G−Cの間に生じる水素結合は3個である。

(6) 4

DNAは、グアニンとシトシン、アデニンとチミンの間で相補的塩基対を形成する。グアニンおよびシトシンの含量（モル比）は同じであり、アデニンとチミンの含量も同じである。グアニンとシトシンの和が20%なので、グアニンおよびシトシンの含量はどちらも10%になる。アデニンとチミンの和は80%なので（100 − 20 = 80）、グアニンおよびシトシンの含量はどちらも40%になる。

☐(7) RNA に存在しない核酸塩基はどれか。1つ選べ。

1 アデニン　2 ウラシル　3 グアニン　4 シトシン　5 チミン

☐(8) DNA の構造について、正しいのはどれか。1つ選べ。 **97-13**

1 構成塩基は、アデニン、グアニン、シトシン及びウラシルである。
2 アデニンと対をなす塩基はグアニンである。
3 構成糖として D-リボースを含む。
4 ヒトの染色体 DNA は環状構造をとる。
5 生理的条件下では主に右巻きらせん構造をとる。

☐(9) DNA 鎖と RNA 鎖の共通点について、正しいのはどれか。1つ選べ。

1 構成塩基の種類　2 構成糖の種類　3 水に対する溶解度
4 二重らせん構造　5 ホスホジエステル結合

☐(10) ヒト配偶子の染色体の総数はどれか。1つ選べ。

1 2本　2 22本　3 23本　4 44本　5 46本

☐(11) 下記の染色体において、セントロメアはどれか。1つ選べ。

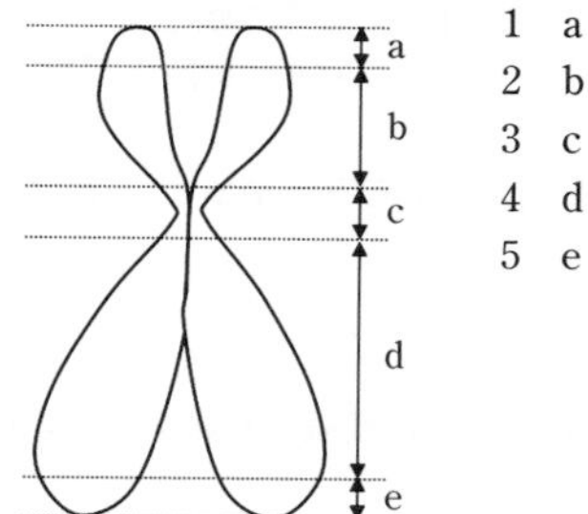

1 a
2 b
3 c
4 d
5 e

☐(12) 図はヒト染色体を表す。矢印の部分（黒色）に存在する構造の名称はどれか。1つ選べ。 **103-13**

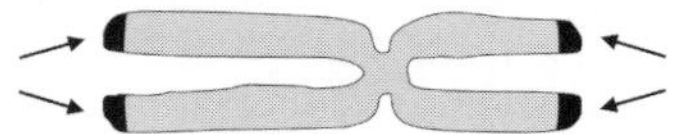

1 動原体　2 テロメア　3 核小体　4 セントロメア　5 紡錘糸

☐(13) ヒトの染色体に関する記述のうち、誤っているのはどれか。1つ選べ。
98-14

1 23対の染色体から構成される。
2 男性は X、Y の性染色体をもつ。
3 DNA はヒストンと結合している。
4 分裂期の細胞で明瞭に観察される。
5 末端部分をセントロメアとよぶ。

(7) 5

アデニン、グアニン、シトシンは、DNA および RNA のどちらにも存在するが、ウラシルは RNA のみ、チミンは DNA のみに存在する核酸塩基である。

(8) 5

1 × ウラシルは RNA に含まれる塩基であり、DNA にはチミンが入る。
2 × 相補的な塩基対はプリン骨格とピリミジン骨格で形成される。
アデニンはチミンと、グアニンはシトシンと塩基対をなす。
3 × 構成糖として D-デオキシリボースを含む。
4 × ヒトの染色体 DNA は線状構造である。
5 ○

(9) 5

DNA 鎖と RNA 鎖において、ヌクレオチド間の結合はどちらもホスホジエステル結合である。DNA 鎖に特異的な塩基はチミン、RNA 鎖に特異的な塩基はウラシルである。DNA 鎖の構成糖は 2-デオキシリボース、RNA 鎖の構成糖はリボースである。また、2-デオキシリボースの 2′ 位には水酸基が存在しないので、DNA は RNA より水に溶けにくい。二重らせん構造は、DNA 鎖に特異的な構造である。

(10) 3

配偶子は精子または卵子であり、そこに含まれる染色体の数は体細胞の染色体の半分（23 本）である。精子には 22 本の常染色体と 1 本の X 染色体または Y 染色体、卵子には 22 本の常染色体と 1 本の X 染色体が含まれている。

(11) 3

染色体の両端にはテロメアとよばれる領域があり（a と e)、くびれの部分にはセントロメアとよばれる領域がある（c)。

(12) 2

テロメアとは、真核細胞の染色体が持つ末端部分の機能構造体を指し、図中の黒色部分に相当する。セントロメアは染色体の交差部にあり、染色体の有糸分裂期に出現する。核小体とは、核内でリボソーム RNA 合成や組み立てを行っている部分のことである。

(13) 5

1 ○ ヒトは 22 対の常染色体と 2 本の性染色体をもつ。
2 ○ 男性の性染色体は X と Y、女性の場合は X と X である。
3 ○ DNA は塩基性タンパク質のヒストンと結合してヌクレオソームを形成する。
4 ○ 分裂期には染色体が凝縮してはっきりとみえるようになる。
5 × 末端部分にはテロメアとよばれる領域が存在している。セントロメアは、染色体のくびれた中央部分に位置している。

☐ (14) ヒト染色体において、ヌクレオソームを形成する際に、DNAが巻きつくタンパク質はどれか。。1つ選べ。 **104-14**

1　アクチン
2　ケラチン
3　コラーゲン
4　チューブリン
5　ヒストン

☐ (15) ヒトの体細胞1個に含まれるタンパク質をコードする遺伝子の数はどれか。1つ選べ。

1　約2万　　2　約20万　　3　約200万　　4　約2000万　　5　約2億

☐ (16) タンパク質のアミノ酸配列の情報をもつDNA上の領域はどれか。1つ選べ。

1　イントロン　　2　エキソン　　3　エンハンサー
4　ターミネーター　　5　プロモーター

☐ (17) mRNAのプロセシングで5' 末端に付加されるのはどれか。1つ選べ。

1　イントロン　　2　エキソン　　3　キャップ構造
4　ポリA配列（ポリアデニル酸）　　5　ポリT配列（ポリチミジル酸）

☐ (18) 真核細胞でのmRNAのプロセシングによる成熟過程において、イントロンの除去に関わるのはどれか。1つ選べ。 **102-13**

1　スプライソソーム　　2　ヌクレオソーム　　3　オートファゴソーム
4　プロテアソーム　　5　リソソーム

☐ (19) mRNA上の開始コドンはどれか。1つ選べ。

1　AUC　　2　AUG　　3　UAA　　4　UAG　　5　UGA

☐ (20) RNAを構成するD-リボースはどれか。1つ選べ。 **104-13**

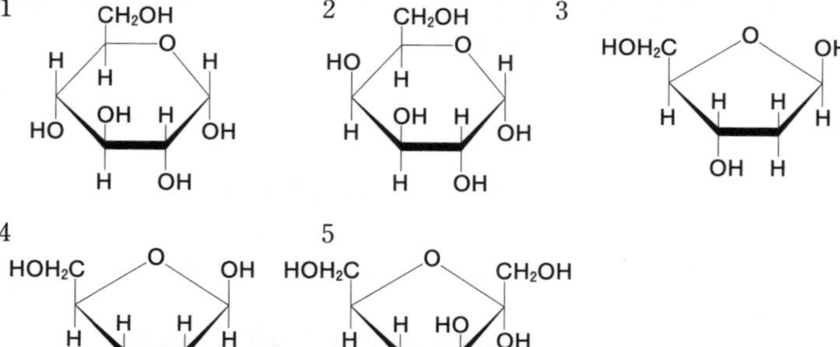

(14) 5

ヌクレオソームは塩基性タンパク質のヒストンにDNAが結合し、DNA分子を折り畳んで核内に収納する役割を果たしている。アクチンはミオシンとともに筋収縮に関与、ケラチンは毛や爪、魚の鱗など角質組織に存在、コラーゲンは軟骨、腱、骨、真皮などを構成、チューブリンは真核細胞内の微小管や中心体を構成するタンパク質である。

(15) 1

タンパク質をコードする遺伝子は、ヒトの体細胞1個に約2万存在する。同一個体であれば、どの体細胞も同じ遺伝子をもっている。遺伝子の大きさと数は、生物種によって異なる。遺伝子にはノンコーディングRNAのための領域もある。

(16) 2

遺伝子はイントロンとエキソンから構成され、エキソンはアミノ酸配列の情報をもつが、イントロンはもっていない。エンハンサーは転写因子が結合する領域、ターミネーターは転写を終結させる領域、プロモーターはRNAポリメラーゼが結合する領域である。

(17) 3

プロセシングでは、mRNAの5′末端にキャップ構造、3′末端にポリA配列がそれぞれ付加される。

(18) 1

転写されたばかりのmRNAは、アミノ酸配列情報を持ったエクソン部分と情報を持たないイントロン部分を含んでいる。イントロンの除去はプロッセシング過程の中でもスプライシングとよばれ、スプライソソームというタンパク質とRNAの複合体がイントロン部分を切り出す反応に関与している。

(19) 2

真核細胞ではmRNA上の開始コドンはAUGであり、AUGでコードされるアミノ酸はメチオニンである(メチオニンを指定するコドンはAUGだけである)。終止コドン(＝ナンセンスコドン)はUAA、UAG、UGAの3種類である。

(20) 4

構造式1はグルコース、2はガラクトースで、5はフルクトースである。いずれも炭素数が6個のヘキソースであり除外される。3は2位の水酸基がなく、2-デオキシリボース体であり、4が正しい。

《複製》

☐(21) DNAの複製において、二本鎖DNAを巻き戻す酵素はどれか。1つ選べ。
1 DNAトポイソメラーゼⅡ 2 DNAプライマーゼ
3 DNAヘリカーゼ 4 DNAポリメラーゼ 5 DNAリガーゼ

☐(22) 紫外線照射によって、DNA鎖上の隣接する塩基間で2量体化を引き起こす主たる塩基はどれか。1つ選べ。
1 アデニン 2 ウラシル 3 ヒポキサンチン 4 5-メチルシトシン
5 チミン

☐(23) DNAの自然変異において、シトシンの脱アミノ化反応で生成する塩基はどれか。1つ選べ。
1 アデニン 2 ウラシル 3 グアニン 4 シトシン 5 チミン

☐(24) DNAの複製の際に、間違って取り込まれたヌクレオチドを遊離させるエキソヌクレアーゼ活性をもつ酵素はどれか。1つ選べ。
1 DNAトポイソメラーゼ 2 DNAプライマーゼ
3 DNAヘリカーゼ 4 DNAポリメラーゼ 5 DNAリガーゼ

☐(25) 遺伝学的に、遺伝子多型が存在する頻度はどれか。1つ選べ。
1 0.1%以上 2 0.5%以上 3 1%以上 4 5%以上
5 10%以上

☐(26) SNPについて、正しいのはどれか。1つ選べ。
1 1個の塩基が挿入された遺伝子多型
2 1個の塩基が欠損した遺伝子多型
3 1個の塩基が置換された遺伝子多型
4 1個のアミノ酸残基が挿入されたタンパク質多型
5 1個のアミノ酸残基が欠損したタンパク質多型

《転写・翻訳》

☐(27) セントラルドグマを示す下図において、＊印の経路で行われる反応はどれか。1つ選べ。

DNA
↓ ＊
RNA
↓
タンパク質

1 逆転写
2 修復
3 転写
4 複製
5 翻訳

☐(28) 主に、mRNAの転写を触媒する酵素はどれか。1つ選べ。
1 RNAポリメラーゼⅠ 2 RNAポリメラーゼⅡ
3 RNAポリメラーゼⅢ 4 RNAポリメラーゼⅠとⅡ
5 RNAポリメラーゼⅠとⅢ

(21) 3

DNAの複製において、①DNAヘリカーゼが二本鎖DNAを一本鎖DNAに開く。②DNAプライマーゼがRNAプライマーを合成し、これを足場にしてDNAポリメラーゼがDNAを合成する。③DNAの切れ目をDNAリガーゼが連結させる。DNAトポイソメラーゼⅡは、複製の際に生じたDNAの歪みをDNAの切断・再結合により取り除く。

(22) 5

紫外線照射は、DNA鎖上の隣接したチミン塩基の2量体化(チミンダイマーの生成)を引き起こす。

紫外線の作用

紫外線	波長(nm)	生体に対する作用
UVA	310 ～ 390	メラニン色素沈着
UVB	290 ～ 310	ビタミンD_3の生成
UVC	290以下	チミン2量体の形成

(23) 2

DNAの自然変異において、シトシンに脱アミノ化反応が起こると、通常のDNAに存在しないウラシルが生成する。

(24) 4

DNAポリメラーゼは複製(DNA合成)を触媒する酵素だが、複製の際に間違って取り込まれたヌクレオチドを遊離させるエキソヌクレアーゼ活性(校正機能)も有する。

(25) 3

遺伝子多型は、人口1%以上の頻度で存在する遺伝子の変異であり、1個の塩基置換の場合もあれば10個前後の塩基が欠落している場合もある。

(26) 3

SNPとはsingle nucleotide polymorphism(一塩基多型)の略であり、DNA塩基配列のうち一塩基の置換がある遺伝子多型を意味する。SNPは薬物代謝酵素であるシトクロムP450に数多く発見されており、その頻度は民族間で異なる。

(27) 3

一般に、DNAの遺伝情報がmRNA合成を経由して(転写)、タンパク質に伝えられる(翻訳)流れをセントラルドグマとよぶ。DNAを鋳型として新たなDNAを合成する反応(複製)もセントラルドグマに入れることがある。

(28) 2

tRNA、rRNAおよびmRNAは、異なるRNAポリメラーゼで転写される。RNAポリメラーゼⅠは主にrRNA、RNAポリメラーゼⅡは主にmRNA、RNAポリメラーゼⅢは主にtRNAをそれぞれ合成する。

☐(29) 転写因子として機能するのはどれか。1つ選べ。

1 エンハンサー　2 オペレーター　3 核受容体
4 サイレンサー　5 プロモーター

☐(30) 図は、真核生物においてDNA上の遺伝子からタンパク質が作られるまでの過程を示している。矢印 ア で示す反応はどれ。1つ選べ。 **107-13**

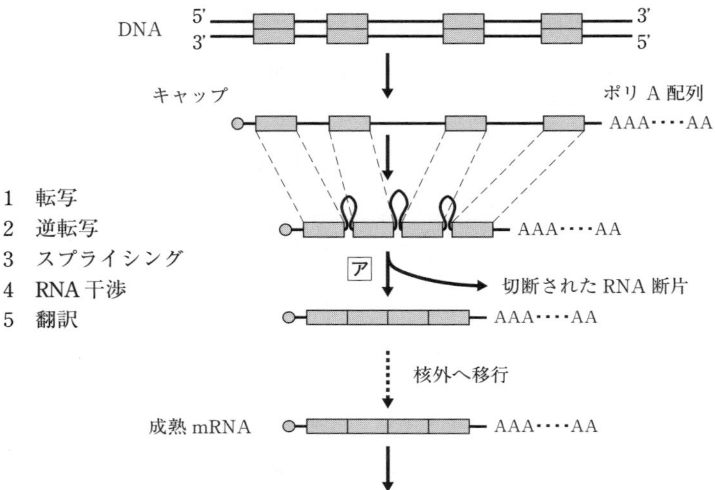

1 転写
2 逆転写
3 スプライシング
4 RNA干渉
5 翻訳

☐(31) タンパク質合成を触媒するRNAはどれか。1つ選べ。

1 アミノアシルtRNA　2 mRNA　3 tRNA　4 rRNA
5 snRNA

☐(32) リボソームが関与する反応はどれか。1つ選べ。

1 逆転写　2 転写　3 複製　4 プロセシング　5 翻訳

☐(33) 真核細胞におけるメッセンジャーRNA（mRNA）の開始コドンに対応するアミノ酸はどれか。1つ選べ。 **99-14**

1 L-トリプトファン　2 L-アラニン　3 L-グルタミン酸
4 L-メチオニン　5 L-ヒスチジン

☐(34) 翻訳過程において、リボソームへアミノ酸を運ぶ役割を担うRNAはどれか。1つ選べ。 **101-13**

1 rRNA（リボソームRNA）
2 tRNA（トランスファーRNA）
3 mRNA（メッセンジャーRNA）
4 miRNA（マイクロRNA）
5 siRNA（低分子干渉RNA）

(29) 3

ステロイドホルモン（エストロゲンやグルココルチコイド）は、細胞膜を透過して細胞質に存在する核受容体と結合する。ステロイドホルモンと核受容体の複合体が核内に移行すると、DNA上のエンハンサーに結合し、特定の遺伝子の転写を亢進させる。

(30) 3

真核生物の転写は、RNAポリメラーゼによって鋳型DNAと相補的な塩基配列をもつRNA鎖（pre−mRNA）が形成されることに始まり、このpre−mRNAがプロセシングを受けて成熟mRNAとなるまでをいう。プロセシングは5'側にキャップ構造の付加、3'側にアデニン（A）が連続したポリA配列の付加、そののちスプライシングによるタンパク質のアミノ酸配列の情報を含まないイントロンの除去（リボヌクレアーゼが関与）とタンパク質のアミノ酸配列の情報をもつエクソン（図の四角に相当）部分の接合が行われる過程である。

(31) 4

リボソームの構成成分であるrRNAは、タンパク質合成を触媒する。タンパク質合成の際に、mRNAとアミノアシルtRNAもリボソームに結合するが、どちらも触媒作用をもたない。mRNAは、タンパク質合成の鋳型となる。アミノアシルtRNAは、リボソームにアミノ酸を運ぶ。snRNAは、スプライシングを触媒する。

(32) 5

リボソームは、タンパク質合成（翻訳）を行う細胞内小器官であり、大小2個のサブユニットから構成されている（真核生物では、大サブユニットが60S、小サブユニットが40S、両者の複合体が80S）。

(33) 4

真核細胞の開始コドンはAUGであり、これに対応するアミノ酸はL−メチオニンである。多くのアミノ酸は複数のコドンを有するが、メチオニンとトリプトファンは、コードするコドンが1つしかない。

(34) 2

rRNAはタンパク質合成時に、mRNAは転写反応時に関与している。4は以前stRNAと呼ばれていた短鎖RNAで、タンパク質へ翻訳されない非コーディングRNAである。siRNAは低分子二本鎖RNAで、RNA干渉と呼ばれる現象に関与する。

《組換え DNA》

□(35) 転写された mRNA を鋳型とした翻訳により合成されたタンパク質を確認する方法はどれか。1つ選べ。
1 ウエスタンブロット法　2 サザンブロット法
3 ジデオキシ法　4 ノーザンブロット法　5 PCR 法

□(36) DNA における特定の塩基配列を切断する酵素はどれか。1つ選べ。
1 DNA ヘリカーゼ　2 DNA ポリメラーゼ　3 DNA リガーゼ
4 制限酵素　5 トポイソメラーゼ

□(37) 遺伝子操作で用いられるベクターの本体はどれか。1つ選べ。
1 脂質　2 糖質　3 タンパク質　4 DNA　5 RNA

□(38) 相補的 DNA（cDNA）を合成するときの鋳型となる RNA はどれか。1つ選べ。
1 アミノアシル tRNA　2 mRNA　3 rRNA
4 snRNA　5 tRNA

□(39) 相補的 DNA（cDNA）を合成する酵素はどれか。1つ選べ。
1 制限酵素　2 逆転写酵素　3 DNA プライマーゼ
4 DNA ヘリカーゼ　5 DNA リガーゼ

□(40) 染色体 DNA の全断片をベクターに結合した組換え体の集合はどれか。1つ選べ。
1 ゲノム DNA ライブラリー　2 ゲノム DNA
3 バクテリオファージ　4 cDNA　5 cDNA ライブラリー

□(41) PCR（polymerase chain reaction）法で利用<u>されない</u>のはどれか。1つ選べ。
1 2種のプライマー　2 cDNA　3 mRNA
4 4種類の 2′-デオキシリボヌクレオシド三リン酸
5 熱耐性 DNA ポリメラーゼ

□(42) PCR（polymerase chain reaction）法で使われるヌクレオチドはどれか。1つ選べ。
1 ヌクレオシド二リン酸　2 ヌクレオシド三リン酸
3 2′-デオキシリボヌクレオシド二リン酸
4 2′-デオキシリボヌクレオシド三リン酸
5 2′, 3′-ジデオキシリボヌクレオシド三リン酸

(35) 1

転写反応では、RNA ポリメラーゼが DNA を鋳型として RNA 合成を行う。生成した RNA の確認は、ノーザンブロット法を用いる。ウエスタンブロット法はタンパク質、サザンブロット法は DNA を確認する方法であり、ジデオキシ法は DNA の塩基配列を決定する方法で、PCR 法は DNA の特定領域を増幅させる方法である。

(36) 4

ベクター（DNA の運び屋：プラスミドやバクテリオファージ）に外来 DNA を組込むとき、ベクターと外来 DNA を同じ制限酵素（DNA の特異的塩基配列を切断する酵素）で切断する。次いで、DNA リガーゼ（二本鎖 DNA 同士を結合させる酵素）でベクターと外来 DNA を結合させる。

(37) 4

ベクターの本体は二本鎖 DNA であり、ベクターとしてプラスミド（短い DNA の運搬）、バクテリオファージ（長い DNA の運搬）などが用いられている。

(38) 2

cDNA は、相補的 DNA（complementary DNA）の省略記号であり、mRNA を鋳型として逆転写酵素により合成される。したがって、cDNA には遺伝子のエキソン部分だけが含まれる（＝イントロン部分は含まれない）。

(39) 2

cDNA は、mRNA を鋳型として RNA 依存的 DNA ポリメラーゼ（逆転写酵素）により合成される。

(40) 1

遺伝子ライブラリー（別名：ゲノム DNA ライブラリー）は、染色体 DNA の全断片をベクターに結合した組換え体の集合である。すなわち、ゲノム DNA を制限酵素で切断し、その断片をベクターとなる λ ファージに結合させる。このファージ DNA 群が遺伝子ライブラリーである。

(41) 3

PCR 法に用いられる鋳型は、mRNA ではなく、DNA（cDNA やゲノム DNA）である。DNA の配列のうち、2 種のプライマーで挟まれた特定領域が増幅される。この反応を触媒するのが、熱耐性 DNA ポリメラーゼであり、基質として 4 種類の 2'-デオキシリボヌクレオシド三リン酸（dATP、dCTP、dGTP、dTTP）が使われる。

(42) 4

PCR 法は、DNA を増幅させる方法なので、4 種類の 2'-デオキシリボヌクレオシド三リン酸（dATP、dCTP、dGTP、dTTP）が基質として使われる。

□ (43) 逆転写酵素はどれか。1つ選べ。

1 RNA依存的DNAポリメラーゼ　2 DNA依存的DNAポリメラーゼ
3 RNAポリメラーゼ　4 エキソヌクレアーゼ
5 エンドヌクレアーゼ

□ (44) 逆転写酵素の作用によって生成するのはどれか。1つ選べ。

1 ゲノムDNA　2 cDNA　3 mRNA
4 rRNA　5 tRNA

□ (45) DNAの塩基配列を決定する方法はどれか。1つ選べ。

1 ウエスタンブロット法
2 サザンブロット法
3 ジデオキシ法（サンガー法）
4 ノーザンブロット法
5 マイクロインジェクション法

□ (46) 細胞における特定のDNAを検出する方法はどれか。1つ選べ。

1 ウエスタンブロット法
2 サザンブロット法
3 ジデオキシ法（サンガー法）
4 ノーザンブロット法
5 マイクロインジェクション法

□ (47) 細胞における特定のRNAを検出する方法はどれか。1つ選べ。

1 ウエスタンブロット法
2 サザンブロット法
3 ジデオキシ法（サンガー法）
4 ノーザンブロット法
5 マイクロインジェクション法

□ (48) ES細胞の由来はどれか。1つ選べ。

1 胸腺　2 骨髄　3 臍帯血　4 受精卵　5 脾臓

□ (49) DNAを動物細胞に直接導入して、特定遺伝子を発現させる方法はどれか。1つ選べ。

1 ウエスタンブロット法　2 サザンブロット法
3 ノーザンブロット法　4 マイクロインジェクション法
5 RNA干渉（RNAi）

物理 化学 生物 衛生

(43) 1

逆転写酵素（RNA依存的DNAポリメラーゼ）は、mRNAを鋳型としてDNAを合成する。生成したDNAは、相補的DNA（cDNA）とよばれる。DNA依存的DNAポリメラーゼは複製を触媒し、RNAポリメラーゼは転写を触媒する。エキソヌクレアーゼは核酸を端から切断し、エンドヌクレアーゼは核酸を内側から切断する。

(44) 2

逆転写酵素は、mRNAを鋳型としてcDNAを合成する酵素である。

(45) 3

1 × 特定のタンパク質を検出する方法。
2 × 特定のDNAを検出する方法。
3 ○ 2′, 3′−ジデオキシヌクレオシド三リン酸でDNAの伸長反応を停止させて、DNA塩基配列を決定する方法。
4 × 特定のRNAを検出する方法。
5 × DNAを動物細胞に直接導入して遺伝子を発現させる方法。

(46) 2

サザンブロット法は、細胞における特定のDNAを検出する方法である。①ゲノムDNAを制限酵素で切断、②電気泳動でDNA断片を分離、③DNA断片をニトロセルロース膜へ移動（ブロッティング）、④蛍光物質または放射物質で標識したDNAプローブを添加し（ハイブリダイゼーション）、特定のDNAを検出する。

(47) 4

ノーザンブロット法は、細胞における特定のRNAを検出する方法である。①組織または細胞から抽出したRNAを電気泳動で分離、②RNAをニトロセルロース膜へ移動（ブロッティング）、③蛍光物質または放射物質で標識したRNAもしくはDNAプローブを添加し（ハイブリダイゼーション）、特定のRNAを検出する。

(48) 4

ヒトの受精卵は卵割を繰り返して、約100個の細胞からなる胚盤胞とよばれる状態になる。この胚には内部細胞塊とよばれる細胞集団があり、これを*in vitro*で培養したものがES細胞（胚性幹細胞）である。このES細胞は、あらゆる細胞に分化できる。

(49) 4

マイクロインジェクション法は、微小なガラス針で動物細胞の核に外来DNAを直接導入して、特定の遺伝子を発現させる方法である。

☐(50) 特定遺伝子の発現レベルを抑制させる方法はどれか。1つ選べ。

1　ウエスタンブロット法　　2　サザンブロット法
3　ノーザンブロット法　　4　マイクロインジェクション法
5　RNA 干渉（RNAi）

☐(51) ノックアウト動物の作製に必要な技術はどれか。1つ選べ。

1　ウエスタンブロット法
2　標的遺伝子組換え法
3　サンガー法
4　ノーザンブロット法
5　RNA 干渉（RNAi）

(50) 5

RNA 干渉は、特定の mRNA の発現を抑制する方法である。細胞に特定の mRNA と相補的な RNA を産生するベクターを導入すると、細胞内で二本鎖 RNA が形成する。その二本鎖 RNA は、酵素複合体（RISC）により速やかに切断されるので、mRNA の発現レベルは抑制される。

(51) 2

標的遺伝子組換え法（ジーンターゲティング法）は、① ES 細胞の特定遺伝子を変異遺伝子に置換え、②その ES 細胞を正常マウスの初期胚に導入する方法である。この方法で生まれたマウスのうち、生殖細胞に変異遺伝子をもつマウス間で交配させると、目的遺伝子の機能が完全に破壊されたマウス（ジーンノックアウト動物）が得られる。

Ⓔ生体エネルギーと生命活動を支える代謝系

《ATP の産生と糖質代謝》

☐(1) 嫌気的条件下において、乳酸発酵によりピルビン酸が乳酸に還元されるとき、酸化されて再生する補酵素はどれか。1つ選べ。
1 チアミンピロリン酸（TPP）
2 フラビンアデニンジヌクレオチド（FAD）
3 ニコチンアミドアデニンジヌクレオチド（NAD^+）
4 ニコチンアミドアデニンジヌクレオチドリン酸（$NADP^+$）
5 テトラヒドロ葉酸（THF）

☐(2) 解糖系に関する記述のうち、正しいのはどれか。1つ選べ。
1 解糖系は、細胞質と一部ミトコンドリアに存在する。
2 この反応系は酸素を必要とする。
3 ATP 産生には関与していない。
4 ヘキソキナーゼは、解糖系の酵素である。
5 解糖系は、すべて可逆的な反応である。

☐(3) 次の細胞内に存在するもののうち、クエン酸回路が存在するのはどれか。1つ選べ。
1 細胞質　2 小胞体　3 リソソーム　4 ペルオキシソーム
5 ミトコンドリア

☐(4) クエン酸回路において、オキサロ酢酸と反応しクエン酸を生成する化合物はどれか。1つ選べ。
1 グルコース　2 ピルビン酸　3 リンゴ酸　4 アセチル CoA
5 イソクエン酸

☐(5) 糖新生によるグルコース生成に利用できない物質はどれか。1つ選べ。
1 アラニン　2 ロイシン　3 グリシン　4 アスパラギン酸
5 オキサロ酢酸

《脂質代謝》

☐(6) 食事を摂取しない場合でも、ヒト体内で合成される不飽和脂肪酸はどれか。1つ選べ。
1 アラキドン酸　2 エイコサペンタエン酸（EPA）　3 オレイン酸
4 リノール酸　5 α-リノレン酸

物理 化学 生物 衛生

(1) 3

グルコースが解糖系によりピルビン酸に至る過程で、補酵素のNAD^+は還元されてNADHとなり、細胞質に蓄積する。好気的条件下では、ミトコンドリアの電子伝達系が働き、NADHは電子を伝達する過程で酸化されてNAD^+に再生する系と連動しているため、細胞質内のNAD^+とNADHは均衡が保たれる。しかし、嫌気的条件下では電子伝達系が機能せず、NAD^+が再生できない。そこで、解糖系はピルビン酸を乳酸に還元する反応過程でNADHを還元剤として利用して、NAD^+を再生している。

(2) 4

1 × 解糖系は、すべて細胞質内に存在している。
2 × 解糖系は酸素を必要とせず、嫌気的条件でも進行する。
3 × 解糖系はATPの消費を伴いながらATP生成も行う。収支、計2モルのATPを産生する。
4 ○ 解糖系の最初の反応、グルコース → グルコース6−リン酸の反応を触媒する。
5 × 解糖系は、3つの不可逆な反応部分を含む。

(3) 5

クエン酸回路は、ミトコンドリア二重膜の内側、マトリックスに存在している。解糖系とペントースリン酸経路は細胞質に、糖新生経路はミトコンドリア内と細胞質を利用している。

(4) 4

クエン酸回路は、糖・脂肪酸・アミノ酸などの炭素骨格を最終的に完全酸化する代謝回路である。糖・脂肪酸・アミノ酸などから生じたアセチルCoAがオキサロ酢酸と縮合してクエン酸を生じる。クエン酸は順次、イソクエン酸 → 2−オキソグルタル酸 → スクシニルCoA → コハク酸 → フマル酸 → リンゴ酸 → オキサロ酢酸へ代謝される。これがクエン酸回路である。グルコースは解糖系で2分子のピルビン酸に代謝され、ピルビン酸はピルビン酸デヒドロゲナーゼによってアセチルCoAとなり、クエン酸回路へ入る。

(5) 2

糖原性アミノ酸は糖新生経路によってグルコースへと変換されるが、ケト原性アミノ酸は利用できない。ケト原性アミノ酸はロイシンとリジンが知られている。また、ケト原性と糖原性の両方に利用されるアミノ酸として、イソロイシン、フェニルアラニン、チロシン、トリプトファンがある。

(6) 3

オレイン酸は、ヒト体内で飽和脂肪酸のステアリン酸から合成される不飽和脂肪酸である。リノール酸とα−リノレン酸はヒト体内で合成されないので、必須脂肪酸とよばれる。アラキドン酸は食事から摂取したリノール酸から合成され、エイコサペンタエン酸も食事から摂取したα−リノレン酸から合成することができる。

☐(7) 脂肪酸がミトコンドリア内膜を通過するときに必要な因子はどれか。1つ選べ。

1 オルニチン　2 シトルリン　3 アルギニン　4 カルニチン
5 グルタミン

☐(8) コレステロールの合成開始時の基質はどれか。1つ選べ。

1 アセチル CoA　2 コール酸　3 コレカルシフェロール
4 メバロン酸　5 HMG−CoA

☐(9) コレステロールから合成されるホルモンはどれか。1つ選べ。

1 インスリン　2 エストラジオール　3 アドレナリン
4 グルカゴン　5 チロキシン

☐(10) 末梢組織から肝臓へのコレステロールの輸送を主として担う血漿リポタンパク質はどれか。1つ選べ。 **104-12**

1 キロミクロン
2 超低密度リポタンパク質（VLDL）
3 中間密度リポタンパク質（IDL）
4 低密度リポタンパク質（LDL）
5 高密度リポタンパク質（HDL）

《飢餓状態と飽食状態》

☐(11) 絶食状態において、肝臓あるいは血中で増加するのはどれか。1つ選べ。

1 肝臓のグリコーゲン　2 肝臓の乳酸　3 血中のケトン体
4 血糖値　5 インスリンの分泌

☐(12) 動物における貯蔵多糖はどれか。1つ選べ。

1 アミロース　2 アミロペクチン　3 グリコーゲン
4 セルロース　5 デンプン

☐(13) 動物組織では、余剰のグルコースをグリコーゲンとして貯蔵している。グリコーゲンを主に貯蔵している組織は次のどれか。1つ選べ。

1 心臓　2 肝臓　3 膵臓　4 腎臓　5 脾臓

(7) 4

カルニチンはアミノ酸誘導体の一種である。ミトコンドリア外膜をアシルCoAとして通過してきた脂肪酸（アシル基）を受け取り、アシルカルニチンの形でミトコンドリア内膜を通過して、ミトコンドリアマトリックス内へ脂肪酸を運搬する役割を果たしている。

(8) 1

コレステロールは、生体内でアセチルCoAからHMG−CoA、メバロン酸などの中間代謝物を経て合成される。コレカルシフェロール（ビタミンD_3）とコール酸は、コレステロールから合成される。

(9) 2

エストラジオール（女性ホルモン）、テストステロン（男性ホルモン）やグルココルチコイドなどが、コレステロールから合成されるホルモンである。インスリンとグルカゴンはペプチド性ホルモンであり、アドレナリンとチロキシンはアミノ酸誘導体ホルモンである。

(10) 5

選択肢にある5種類の血漿リポタンパク質のうち、末梢組織から肝臓に向かう脂質輸送機能をもつのはキロミクロンとHDLである。キロミクロンは腸管から吸収された脂質を輸送するリポタンパク質で、輸送される脂質は中性脂質が主である。一方HDLは、末梢細胞から余剰のコレステロールを引き抜き、肝臓に輸送する機能をもつ。

(11) 3

1 ×　肝グリコーゲンは分解されて、エネルギー供給に利用される。

2 ×　乳酸はピルビン酸に変換され、糖新生に利用されるため、減少する。

3 ○　絶食時には、脂肪酸のβ酸化によりアセチルCoAが生成される。しかしオキサロ酢酸供給不足によりクエン酸回路の回転率は低下し、過剰のアセチルCoAがケトン体となる。

4 ×　肝グリコーゲン分解により、血糖値は低値に維持される。

5 ×　血糖値は一定レベルを保ち、インスリン分泌は起こらない。

(12) 3

グリコーゲンは、動物の貯蔵多糖。デンプンはアミロースとアミロペクチンから構成され、植物の貯蔵多糖。セルロースは、植物の構造多糖である。

(13) 2

グリコーゲンは貯蔵多糖としてあらゆる細胞に分布しているが、特に肝臓と筋肉に多く貯蔵されている。筋肉のグリコーゲンは、好気的あるいは嫌気的条件下で分解・代謝されて、筋収縮のエネルギー供給源となる。一方、肝臓のグリコーゲンは、食餌性のグルコースが利用できないとき、他の組織のための生体エネルギー源となっている。

□(14) 余剰エネルギーの貯蔵物質はどれか。1つ選べ。

1 アセチル CoA　2 グルコース　3 コレステロール
4 トリアシルグリセロール（トリグリセリド）　5 リン脂質

《その他の代謝系》

□(15) 尿素サイクルが存在する臓器はどれか。1つ選べ。

1 肝臓　2 小腸　3 腎臓　4 大腸　5 脾臓

□(16) 尿素サイクルにおいて、尿素とオルニチンに変換されるアミノ酸はどれか。1つ選べ。

1 アスパラギン酸　2 アルギニン　3 グルタミン酸
4 セリン　5 トリプトファン

□(17) 尿素回路に直接関与しない物質はどれか。1つ選べ。

1 シトルリン　2 オルニチン　3 グルタミン　4 アルギニン
5 アルギニノコハク酸

□(18) 尿素回路の代謝中間体であるオルニチンはどれか。1つ選べ。 **107-12**

1 H_2N COOH H NH_2　2 H_2N COOH

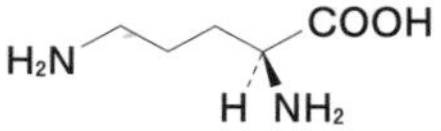

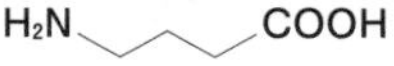

3 NH H_2N N H COOH H NH_2　4 O H_2N NH_2　5 H N H N O O HN N H O

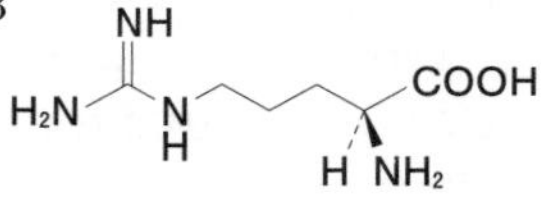

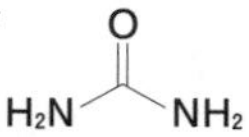

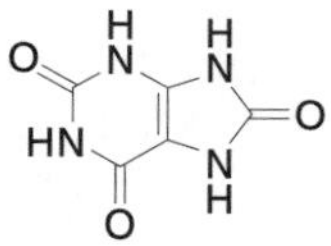

□(19) ヒトにおいて、プリンヌクレオチドの最終代謝産物はどれか。1つ選べ。

1 イノシン　2 キサンチン　3 尿酸　4 尿素
5 ヒポキサンチン

□(20) デオキシウリジル酸から直接合成されるヌクレオチドはどれか。1つ選べ。

1 デオキシアデニル酸（dAMP）　2 デオキシイノシン酸（dIMP）
3 デオキシグアニル酸（dGMP）　4 デオキシシチジル酸（dCMP）
5 デオキシチミジル酸（dTMP）

(14) 4

余剰のエネルギーは、まずグリコーゲンとして肝臓や筋肉に蓄えられる。グリコーゲンの貯蔵が飽和状態になると、糖代謝の中間体であるグリセロール 3–リン酸やアセチル CoA 由来の脂肪酸からトリグリセリドが合成されて、主に白色脂肪細胞組織に蓄積される。

(15) 1

アミノ酸の酸化的脱アミノ反応で生成したアンモニアは、肝臓のミトコンドリアと細胞質に存在する尿素サイクルによって無毒な尿素に変換され、尿中に排泄される。

(16) 2

尿素サイクルにおいて、アルギニンは尿素とオルニチンに変換される。尿素は尿中に排泄され、オルニチンはカルバモイルリン酸と反応してシトルリンに変換される。

(17) 3

尿素回路では、まずアンモニアと二酸化炭素から生成したカルバモイルリン酸とオルニチンが反応してシトルリンが生成する。シトルリンはアスパラギン酸と反応してアルギニノコハク酸となり、フマル酸を遊離してアルギニンとなって、最後にオルニチンと尿素を生成する。

(18) 1

尿素サイクルは、生体で発生したアンモニアがカルバモイルリン酸としてオルニチンに組み込まれてシトルリンとなったのちにアルギニンに変化し、最終的にはアルギニンの末端グアニジノ基から尿素が脱離してオルニチンに戻る回路である。オルニチンはアルギニンと同じく骨格炭素数 5 の α–アミノ酸でアルギニンとの違いはグアニジノ基の有無であるから、オルニチンは 1、アルギニンは 3。2 は γ–アミノ酪酸（GABA)、4 は尿素、5 は尿酸である。

(19) 3

尿酸は、ヒトを含む霊長類では、プリンヌクレオチドの最終代謝産物である。プリンヌクレオチドの AMP は、アデノシン、イノシン、ヒポキサンチン、キサンチンを経由して尿酸になる。

(20) 5

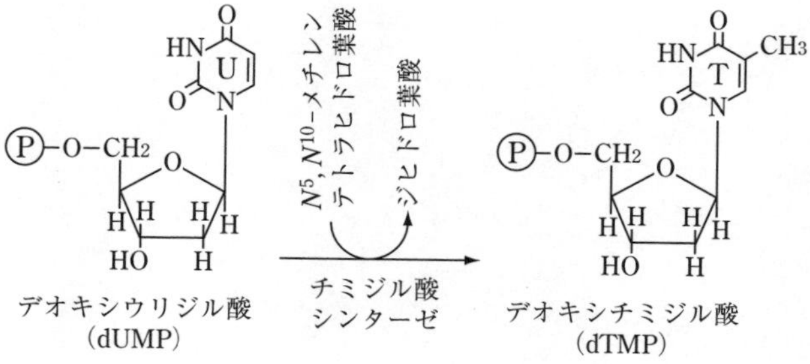

N^5,N^{10}–メチレンテトラヒドロ葉酸 → ジヒドロ葉酸

デオキシウリジル酸 (dUMP) → [チミジル酸シンターゼ] → デオキシチミジル酸 (dTMP)

☐ (21) ヌクレオチドのピリミジン骨格の *de novo* 合成に利用されるアミノ酸はどれか。1つ選べ。 **100-14**

1 L-メチオニン　　2 L-チロシン　　3 L-バリン
4 L-アスパラギン酸　　5 L-トリプトファン

☐ (22) NADPH を産生する経路はどれか。1つ選べ。

1 クエン酸回路　　2 解糖系　　3 糖新生　　4 尿素回路
5 ペントースリン酸経路

(21) 4

ピリミジン骨格の *de novo* 合成には、L-グルタミンとL-アスパラギン酸が関与しており、まずピリミジン環ができる。そのピリミジン環にホスホリボシルピロリン酸（PRPP）が結合してピリミジンヌクレオチドが生成される。プリン骨格の場合は、L-グルタミン、L-アスパラギン酸に加えてL-グリシンも必要であり、最初からPRPPを土台にしてプリンヌクレオチドが作り上げられるため、プリン環が単独で作られるわけではない。

(22) 5

1～3　×　糖代謝の中でNADPHとリボース5'-リン酸を生成するのは、ペントースリン酸経路のみ。クエン酸回路ではNADHが産生される。

4　×　尿素を産生する経路であり、体内の窒素を処理している。

5　○　NADPHとリボース5'-リン酸を生成する。

❻細胞間コミュニケーションと細胞内情報伝達

《細胞内情報伝達》

□(1) インスリン受容体によってリン酸化される標的タンパク質のアミノ酸残基はどれか。1つ選べ。

1 アラニン　2 セリン　3 トレオニン　4 チロシン
5 フェニルアラニン

□(2) 7回膜貫通型受容体に結合するリガンドはどれか。1つ選べ。

1 インスリン　2 インターロイキン−1（IL−1）
3 インターロイキン−8（IL−8）　4 インターフェロン−α（IFN−α）
5 腫瘍壊死因子−α（TNF−α）

□(3) グルカゴンが誘導するセカンドメッセンジャーはどれか。1つ選べ。

1 イノシトール三リン酸（IP_3）　2 カルシウムイオン
3 サイクリックAMP（cAMP）　4 サイクリックGMP（cGMP）
5 ジアシルグリセロール（DG）

□(4) アデニル酸シクラーゼを活性化するGタンパク質はどれか。1つ選べ。

1 Gi　2 Go　3 Gq　4 Gs　5 Ras

□(5) サイクリックAMP（cAMP）の結合により活性化されるリン酸化酵素はどれか。1つ選べ。**108-14**

1 アデニル酸シクラーゼ
2 cAMPホスホジエステラーゼ（PDE Ⅲ）
3 プロテインキナーゼA
4 プロテインキナーゼB（Akt）
5 プロテインキナーゼC

□(6) 核受容体に結合するホルモンはどれか。1つ選べ。

1 エストロゲン　2 アドレナリン　3 グルカゴン
4 成長ホルモン　5 副甲状腺ホルモン

(1) 4

チロシンはフェノール性ヒドロキシ基、セリンおよびトレオニンはアルコール性ヒドロキシ基を分子内にもつ。キナーゼは、タンパク質中のこれらのアミノ酸のヒドロキシ基をリン酸化する酵素である。インスリン受容体の細胞内領域には、タンパク質のチロシン残基をリン酸化するプロテインキナーゼ活性が存在する。

(2) 3

一般に、サイトカインは1回膜貫通型受容体を介して細胞内情報伝達を惹起する。一方、IL–8などのケモカインは7回膜貫通型受容体を介して細胞内情報伝達を惹起する。

(3) 3

グルカゴンが肝細胞の膜受容体に結合すると、アデニル酸シクラーゼの活性化を介してATPからセカンドメッセンジャーのcAMPが生成する。細胞内cAMP濃度が上昇すると、A–キナーゼの活性化、ホスホリラーゼのリン酸化・活性化を介してグリコーゲンの分解が起こる。

(4) 4

一般に、7回膜貫通型受容体は三量体Gタンパク質を介して細胞内情報伝達を惹起する。Gsはアデニル酸シクラーゼを活性化するのに対し、Giは阻害する。GqはホスホリパーゼCを活性化し、2つのセカンドメッセンジャー（イノシトール三リン酸とジアシルグリセロール）を産生させる。Rasは、低分子量Gタンパク質である。

(5) 3

アデニル酸シクラーゼはリン酸化酵素ではなく、ATPを3', 5'–環状AMPとピロリン酸へ変換する。PDE Ⅲはリン酸化酵素ではなく、cAMPを加水分解して5'–AMPとする。3、4、5はいずれもリン酸化酵素（キナーゼ）であるが、cAMPで活性化されるのはプロテインキナーゼAである。Aktは、ホスファチジルイノシトール依存性プロテインキナーゼ（PDK）、mTORによるリン酸化を受けて活性化される。プロテインキナーゼCは、ホスホリパーゼCを介するシグナル伝達系で生成したジアシルグリセロール、及び細胞内Ca濃度上昇によって活性化される。

(6) 1

エストロゲンなどのステロイドホルモンは、細胞膜を透過して、細胞質に存在する核受容体に結合する。この複合体は核内に移行し、特定の遺伝子の転写を調節する。一方、グルカゴン、成長ホルモン、副甲状腺ホルモンなどのペプチド性ホルモンやアドレナリンなどのアミノ酸誘導体ホルモンは、いずれも細胞膜表面の受容体に結合する。

《細胞間コミュニケーション》

☐(7) 次の上皮の接着構造のうち、イオンや低分子物質が通り抜ける一種の細胞間チャネルを形成しているのはどれか。1つ選べ。

1　密着（閉鎖）結合　　2　接着結合　　3　デスモソーム（接着斑）
4　ギャップ結合　　5　ヘミデスモソーム（半接着斑）

☐(8) 次の細胞接着分子のうち、ホモフィリックな結合を行うのはどれか。1つ選べ。

1　E−カドヘリン　　2　E−セレクチン　　3　インテグリン
4　ICAM−1　　5　VCAM−1

☐(9) 次の細胞外マトリックス分子のうち、3本のポリペプチド鎖が絡み合った三重らせん構造をとるのはどれか。1つ選べ。

1　エラスチン　　2　コラーゲン　　3　ヒアルロン酸
4　プロテオグリカン　　5　ラミニン

☐(10) 上皮細胞と基底膜の細胞外マトリックス分子を結合できる接着分子はどれか。1つ選べ。

1　アクチン　　2　チューブリン　　3　インテグリン
4　アルブミン　　5　コラーゲン

☐(11) 細胞外マトリックス成分について、正しいのはどれか。1つ選べ。

1　主に可溶性の線維性タンパク質からなる。
2　コラーゲンは、結合組織を構成する主要なタンパク質ではない。
3　エラスチンは、弾性線維を形成する。
4　プロテオグリカンは、線維成分である。
5　接着性糖タンパク質の糖鎖は、比較的長い直鎖型である。

(7) 4

密着結合は、物質の移動を制限するバリヤー機能をもつ。接着結合は細胞の周囲を取り囲むようにベルト状に存在し、接着斑は円盤状の構造が点在している。半接着斑は、上皮細胞と細胞外マトリックス（特に基底膜）をつなげている。ギャップ結合は、コネキシンというタンパク質の六量体（コネクソン）が結合し、細胞質間をつなぐ管腔を形成する。

(8) 1

ホモフィリックな結合は同種の細胞が同種の接着因子を用いて接着する場合で、カドヘリンやNCAMなどがあてはまる。他のほとんどの接着因子は互いに異なる接着分子を用いるヘテロフィリックな接着である。E−セレクチンは、糖鎖と結合する。インテグリンは膜貫通型糖タンパク質で、細胞外マトリックスタンパク質や細胞内のアクチンなど細胞骨格と結合する。細胞接着分子−1(ICAM−1)、血管細胞接着分子−1（VCAM−1）は免疫グロブリンスーパーファミリーに属し、インテグリンなど多くのリガンドと結合する。

(9) 2

エラスチンは動脈、腱に多く、ペプチド鎖間の多くの架橋構造が弾性を示す。ヒアルロン酸は、*N*−アセチル−D−グルコサミンとD−グルクロン酸が交互に結合した直鎖状グリコサミノグリカンである。プロテオグリカンは、コアとなるポリペプチド鎖に多くの糖鎖（グリコサミノグリカン）が結合したブラシ様の構造をもつ。ラミニンは3本のポリペプチド（α、β、γ）が十字架のように会合した構造をとる。コラーゲンは細胞外マトリックスの主要構成成分で、ヒトでは全タンパク質の3分の1以上を占めている。

(10) 3

1 × 球状のタンパク質で、数珠状に繋がってフィラメントを形成する。細胞内骨格の1つである。

2 × 微小管を構成するタンパク質で、細胞内での輸送や構造の局在化に関与している。

4 × 血漿中で多種多様なタンパク質と結合することができる重要な輸送タンパク質の1つであり、肝臓で合成される。

5 × 結合組織を構成する主要な線維性タンパク質であり、皮膚や骨等の構造の維持に重要な役割を果たしている。

(11) 3

細胞外マトリックス中の線維性タンパク質は、コラーゲンやエラスチンなどの不溶性線維性タンパク質である。コラーゲンは結合組織を構成する主要なタンパク質成分で線維を形成する。プロテオグリカンは線維間マトリックス成分であり、クッションや潤滑剤としての作用をもつ。接着性糖タンパク質の糖鎖は約15残基以内と比較的短く分岐もある。生体組織の細胞外に広く分布し、線維性タンパク質やプロテオグリカン分子への結合能をもつ。

Ⓖ細胞の分裂と死

《細胞増殖の基本》

☐ (1) 次の現象のうち、体細胞分裂の細胞分裂後期に起こるのはどれか。1つ選べ。

1 DNAの複製　2 核膜の消失　3 クロマチンの凝縮
4 姉妹染色分体の分離　5 細胞質分裂

☐ (2) 体細胞分裂の細胞周期として、正しいのはどれか。1つ選べ。

1 G_1期→M期→G_2期→S期→G_1期
2 G_1期→S期→M期→G_2期→G_1期
3 G_1期→S期→G_2期→M期→G_1期
4 G_1期→M期→S期→G_2期→G_1期
5 G_1期→G_2期→S期→M期→G_1期

☐ (3) 図は、細胞分裂後期にある細胞の様子を示している。図中のAで示された構造体はどれ。1つ選べ。 **107-14**

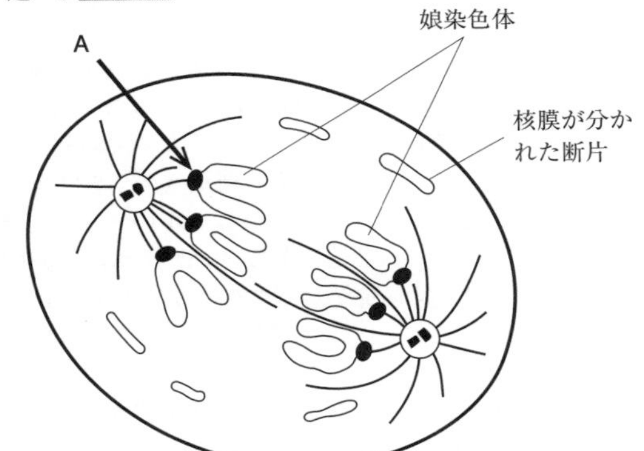

1 紡錘体
2 中心体
3 核小体
4 動原体
5 収縮環

☐ (4) 胚性幹細胞（ES細胞）の樹立に用いられるのはどれか。1つ選べ。 **105-14**

1 精子　2 原始卵胞　3 造血幹細胞
4 皮膚の線維芽細胞　5 初期胚の内部細胞塊

☐ (5) 次の現象のうち、アポトーシスで観察されるのはどれか。1つ選べ。

1 細胞の膨潤　2 細胞内小器官の膨大　3 細胞内容物の流出
4 細胞膜の破壊　5 核の断片化

☐ (6) 次の細胞の性質のうち、がん細胞の特徴とされるのはどれか。1つ選べ。

1 増殖の接触阻止能　2 増殖の足場依存性　3 有限分裂寿命
4 アポトーシス　5 浸潤・転移

(1) 4

核内でのDNAの複製は間期に行われる。分裂前期にクロマチンの凝縮、核膜の消失が始まり、中期にこれが完了し、染色体が形成されて、細胞中心部（赤道面）に整列する。後期に染色体の動原体に紡錘糸が結合して、姉妹染色分体が分離しながら両極に移動する。終期には再び核膜が形成されて、アクチンフィラメントの作用により、細胞質分裂が起こる。

(2) 3

体細胞分裂の細胞周期は、間期である G_1（gap1）期の後、S（synthesis）期でDNAの合成を行い、G_2（gap2）期に入る。有糸分裂期であるM（mitosis）期で細胞分裂した後、再び間期である G_1(gap1)期に入る。M期はさらに前期、中期、後期、終期に分けられる。

(3) 4

図中のＡは動原体（キネトコア）である。動原体は染色体の中央部のセントロメアで組み立てられる円盤状のタンパク質であり、紡錘体の微小管ポリマーと連結し、有糸分裂時に娘染色体を両極に向かって引き離す。

(4) 5

胚性幹細胞（embryonic stem cells：ES細胞）は、その名前が示す通り、動物の発生初期段階である胚盤胞期の胚の一部に属する内部細胞塊より作られる幹細胞の細胞株である。受精卵を用いる点で、山中伸弥博士らがヒト皮膚の線維芽細胞に遺伝子導入を行って樹立したinduced pluripotent stem cells（iPS細胞）とは異なっている。

(5) 5

細胞内小器官の膨大、細胞の膨潤、細胞膜の破壊、細胞内容物の流出は、ネクローシスの特徴である。アポトーシスでは、クロマチンの凝縮、DNAのヌクレオソーム単位での分解、核の断片化、細胞の萎縮などが認められる。このため、ネクローシスでは炎症反応を引き起こすのに対して、アポトーシスでは引き起こさない。

(6) 5

がん細胞は、正常細胞が培養系で保持している増殖の接触阻止能や足場依存性を喪失している。また、テロメラーゼ活性の増加などによりテロメアの短縮を抑えることで、分裂寿命の限界を回避し、無限増殖能をもつ。また、異常細胞を除去するための機構であるアポトーシスに対しても抵抗を示す。浸潤・転移能は、がん細胞の大きな特徴の1つである。

II 人体の成り立ちと生体機能の調節

Ⓐ人体の成り立ち

《遺伝と発生》

□(1) 外胚葉を主な起源とする器官はどれか。1つ選べ。 100-12
1 骨　2 心臓　3 肺　4 大腸　5 脊髄

□(2) 形態形成に関する記述のうち、正しいのはどれか。1つ選べ。
1 頭蓋骨は、軟骨が骨に置き換わる軟骨性骨化により形成される。
2 副腎髄質は中胚葉由来の組織である。
3 皮膚のランゲルハンス細胞の由来は膵臓である。
4 食道や胃などの消化管を形成する細胞は中胚葉由来である。
5 子宮内膜は着床により脱落膜に分化する。

《器官系概論》

□(3) 次の細胞のうち、支持組織を構成する細胞でないのはどれか。1つ選べ。
1 線維芽細胞　2 脂肪細胞　3 筋細胞　4 骨芽細胞　5 軟骨細胞

□(4) 次の上皮のうち、形態的に重層扁平上皮に分類されるのはどれか。1つ選べ。
1 腹膜の上皮　2 表皮（皮膚上皮）　3 腸の上皮
4 子宮の上皮　5 気管の上皮

《各器官の構造と機能》

□(5) 下図は、人体骨格の模式図である。1～5のうち、仙骨はどれか。1つ選べ。
108-11

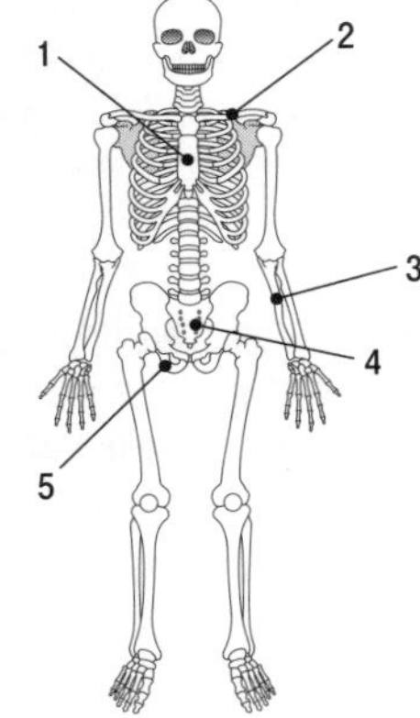

□(6) 循環や呼吸などの反射を含む生命維持に不可欠な自律性および運動性の反射中枢として働く中枢器官はどれか。1つ選べ。
1 視床　2 視床下部　3 脳下垂体　4 延髄　5 大脳辺縁系

(1) 5

ヒトの発生過程では、卵割、胞胚期を経て、原腸の内部陥入により胚葉分化が起こり、外胚葉、中胚葉、内胚葉の３つの胚葉に分かれる。これらの胚葉からはそれぞれに組織・臓器が発達してくる。大まかには外胚葉から表皮と神経系が、中胚葉から血管・筋肉組織が、内胚葉から消化管などが作られる。

骨：中胚葉由来、心臓：中胚葉由来、肺：内胚葉由来、大腸：内胚葉由来

(2) 5

1 × 頭蓋骨は骨膜が直接骨に置き換わる、膜性骨化により形成される。

2 × 副腎皮質は中胚葉由来で、髄質は外胚葉の交感神経が特別に分化、発達したものである。

3 × 皮膚のランゲルハンス細胞は赤色骨髄から表皮に移行してきた樹状細胞に属する細胞で免疫応答に関与している。

4 × 食道や胃などの消化管を形成する細胞は内胚葉由来である。

5 ○ 子宮内膜は着床により脱落膜とよばれる器官に分化し、また、一部は胎児組織と融合して胎盤を形成して酸素 / 二酸化炭素や栄養分の交換を担う。

(3) 3

支持組織には、全身にわたり組織や器官の構造や強度を保っている結合組織、専門化した骨組織、軟骨組織などがある。結合組織を構成する細胞には、線維芽細胞、組織マクロファージ、肥満細胞、形質細胞、脂肪細胞などがあり、骨組織や軟骨組織を構成する細胞には、骨細胞、骨芽細胞、破骨細胞、軟骨細胞などがある。筋細胞は、筋組織を構成する細胞である。

(4) 2

形態的な分類では、腹膜の上皮は単層扁平上皮、腸および子宮の上皮は円柱上皮、気管の上皮は多列円柱上皮に大別される。また、機能的に分類すると、被覆上皮（表皮や気管の上皮）、吸収上皮（腸の上皮）、腺上皮（外分泌腺や内分泌腺の上皮）、感覚上皮（嗅上皮など）などに分けられる。

(5) 4

仙骨は、脊椎の最下部近くにあって上は腰椎、下は尾てい骨につながる。仙骨の特異性は、他の脊椎骨とは異なり幅広い逆三角形をなして左右の寛骨と関節を形成し、広義の骨盤の重要な支持体となっている点、及び副交感神経節があって、下腹部臓器の機能に影響を与えている点である。

なお、**1** は胸骨、**2** は鎖骨、**3** は尺骨、**5** は座骨である。

(6) 4

視床はすべての感覚の中継核である。視床下部は自律神経と内分泌系の統合中枢で、自律機能を制御している。脳下垂体は内分泌器官の制御中枢である。大脳辺縁系は本能的活動、情動、記憶をつかさどる中枢である。

□(7) 下図は、ヒトの脳の正中矢状断面図である。1～5のうち、血圧調節をつかさどる心臓血管中枢（血管運動中枢とも呼ぶ）を含むのはどれか。1つ選べ。 **108-12**

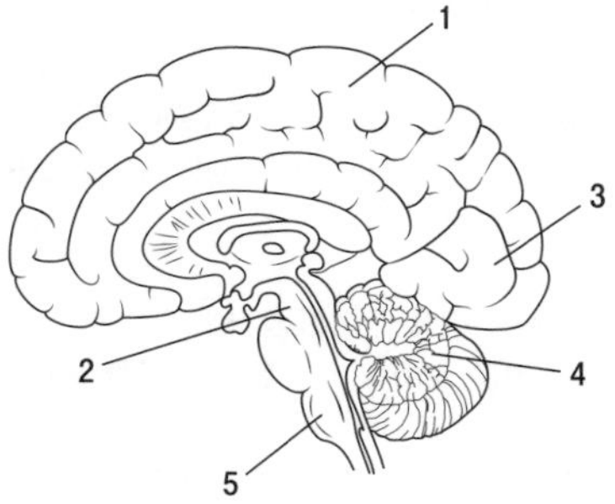

□(8) 知覚神経の第一次ニューロンの細胞体が存在する部位はどれか。1つ選べ。

1　脊髄前角　　2　脊髄後角　　3　脊髄前根　　4　脊髄後根
5　脊髄側索

□(9) 交感神経節後線維終末から分泌される神経伝達物質はどれか。1つ選べ。

1　アセチルコリン　　2　セロトニン（5−HT）　　3　ドパミン
4　ノルアドレナリン　　5　アドレナリン

□(10) 胸椎の数として正しいのはどれか。1つ選べ。

1　3　　2　5　　3　7　　4　9　　5　12

□(11) 骨格筋の収縮において、トロポニンに結合して、アクチンとミオシンが相互作用を起こす引き金となる金属はどれか。1つ選べ。

1　ナトリウム　　2　カリウム　　3　カルシウム　　4　マグネシウム
5　亜鉛

□(12) 通常、心臓の自動運動のペースメーカーとなる部位はどれか。1つ選べ。

1　洞房結節　　2　房室結節　　3　田原結節　　4　ヒス束
5　プルキンエ線維

□(13) 心臓に関する記述のうち、誤っているのはどれか。1つ選べ。 **98-11**

1　全身から集まってきた血液は、右心房に流入する。
2　三尖弁は、左心房と左心室の間に存在する。
3　洞房結節は、拍動のペースメーカーとして働く。
4　冠状動脈は、心筋に酸素と栄養素を供給する。
5　心筋の収縮には、Ca^{2+}が関与する。

(7) 5

延髄は、いわゆる脳幹（中脳、橋、延髄）の最下部にあって、脊髄につながる。延髄には心機能、呼吸機能に直接関わる中枢があるほかに、舌咽神経、迷走神経、副神経、舌下神経といった脳神経の起点があり、特に迷走神経反射は心機能、呼吸機能に影響を与えることが知られる。

図中の**5**(延髄)の上部の膨らんだ部分は橋、その上部の**2**は中脳、**4**は小脳、**1**は大脳皮質頭頂葉（感覚情報の統合機能など）、**3**は大脳皮質後頭葉（視覚形成の中心をなす）である。

(8) 4

中枢からの運動神経第一次ニューロンの終末が脊髄前角で終わり、第二次運動神経に交代する。脊髄後角では、知覚神経の第一次ニューロンの終末が到達し、ここで第二次ニューロンに交代する。脊髄側索は上行性の知覚神経（痛覚や温覚）や下行性の運動神経の線維の通り道である。

(9) 4

交感神経の節後線維終末からはノルアドレナリンが分泌され、副交感神経系の節後線維の終末からはアセチルコリンが分泌される。節前線維の終末（節）からは副交感神経、交感神経共にアセチルコリンが分泌される。

(10) 5

脊柱を形成している椎骨数は、上から、頸椎は7個、胸椎は12個、腰椎は5個、仙椎は5個で、尾椎は3～5個が融合して1つの仙骨をつくっている。

(11) 3

運動神経の興奮により遊離されたAChが骨格筋を興奮させると、筋小胞体からCa^{2+}を遊離させる。Ca^{2+}はトロポニンに結合し、アクチンフィラメントにまとわりついていたトロポミオシンの構造を変化させて、アクチンフィラメントが、ミオシンと相互作用することができるようにして、筋肉の収縮が起こる。

(12) 1

刺激伝導系を構成する細胞には、収縮力がなく、興奮を自動的に発生し、心臓全体に伝えるという働きをしている。刺激は洞房結節から始まり、洞房結節 → 結節間路 → 房室結節 → ヒス束 → 左右の脚 → プルキンエ線維の順に刺激を伝えて、心臓全体に刺激がおよぶ。田原結節は房室結節の別名で、洞房結節は、洞結節もしくはキース・フラック結節ともいう。

(13) 2

心房と心室の間の弁（房室弁）は、右心では三尖で三尖弁といい、左心では二尖で通称僧帽弁という。

☐ (14) 血管の構造において、中膜が発達していて平滑筋より弾性線維がより発達している血管はどれか。1つ選べ。

1 腹腔動脈　2 上腸間膜動脈　3 大動脈　4 下大静脈
5 肝門脈

☐ (15) 図は、ヒトの心臓の断面と心臓に出入りする血管を示す。1～5のうち、肺動脈はどれか。1つ選べ。なお、矢印は血液の流れを示す。 **103-11**

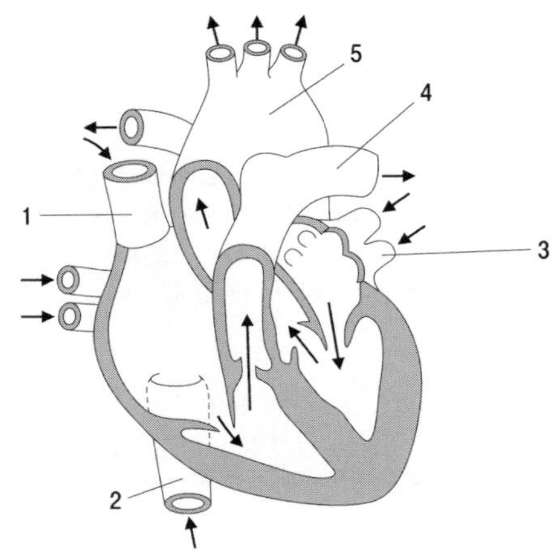

☐ (16) 内皮細胞の背が高くなる高内皮細静脈が発達しているリンパ節の部位はどれか。1つ選べ。

1 輸入リンパ管　2 輸出リンパ管　3 リンパ小節
4 髄索　5 傍皮質

☐ (17) 下半身のリンパ液が集まる脈管はどれか。1つ選べ。 **99-12**

1 右リンパ本幹　2 胸管　3 右鎖骨下動脈
4 腹大動脈　5 下大静脈

☐ (18) サーファクタント（表面活性物質）を含む肺胞液を分泌する微絨毛をもつ肺胞の細胞はどれか。1つ選べ。

1 扁平肺胞上皮細胞　2 大型肺胞上皮細胞　3 I型肺胞上皮細胞
4 肺胞マクロファージ　5 重層扁平上皮細胞

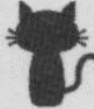

（14）3

中膜が発達しているのは動脈で、各臓器へ血液を運ぶ血管は血液量の調節をするために、弾性線維（エラスチン）が少なく、平滑筋が発達している。大動脈のように太い動脈は、心臓から出た血液を一時的に保留するために、弾性に富んでいる。

（15）4

全身の静脈は上下大静脈（1、2）に集められ、静脈洞から右心房に入り、右心室を経て肺動脈（4）に拍出されて肺に向かい、肺においてガス交換を受けて肺静脈（3）に集約されて左心房に入る。その後、左心室から大動脈（5）に拍出され、全身に循環する。

（16）5

高内皮細静脈では、リンパ球が血中からリンパ組織に移行する。この高内皮細静脈は傍皮質に多い。そのため、傍皮質にはT細胞が多く集まる。また、樹状細胞も多く存在する。リンパ小節の中心部である胚中心にはB細胞が多く集まる。髄索はリンパ節の深部の髄質のところで、リンパ洞の間の緻密リンパ組織が索状になったところである。

（17）2

全下半身及び左上半身のリンパ系は、胸管に集束し、最終的には左静脈角に注ぐ。右上半身のリンパ系は右リンパ本幹に集束する。

（18）2

大型肺胞上皮細胞はⅡ型肺胞上皮細胞ともよばれ、微絨毛をもち、サーファクタントを含む肺胞液を分泌する。扁平肺胞上皮細胞はⅠ型肺胞上皮細胞ともよばれ、ガス交換にあずかる。肺胞マクロファージは免疫担当細胞である。肺胞には通常、重層扁平上皮は存在しない。

☐(19) 気管の内面を覆う上皮組織を示す模式図はどれか。1つ選べ。 **99-1**

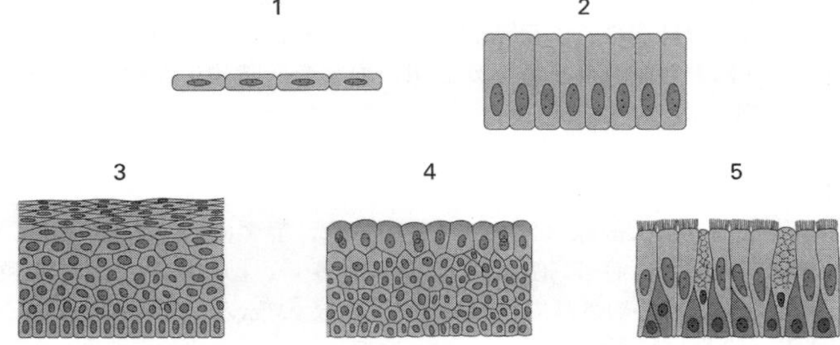

☐(20) 胃酸を分泌する細胞はどれか。1つ選べ。

1 主細胞　2 副細胞　3 壁細胞　4 G細胞　5 S細胞

☐(21) ヒトの胃及びその周辺の模式図において、幽門はどれか。1つ選べ。 **106-11**

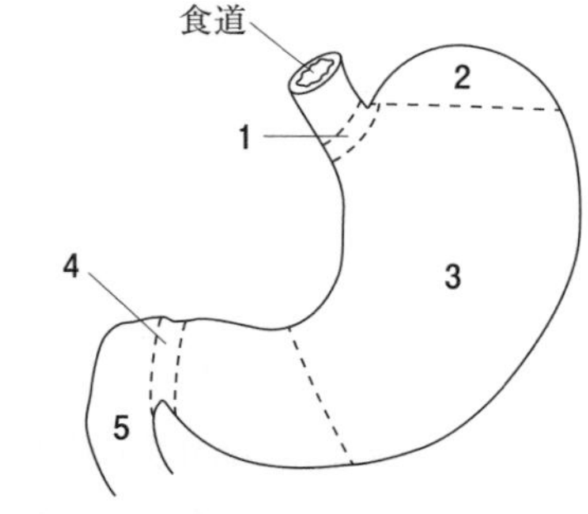

☐(22) 下図はヒトの消化器系の模式図である。1～5のうち、直腸はどれか。1つ選べ。 **102-11**

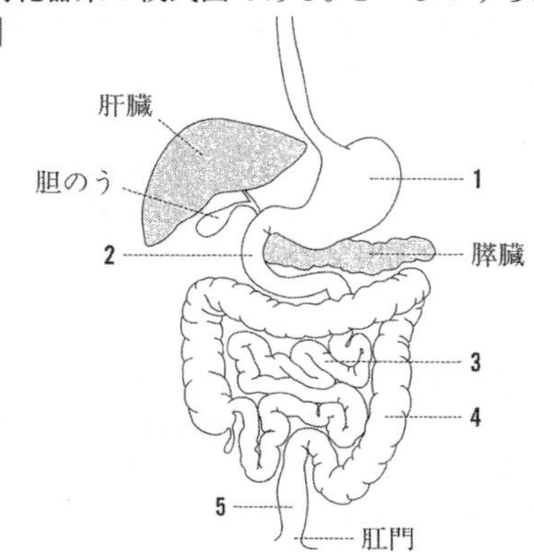

☐(23) 肝臓の類洞に到達した血液は、次にどの血管に流れ込むか。1つ選べ。

1 小葉間動脈　2 小葉間静脈　3 中心静脈　4 肝門脈　5 肝静脈

(19) 5

「気管の内面を覆う」のは線毛上皮細胞であるので、5となる。線毛上皮の所在は鼻腔から気管支に至る呼吸器粘膜の他、卵管などにある。形状的に線毛上皮と間違いやすいものはいわゆる刷子縁細胞で、細胞膜がヒダ状となっている。微絨毛細胞などともいわれ、小腸粘膜や、近位尿細管など吸収（再吸収）に関係する部位にある。

(20) 3

胃体部には主細胞と壁細胞が多く、主細胞はペプシノーゲンを遊離し、壁細胞は塩酸すなわち胃酸を遊離する。胃の幽門部には副細胞とG細胞が多く、副細胞は粘液を、G細胞はガストリンを遊離する。S細胞は十二指腸にあり、セクレチンを分泌する。

(21) 4

幽門は、胃と十二指腸の境界にあり、胃の輪筋層が発達して括約筋を形成し、胃から十二指腸への消化物の移送を調節する。図中の1は「噴門」であり、胃から食道への逆流を防ぐ。2は「胃底部」、3は「胃体部」（消化活動の主体で胃酸などの分泌が盛ん）、3から4の間の空間は「幽門前庭部（幽門洞）」で、消化関連ホルモンなどの分泌が盛んな部位である。5は十二指腸である。

(22) 5

図の各部位の名称は、1が胃、2が十二指腸、3が小腸、4が大腸、5が直腸である。消化管は口腔、咽頭、食道、胃、十二指腸、空腸、回腸、盲腸、上行結腸、横行結腸、下降結腸、S状結腸、直腸、肛門まで14部に分けられる。このうち小腸は十二指腸から回腸までを指し、大腸は盲腸以下の部分を指す。

(23) 3

肝臓を中心とした血液の流れを以下に示す。

大動脈→腹腔動脈→肝動脈→小葉間動脈 ┐
　　　　　　　　　　　　　　　　　　├→類洞→中心静脈→肝静脈→下大静脈
上下の腸間膜動脈→肝門脈→小葉間静脈 ┘

類洞（肝洞様毛細血管）で、静脈系と動脈系が合流し、中心静脈へと流れる。各小葉の中心静脈は合流して、肝静脈となって、肝臓の外へ出る。

☐(24) レニンを分泌する傍糸球体細胞は次の腎臓の部位のうちどこにあるか。1つ選べ。
1 輸入細動脈　2 輸出細動脈　3 腎糸球体
4 ヘンレ係蹄　5 近位曲尿細管

☐(25) 薬物の尿中排泄に重要な働きをする腎小体を糸球体とともに構成しているのはどれか。1つ選べ。 **98-44**
1 ヘンレ係蹄　2 ボーマン嚢　3 集合管　4 近位尿細管
5 遠位尿細管

☐(26) 下図はヒトの腎臓の断面を示す。1～5のうち、腎盂はどれか。1つ選べ。 **105-11**

☐(27) 精巣は精子形成にあずかるほか、テストステロンを分泌する内分泌器官でもあるが、テストステロンの分泌に関与する細胞はどれか。1つ選べ。
1 精粗細胞　2 一次精母細胞　3 精子細胞　4 セルトリ細胞
5 ライディッヒ細胞

☐(28) 卵胞期の終わりに大量に分泌され、排卵の引き金となるホルモンはどれか。1つ選べ。
1 エストロゲン　2 プロゲステロン　3 FSH　4 LH
5 プロラクチン

☐(29) 膵臓ランゲルハンス島のα細胞から分泌され、血糖値を上昇させる作用をもつホルモンはどれか。1つ選べ。
1 インスリン　2 グルカゴン　3 ソマトスタチン
4 アドレナリン　5 コルチゾン

(24) 1

レニンはアンジオテンシノーゲンをアンジオテンシンⅠに変換する酵素で、血圧を上昇方向へもたらす。したがって、血中に放出されるので、血管系でなければならない。そのためヘンレ係蹄や近位曲尿細管は該当しない。輸入細動脈が糸球体に入る直前の平滑筋細胞が特殊化して傍糸球体細胞となっている。傍糸球体細胞は血中の Cl^- 濃度の減少によりレニンを分泌する。

(25) 2

腎の最小単位ネフロンは腎小体と尿細管から構成される。腎小体は毛細血管の束である糸球体とそれを包むボーマン嚢から構成される。なお、「薬剤」で出題された問題である。

(26) 4

輸入細動脈は糸球体を形成し、血液のうちタンパク質以外の血漿成分は、ボウマン嚢で濾過され原尿（150 L/day）となる。最終的に尿となるのは約 1% で、残り約 99% は尿細管で再吸収される。原尿の有効成分（グルコース、水、無機塩類）は腎尿細管や集合管で再吸収されて腎静脈に戻り、残った成分（尿、1 日約 1.5 L 程度）は腎盂に集まり、尿管を経由して膀胱に排出される。

(27) 5

精粗細胞や一次精母細胞は、最終的に精子となる細胞。セルトリ細胞は血液精巣関門を形成し、卵胞ホルモン（エストロゲン）を分泌する。男性ではセルトリ細胞の他、ライディッヒ細胞、脂肪細胞でもエストロゲンは作られる。

(28) 4

LH（黄体化ホルモン）が卵胞期の終わりに急激に脳下垂体から分泌され、排卵を引き起こす。FSH は卵胞刺激ホルモンで、プロラクチンは乳汁分泌刺激ホルモンである。

(29) 2

インスリンはランゲルハンス島 β 細胞から分泌されて、血糖値を下げる働きをする。ソマトスタチンはラ島 δ 細胞から分泌され、インスリンとグルカゴンの分泌を抑制する。血糖値を下げるホルモンはインスリンしかないが、血糖値を上昇させるホルモンとしては成長ホルモン、糖質コルチコイド（糖新生促進）、副腎髄質ホルモン（アドレナリン）、グルカゴンがある。

□ (30) 下図の器官Aから放出される代表的なホルモンはどれか。1つ選べ。 **100-11**

1 成長ホルモン
2 チロキシン
3 グルカゴン
4 甲状腺刺激ホルモン
5 アルドステロン

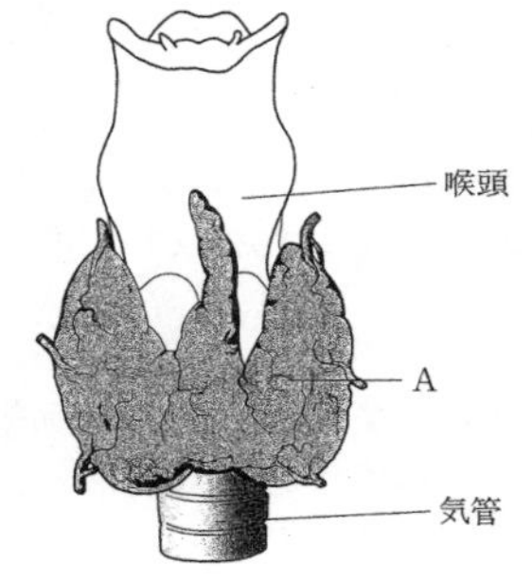

□ (31) 次の体性感覚のうち、皮膚感覚(表在感覚)でないのはどれか。1つ選べ。

1 触覚　2 振動覚　3 痛覚　4 温度感覚　5 位置感覚

□ (32) 皮膚において痛みを感知する侵害受容器として働くのはどれか。1つ選べ。

1 マイスネル小体　2 自由終末　3 パチニ小体
4 ルフィニ小体　5 クラウゼ終球

□ (33) 舌表面の乳頭でないのはどれか。1つ選べ。

1 茸状乳頭　2 葉状乳頭　3 有郭乳頭　4 視神経乳頭
5 糸状乳頭

□ (34) 下図はヒトの眼球断面の模式図である。1～5のうち水晶体はどれか。1つ選べ。 **101-11**

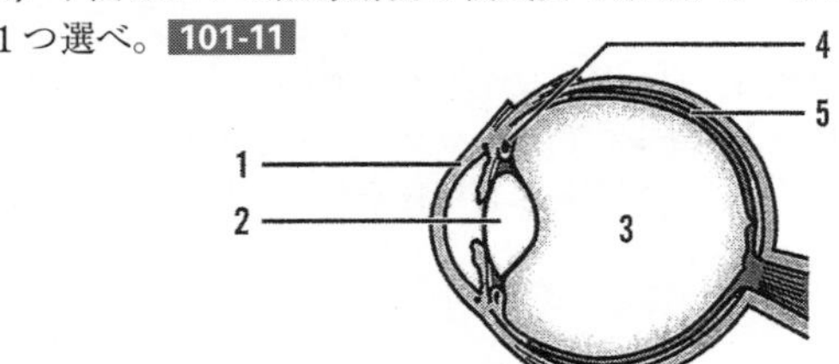

□ (35) 図は聴覚器の断面の模式図である。1～5のうち、鼓膜はどれか。1つ選べ。 **104-11**

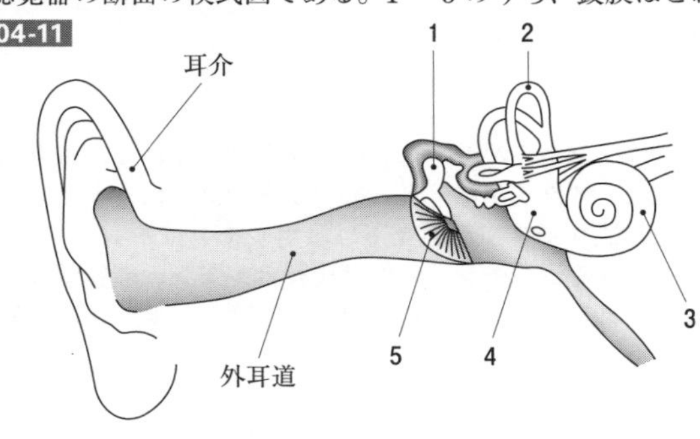

(30) 2

器官Aは甲状腺である。甲状腺から分泌されるホルモンは、濾胞からの甲状腺ホルモンおよび傍濾胞細胞からのカルシトニンである。甲状腺ホルモンは、チロキシン（T_4)、トリヨードチロニン（T_3）の2種類が知られている。

なお、成長ホルモン、甲状腺刺激ホルモン（TSH）は脳下垂体前葉から、グルカゴンは膵臓ランゲルハンス島α（A）細胞から、アルドステロンは副腎皮質球状層から分泌される。

(31) 5

表在感覚には触覚、圧覚、振動覚、温度感覚（温覚、冷覚）、痛覚がある。一方、筋紡錘、腱紡錘（ゴルジの腱器官）、関節受容器が刺激されて起こる深部感覚としては、位置の感覚、動きの感覚、力の感覚がある。位置感覚は身体各部の相対的な位置を認知する感覚である。

(32) 2

マイスネル小体は触感、振動を感知し、パチニ小体（パシニ小体）は圧力、振動を感知し、ルフィニ小体は接触や圧力を感知する。クラウゼ終球は接触や冷たさを感知する。いずれも皮膚感覚の受容器である。

(33) 4

視神経乳頭は眼の網膜の中心部に近いところで視神経が集まって1本の束となって眼球を出るところの部分をいう。他は全て舌の乳頭である。茸状乳頭、葉状乳頭、有郭乳頭には味蕾があるが、糸状乳頭には味蕾がない。

(34) 2

1 × 角膜である。

2 ○ 水晶体は、透明のレンズ状構造で、眼房水で満たされており、毛様体の働きによって厚みを変え、屈折を変化させることによって遠近調節を行う。

3 × 硝子体である。

4 × 毛様体を指している。

5 × 網膜である。

(35) 5

聴覚器官としての耳では、空気の振動（音波）を耳介で集め、外耳道をたどって内部に伝え、空気の振動を鼓膜（5）の振動に置き換え、さらに鼓膜の振動を耳小骨【ツチ骨（1）キヌタ骨、アブミ骨】経由で蝸牛（3）に伝え、蝸牛内部の有毛細胞でパルス変換を行い、蝸牛神経を通して大脳に伝達する。

図における2は半規管（三半規管）、4は前庭を指している。内耳の前庭、半規管は主に平衡感覚に関係しており、前庭神経は平衡感覚を伝達する。

□(36) 顆粒中にヘパリンやヒスタミンを含み、I型アレルギーに関与する血球はどれか。1つ選べ。
1 赤血球 2 好中球 3 好塩基球 4 好酸球 5 Tリンパ球

□(37) 骨髄で生成された後、胸腺で分化成熟する白血球はどれか。1つ選べ。
1 好中球 2 好塩基球 3 単球 4 Bリンパ球 5 Tリンパ球

□(38) 血小板の前駆細胞はどれか。1つ選べ。**98-12**
1 赤芽球 2 肥満細胞 3 巨核球 4 マクロファージ 5 形質細胞

(36) 3

好中球は食作用をもつ。好酸球は喘息などのアレルギー疾患で増加し、炎症局所でリソソーム酵素を放出する。T リンパ球は細胞性免疫に関与する。

(37) 5

T リンパ球は thymus derivative cell 胸腺由来細胞の略。骨髄の造血幹細胞からリンパ球系幹細胞へ分化、リンパ芽球となった後、胸腺へ行って成熟する。

(38) 3

1 × 赤芽球は赤血球の前駆細胞である。
2 × 肥満細胞は血液細胞のうち好塩基球の類縁細胞であり、主に血管外でアレルギーなどに関与する。
3 ○ 巨核球は骨髄から出るときに細片化され、血小板となる。
4 × マクロファージは単球から分化した細胞であり、主に血管外で貪食、抗原提示などの作用を示す。
5 × 形質細胞は B 細胞が分化し、抗体産生能をもつようになったものをいう。

❸生体機能の調節

《神経による調節機能》

□(1) 次のイオンのうち、細胞の静止膜電位形成に最も大きな役割を果たすのはどれか。1つ選べ。

1 カルシウムイオン　2 カリウムイオン　3 ナトリウムイオン
4 マグネシウムイオン　5 塩素イオン

□(2) ニューロンの電気的性質に関する記述のうち、正しいのはどれか。1つ選べ。

1 静止膜電位とは、細胞に刺激を与えないときの膜電位のことである。
2 細胞内と外に存在する電位差は60～90Vである。
3 静止膜電位より更に負に変化した状態を脱分極とよぶ。
4 活動電位の大きさは刺激の大きさに比例して変化する。
5 脱分極相ではNa^+の細胞内からの流出が起こる。

□(3) イオンチャネル型受容体はどれか。1つ選べ。

1 アドレナリンα受容体　2 アドレナリンβ受容体
3 ドパミン受容体　4 $GABA_A$受容体　5 $GABA_B$受容体

□(4) アセチルコリンについて、正しいのはどれか。1つ選べ。

1 コリンエステラーゼの作用により、コリンとアセチルCoAから生合成される。
2 平滑筋を支配する交感神経節後線維終末から遊離する。
3 不活性化には、コリンアセチラーゼが関与する。
4 シナプス小胞に蓄えられる。
5 代謝により、コリンと酪酸になる。

《生理活性物質による調節機能》

□(5) ドパミンによって合成が抑制されるホルモンはどれか。1つ選べ。

1 エストロゲン　2 プロゲステロン　3 プロラクチン
4 成長ホルモン　5 コルチゾール

□(6) ホルモンとその作用との対応のうち、誤っているのはどれか。1つ選べ。
97-11

1 ガストリン………………胃酸分泌の抑制
2 セクレチン………………HCO_3^-を多く含む膵液の分泌促進
3 カルシトニン……………血中Ca^{2+}の減少
4 インスリン………………血中グルコースの減少
5 アルドステロン…………腎臓におけるNa^+及びCl^-の再吸収促進

(1) 2

静止膜電位が形成されるのは、細胞内のカリウムイオン濃度が細胞外よりも高くかつ静止状態の細胞膜では他のイオンよりもカリウムイオンの膜透過性が高いから。このためカリウムイオンは濃度勾配に従って細胞外に流出しようとするが、細胞外にある他の陽イオンによって細胞内に押し留められる。この際、生じるのが静止膜電位で、多くの細胞では−40 〜−100mV の間にある。

(2) 1

2 × 細胞内と外に存在する電位差は 60 〜 90 mV である。

3 × 静止膜電位より更に負に変化した状態は過分極である。

4 × 活動電位の大きさは刺激の大きさに関わりなく一定である。

5 × 脱分極相では Na^+ の細胞内からの流出ではなく、細胞内への流入が起こる。

(3) 4

アドレナリン α 受容体、β 受容体、ドパミン受容体、$GABA_B$ 受容体はすべて G タンパク質共役型受容体である。一方、$GABA_A$ 受容体は Cl^- チャネルである。

(4) 4

1 × コリンアセチラーゼによって生合成される。

2 × 自律神経節前線維終末および副交感神経節後線維終末から遊離する。

3 × コリンエステラーゼが関与する。

5 × コリンエステラーゼの作用によりコリンと酢酸になる。

(5) 3

プロラクチンは視床下部から分泌される催乳ホルモン放出ホルモン（PRH）によって促進され、催乳ホルモン放出抑制ホルモン（PRIH）によって抑制される。そして、PRIH の本体はドパミンであることが判明している。

(6) 1

1 × ガストリンは、胃体部壁細胞に作用して胃酸分泌を促進する。

2 ○ セクレチンは膵臓の炭酸水素イオン分泌を刺激し、胃酸分泌を抑える。

3 ○ 哺乳動物ではカルシウム調節ホルモンとして作用する。

4 ○ インスリンは血糖低下作用を示す。

5 ○ ミネラルコルチコイドの一つ。Na^+ や Cl^- の貯留、K^+ や H^+ の排泄を促進。

□(7) 消化管ホルモンに関する記述のうち、正しいのはどれか。1つ選べ。

1 ガストリンは、胃粘膜の成長を抑制する。
2 セクレチンは膵液分泌を促進する。
3 ソマトスタチンはガストリン分泌を促進する。
4 コレシストキニンの活性はN末端側8個のペプチドが全生物活性を示す。
5 コレシストキニンによる膵液の分泌はセクレチンにより抑制される。

□(8) ペプシノーゲンの分泌促進作用を有するものはどれか。1つ選べ。

1 セクレチン　2 コレシストキニン　3 ガストリン
4 グルカゴン　5 インスリン

□(9) 骨吸収抑制作用により血中カルシウム濃度を低下させるホルモンはどれか。1つ選べ。

1 カルシトニン　2 成長ホルモン　3 セクレチン
4 ソマトスタチン　5 パラトルモン

□(10) ペプチドホルモンとその生理作用の組合せについて、正しいのはどれか。1つ選べ。

1 プロラクチン……………………血中 Ca^{2+} 濃度上昇
2 グルカゴン………………………グリコーゲンの分解促進
3 インスリン………………………血糖値上昇作用
4 成長ホルモン (GH) ……………血糖値下降作用
5 副甲状腺ホルモン (PTH) ……乳汁の分泌促進

□(11) ペプチドホルモンとその分類の組合せについて、正しいのはどれか。1つ選べ。

1 オキシトシン……………………………甲状腺ホルモン
2 カルシトニン……………………………脳下垂体後葉ホルモン
3 性腺刺激ホルモン放出ホルモン………副甲状腺ホルモン
4 バソプレシン……………………………視床下部ホルモン
5 副腎皮質刺激ホルモン (ACTH) ………脳下垂体前葉ホルモン

□(12) チロシンから合成<u>されない</u>ホルモンはどれか。1つ選べ。

1 アドレナリン　2 チロキシン　3 ドパミン
4 メラトニン　5 ノルアドレナリン

(7) 2

1 × ガストリンの作用の1つに、胃粘膜の成長促進がある。

3 × ソマトスタチンの消化管作用はガストリン分泌の抑制である。

4 × コレシストキニンは、C末端側8個のペプチドで全生物活性が示される。N末端ではない。

5 × コレシストキニンによる膵液の分泌はセクレチンにより相乗的に促進される。

(8) 3

1 × 膵液の分泌を促進。

2 × その作用は、胆嚢の収縮などである。

4 × 血糖上昇作用である。

5 × 唯一の血糖低下作用を有するホルモンである。

(9) 1

カルシトニンは甲状腺傍ろ胞細胞（C細胞）から分泌され、骨吸収抑制作用により血中のカルシウム濃度を低下させる。成長ホルモンは下垂体前葉から分泌され、タンパク質の同化（合成）を促進する。セクレチンは十二指腸から分泌され、胃酸分泌を抑制する。ソマトスタチンは膵ランゲルハンス島D細胞（δ細胞）から分泌され、インスリン分泌を抑制する。パラトルモンは副甲状腺（上皮小体）から分泌され、血中Ca^{2+}濃度を上昇させる。

(10) 2

1 × 脳下垂体前葉から分泌され、乳汁の分泌を促進する。

2 ○ 膵ランゲルハンス島A細胞（α細胞）から分泌され、グリコーゲンの分解促進を介して血糖値を上昇させる。

3 × 膵ランゲルハンス島B細胞（β細胞）から分泌され、グルコースの細胞内取り込み促進を介して血糖値を下降させる。

4 × 脳下垂体前葉から分泌され、グリコーゲンの分解促進を介して血糖値を上昇させる。

5 × 破骨細胞を活性化して骨吸収を促進する。また、腎尿細管からのCa^{2+}再吸収促進、腸管からのCa^{2+}吸収促進を介して血中Ca^{2+}濃度を上昇させる。

(11) 5

1 × 脳下垂体後葉ホルモンである。

2 × 甲状腺傍濾胞細胞から分泌されるホルモンである。

3 × 視床下部ホルモンである。

4 × 脳下垂体後葉ホルモンで、抗利尿作用を示す。

(12) 4

メラトニンは、トリプトファンから合成される。アドレナリンは、チロシンからドパ、ドパミン、ノルアドレナリンを経て合成される。チロキシンも、チロシンから合成される。

□(13) 副腎髄質ホルモンの生合成過程において、アドレナリンの前駆体として利用されるのはどれか。1つ選べ。**105-13**

1 (HO-C₆H₄-CH₂-CH(NH₂)-CO₂H)　2 (ピロリジン-2-カルボン酸)　3 (H_2N-(CH₂)₄-CH(NH₂)-CO₂H)

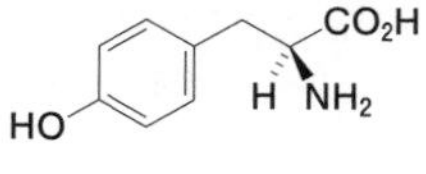

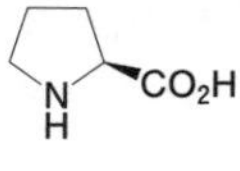

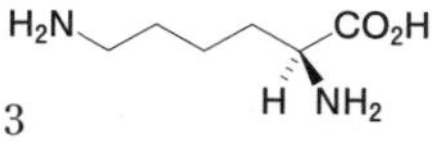

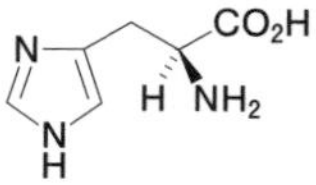

4 (イミダゾール-CH₂-CH(NH₂)-CO₂H)　5 (H_3C-S-CH₂CH₂-CH(NH₂)-CO₂H)

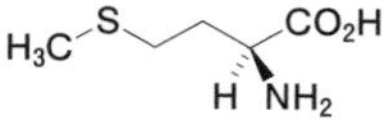

□(14) グルココルチコイド（糖質コルチコイド）の作用はどれか。1つ選べ。

1 血糖値下降
2 骨基質タンパク質分解抑制
3 抗炎症作用
4 免疫賦活化
5 副腎皮質刺激ホルモン（ACTH）の産生・分泌促進

□(15) 副腎皮質の束状層から分泌されるホルモンはどれか。1つ選べ。**106-12**

1 コルチゾール　2 アルドステロン　3 テストステロン
4 ノルアドレナリン　5 アドレナリン

□(16) ステロイドホルモンとその生理作用の組合せについて、正しいのはどれか。1つ選べ。

1 アルドステロン…………電解質代謝
2 エストロゲン……………オキシトシンに対する反応性低下
3 コルチコステロン………炎症誘発
4 テストステロン…………タンパク質異化作用
5 プロゲステロン…………オキシトシンに対する反応性亢進

□(17) 精巣の間質細胞（ライディッヒ細胞）で主に産生されるホルモンはどれか。1つ選べ。

1 アルドステロン　2 エストラジオール　3 テストステロン
4 ヒドロコルチゾン　5 プロゲステロン

(13) 1

アドレナリンは、ノルアドレナリン、ドパミン等と同様のカテコールアミンであり、生体内生合成の起源物質はチロシンである。チロシンはチロシン水酸化酵素により水酸基を付与され、レボドパとなり、さらに芳香族L−アミノ酸脱炭酸酵素等によりドパミンへ変換され、ドパミンβ−水酸化酵素によりノルアドレナリンとなり、フェニルエタノールアミン−N−メチルトランスフェラーゼによりアドレナリンに変換される。なお、2はプロリン、3はリジン、4はヒスチジン、5はメチオニンである。

(14) 3

1 × 血糖値を上昇させる。
2 × 骨基質タンパク質の分解を促進する。
3 ○ 炎症性サイトカインの産生を抑制する。
4 × B細胞による抗体産生を抑制して、免疫抑制作用を示す。
5 × 脳下垂体前葉における副腎皮質刺激ホルモンの産生・分泌を抑制する。

(15) 1

副腎は解剖学的に皮質と髄質から成り、多彩な分泌機能を有する。副腎皮質は細胞構造からみて外側から球状層（アルドステロン等ミネラルコルチコイドを分泌）、束状層（コルチゾール等糖質コルチコイドを分泌）、網状層（テストステロンなど副腎性男性ホルモンを分泌）を形成する。なお、副腎髄質からはアドレナリン、ノルアドレナリンなどのカテコールアミンが分泌される。

(16) 1

1 ○ 遠位尿細管におけるNa^{+}−K^{+}交換を促進する。
2 × 子宮筋のオキシトシンに対する反応性を高める。
3 × 抗炎症作用や免疫抑制作用を示す。
4 × タンパク質同化作用を示す。
5 × 子宮筋のオキシトシンに対する反応性を低下させる。

(17) 3

1 × 副腎皮質で産生される鉱質コルチコイドであり、集合管における水の再吸収を促進する。
2 × 成熟卵胞で産生される卵胞ホルモン（エストロゲン）で、子宮筋のオキシトシンに対する感受性を増大させる。
3 ○ 精巣で産生される男性ホルモン（アンドロゲン）で、男性の二次性徴に関与し、タンパク質同化作用をもつ。
4 × 副腎皮質で産生される糖質コルチコイドであり、血糖上昇作用、抗炎症作用、免疫抑制作用を示す。
5 × 黄体で産生されるホルモンで、子宮筋のオキシトシンに対する感受性を低下させる。

□(18) 疾患とホルモン異常の組合せについて、正しいのはどれか。1つ選べ。
1 クレチン病………甲状腺ホルモン分泌低下
2 骨粗しょう症……副甲状腺ホルモン分泌低下
3 テタニー症………エストロゲン分泌低下
4 糖尿病……………成長ホルモン過剰分泌
5 末端肥大症………インスリン分泌低下

□(19) 女性の月経周期において、排卵直前に分泌量が急激に増加してピークに達し、排卵の開始を誘発するホルモンはどれ。1つ選べ。 **107-11**
1 黄体形成ホルモン（LH） 2 オキシトシン 3 プロラクチン
4 ヒト絨毛性性腺刺激ホルモン（hCG） 5 プロゲステロン

□(20) プロスタグランジン類の生合成に関与する酵素はどれか。1つ選べ。
1 アデニル酸シクラーゼ 2 グアニル酸シクラーゼ
3 シクロオキシゲナーゼ 4 トロンボキサンシンターゼ
5 リポキシゲナーゼ

□(21) プロスタグランジンE_2（PGE_2）の作用はどれか。1つ選べ。
1 胃粘液分泌促進 2 気管支平滑筋収縮 3 血管平滑筋収縮
4 血小板凝集促進 5 白血球遊走

□(22) ロイコトリエン類について、正しいのはどれか。1つ選べ。
1 リン脂質に分類される。
2 炭素22個の不飽和脂肪酸由来の脂質である。
3 生合成にシクロオキシゲナーゼが関与する。
4 ロイコトリエンC_4（LTC_4）は、気管支平滑筋を弛緩させる。
5 ロイコトリエンB_4（LTB_4）は、食細胞を遊走させる。

□(23) ヒスタミンについて、正しいのはどれか。1つ選べ。
1 クロム親和性細胞が産生する。 2 トリプトファンから合成される。
3 Ⅰ型アレルギーに関与する。 4 気管支平滑筋を弛緩させる。
5 胃酸分泌を抑制する。

□(24) 下図のアミノ酸のうち、脱炭酸反応によりヒスタミンを生じるのはどれか。1つ選べ。 **101-12**

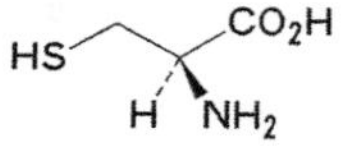

1: HS–CH$_2$–CH(NH$_2$)–CO$_2$H
2: H$_2$N–C(=O)–CH$_2$–CH(NH$_2$)–CO$_2$H
3: H$_3$C–CH(NH$_2$)–CO$_2$H
4: (CH$_3$)(H$_3$C)CH–CH(NH$_2$)–CO$_2$H
5: イミダゾール(HN, N)–CH$_2$–CH(NH$_2$)–CO$_2$H

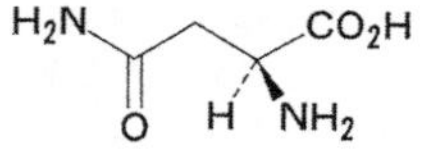

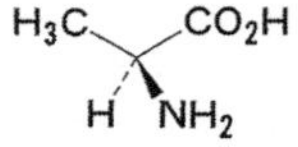

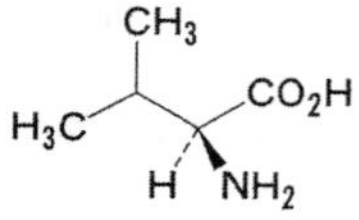

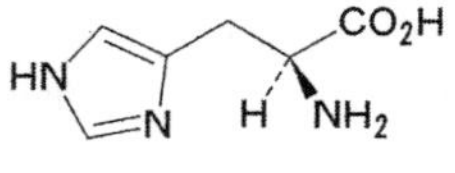

(18) 1

2 × 上皮小体機能不全により副甲状腺（上皮小体）ホルモンの分泌が低下すると、テタニー症発症の危険がある。

3 × エストロゲンの分泌が低下すると、閉経後骨粗しょう症発症の危険がある。

4 × 成長ホルモンが過剰に分泌すると、末端肥大症発症の危険がある。

5 × インスリンの分泌が低下すると、糖尿病発症の危険がある。

(19) 1

排卵直前に急激に下垂体前葉からの分泌が増大するのは黄体形成ホルモン（LH）の分泌パターンの特徴である（LH サージ）。LH サージによってそれまで停止していた卵の第 1 減数分裂が再開し、排卵が誘発される。排卵後の卵胞には黄体が形成され、黄体からプロゲステロンが分泌される。

(20) 3

エイコサノイドは、アラキドン酸などの炭素 20 個の不飽和脂肪酸由来の脂質であり、プロスタグランジン類、ロイコトリエン類、トロンボキサン類などに分類される。アラキドン酸にシクロオキシゲナーゼ（COX）が作用すると、プロスタグランジン類やトロンボキサン類が生成する。一方、アラキドン酸にリポキシゲナーゼが作用すると、ロイコトリエン類が生成する。

(21) 1

胃粘液分泌促進以外の作用は、いずれもトロンボキサン A_2（TXA_2）の作用である。PGE_2 の作用は、胃粘液分泌促進、気管支平滑筋弛緩、血管平滑筋弛緩、血小板凝集抑制、子宮平滑筋収縮、痛み閾値の低下作用などがある。

(22) 5

1 × エイコサノイドに分類される。

2 × 炭素 20 個の不飽和脂肪酸由来の脂質である。

3 × リポキシゲナーゼが、ロイコトリエン類の合成を触媒する。

4 × 気管支平滑筋の収縮、毛細血管透過性の亢進などの作用をもつ。

(23) 3

1 × 肥満細胞や好塩基球が産生する。

2 × ヒスチジンから合成される。

3 ○ 肥満細胞表面の IgE に抗原が結合すると、脱顆粒でヒスタミンが放出される（Ⅰ型アレルギー）。

4 × H_1 受容体を介して、気管支などの平滑筋を収縮させる。

5 × H_2 受容体を介して、胃酸分泌を促進する。

(24) 5

脱炭酸反応でヒスタミンを生じるアミノ酸はヒスチジンである。1 はシステイン、2 はアスパラギン、3 はアラニン、4 はバリンである。

☐(25) セロトニンについて、正しいのはどれか。1つ選べ。
1 肥満細胞が産生する。
2 ヒスチジンから合成される。
3 幻覚誘発化合物 LSD は、セロトニン作用を示す。
4 脳血管を弛緩させる。
5 催吐作用を示す。

☐(26) セロトニンの生合成の前駆体はどれか。1つ選べ。 **97-14**
1 アラキドン酸　2 L-チロシン　3 コリン
4 L-トリプトファン　5 L-ヒスチジン

☐(27) ブラジキニンの作用はどれか。1つ選べ。
1 発痛　2 血管収縮　3 毛細血管透過性抑制　4 血圧上昇
5 小腸平滑筋弛緩

☐(28) アンジオテンシンⅡの作用はどれか。1つ選べ。
1 血管平滑筋の収縮　2 アルドステロン合成・分泌の抑制
3 アドレナリン放出の抑制　4 グアニル酸シクラーゼの活性化
5 発痛

☐(29) 血圧を上昇させる生理活性ペプチドはどれか。1つ選べ。
1 アンジオテンシンⅠ　2 アンジオテンシンⅡ　3 カリクレイン
4 キニノーゲン　5 ブラジキニン

☐(30) 一酸化窒素合成酵素（NO シンターゼ）により一酸化窒素（NO）を生成するアミノ酸はどれか。1つ選べ。 **99-13**
1 L-トリプトファン　2 L-アスパラギン　3 L-リシン
4 L-アルギニン　5 L-グルタミン酸

☐(31) 抗ウイルス作用を示すサイトカインはどれか。1つ選べ。
1 インターフェロン-α（IFN-α）　2 インターロイキン-1（IL-1）
3 インターロイキン-6（IL-6）　4 インターロイキン-8（IL-8）
5 腫瘍壊死因子-α（TNF-α）

(25) 5
1 × クロム親和性細胞が産生する。
2 × トリプトファンから合成される。
3 × LSD は、抗セロトニン作用を示す。
4 × 5-HT_{1B} 受容体を介して、脳血管を収縮させる。
5 ○ 5-HT_3 受容体を介して、催吐作用を示す。

(26) 4
1 × アラキドン酸はエイコサノイドの前駆体である。
2 × L-チロシンはドパミン、ノルアドレナリン、アドレナリン、チロキシン、メラニン、副腎髄質ホルモンの前駆体である。
3 × コリンはアセチルコリンやホスファチジルコリンの構成成分である。
4 ○ セロトニンは、5-HT（5-ヒドロキシトリプタミン）と略されるように、トリプトファンから水酸化、脱炭酸反応を経て合成される。
5 × L-ヒスチジンは、脱炭酸によりヒスタミンとなる。

(27) 1
ブラジキニンは、発痛の他に血管弛緩による血圧降下、毛細血管透過性亢進、小腸平滑筋収縮などの作用を示す。

(28) 1
1 ○ 血管平滑筋の収縮によって、昇圧作用を示す。
2 × 副腎皮質に作用して、アルドステロンの合成・分泌を促進する。
3 × 副腎髄質に作用して、アドレナリンの放出を促進する。
4 × 一酸化窒素が、グアニル酸シクラーゼを活性化する。
5 × ブラジキニンが、発痛作用を示す。

(29) 2
1 × 不活性型のアンジオテンシンⅠは、アンジオテンシン変換酵素の作用で活性型のアンジオテンシンⅡが生じる。
2 ○ 血管収縮による血圧上昇作用を示す。
3 × カリクレインは、タンパク質分解酵素である。
4 × 組織破壊などが起こると、不活性型のキニノーゲンにカリクレインが作用して、ブラジキニンが生成する。
5 × ブラジキニンは、血管拡張による血圧降下作用を示す。

(30) 4
NOS（NO シンターゼ）による生体内の NO 生合成系では、補酵素として NADPH を用い、基質であるアルギニンから NO とシトルリンを作り出す。

(31) 1
インターフェロンにはα、β、γの 3 種類があり、いずれも抗ウイルス作用をもつ。IL-1、IL-6 と TNF-αは炎症性サイトカインであり、IL-8 は白血球を走化させるケモカインである。

(32) 赤芽球の分化・増殖を促進するサイトカインはどれか。1つ選べ。

1 エリスロポエチン（EPO）
2 顆粒球–コロニー刺激因子（G–CSF）
3 顆粒球・マクロファージ–コロニー刺激因子（GM–CSF）
4 マクロファージ–コロニー刺激因子（M–CSF）
5 トロンボポエチン（TPO）

《恒常性の調節機能》

(33) 降圧性因子はどれか。1つ選べ。

1 アドレナリン　2 アンジオテンシンⅡ　3 エンドセリン
4 アドレノメジュリン　5 バソプレシン

(34) 膵臓で合成される血糖上昇ホルモンはどれか。1つ選べ。

1 インスリン　2 アドレナリン　3 成長ホルモン
4 グルカゴン　5 グルココルチコイド

(35) インスリンにより、グルコースの取り込みが増加する組織はどれか。1つ選べ。

1 腎臓　2 肝臓　3 脳組織　4 脂肪組織　5 赤血球

(36) 食後の血糖値の経時変化として、正しいのはどれか。1つ選べ。

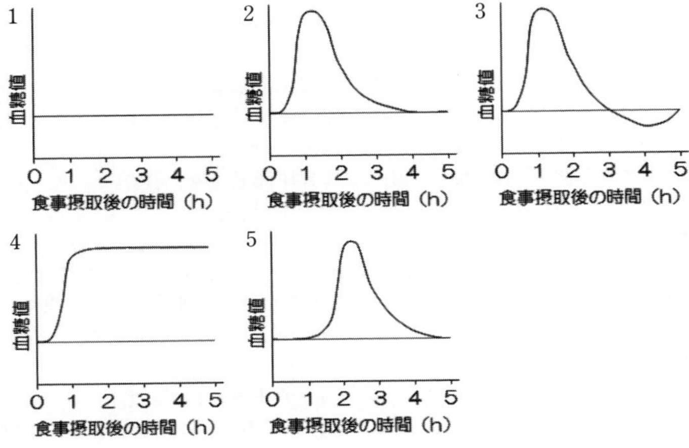

（32）1

1　○　EPO は腎臓で産生され、赤血球の前駆細胞である赤芽球の分化・増殖を促進する。

2　×　G−CSF はマクロファージ、血管内皮細胞などで産生され、骨髄中の顆粒球、特に好中球の分化・増殖を促進する。

3　×　GM−CSF は T 細胞、マクロファージ、内皮細胞などが免疫刺激を受けることで産生し、骨髄前駆細胞を誘導して、顆粒球およびマクロファージの増殖を促す。

4　×　M−CSF はマクロファージや線維芽細胞などが産生し、単球－マクロファージ系の分化・増殖を促す。

5　×　TPO は主に肝臓で産生され、血小板の前駆細胞である巨核球の分化・増殖を促進する。

（33）4

1　×　副腎髄質から分泌される昇圧性因子である。

2　×　アンジオテンシン変換酵素によって作られる。血管収縮の促進により血圧を上昇させる。

3　×　血管内皮の他多くの組織が産生する強力な血管収縮性のペプチドである。

4　○　副腎髄質に多く存在し、血管拡張作用による降圧作用を示す。

5　×　血管平滑筋の V_1 受容体に結合して血管を収縮させる。

（34）4

グルカゴンは膵臓の α 細胞が合成分泌するペプチドホルモンで、肝臓のグリコーゲンを分解して血中にグルコースを放出する。

（35）4

各組織の細胞膜にはグルコース輸送体があり、その輸送形式により①ホルモン感受性促進拡散、②非感受性促進拡散、③ Na^+ 依存性能動輸送の 3 タイプがある。筋肉や脂肪組織には①が存在し、細胞表面膜のインスリン受容体にインスリンが結合すると、インスリン感受性グルコーストランスポーターが働き、グルコースの取り込みが増加する。肝臓、脳、赤血球は、②のタイプ、腎臓や小腸は③のタイプに分類される。

（36）3

食後 1 時間前後、腸管からグルコースが血中に入るため、血糖値は最大になる。血糖値が上昇すると、インスリンが分泌され、血糖値は低下を続ける。これは、グルコースが細胞に取り込まれて、肝臓や筋肉に貯蔵されるためである。食後 3 ～ 4 時間後、血糖値が空腹時より低いレベルになる。これによりインスリンの分泌は抑制され、グルカゴンの分泌が促進するので、血糖値は食事前のレベルに戻る。

☐(37) 体液の調節に関する記述のうち、正しいのはどれか。1つ選べ。

1 バソプレシンは下垂体前葉から分泌されるペプチドホルモンである。
2 バソプレシンの抗利尿作用は V_1 受容体を介する。
3 バソプレシンは、アクアポリン数を増加させる。
4 アルドステロンは集合管に作用して K^+ の分泌を抑制する。
5 Na^+ 摂取量の増加は、アルドステロンの分泌を促進する。

☐(38) 尿量の増加をもたらすのはどれか。1つ選べ。

1 輸入細動脈圧の低下
2 レニン分泌の増大
3 メサンギウム細胞の収縮
4 ANP の分泌促進
5 アルドステロンの分泌増加

☐(39) ホメオスタシスの調節に関する記述のうち、正しいのはどれか。1つ選べ。

1 血圧の変化を受容する圧受容器は視床下部にある。
2 体温が低下すると、皮膚血管は収縮する。
3 体温調節に関与する温熱中枢は下垂体にある。
4 血圧の上昇は迷走神経を抑制させる。
5 骨格筋の収縮による震えは熱を放散する。

☐(40) 発熱抑制物質はどれか。1つ選べ。

1 インターロイキン-1　2 インターロイキン-6
3 腫瘍壊死因子　4 インターフェロン　5 バソプレシン

☐(41) 血液凝固因子の Gla 化に関与する生理活性因子はどれか。1つ選べ。

1 ビタミン C
2 葉酸
3 エストロゲン
4 ビタミン D
5 ビタミン K

(37) 3

1 × 下垂体後葉から分泌されるペプチドホルモンである。

2 × V_2受容体との結合を介して発揮される。

3 ○

4 × 集合管に作用してK^+の分泌を促進、尿中へのK^+の排泄を促進する。

5 × Na^+摂取量が増加すると、レニン−アンジオテンシン系の抑制を介して、アルドステロンの分泌を低下させ、皮質部集合管でのNa^+の再吸収を抑制する。

(38) 4

1 × 輸入細動脈圧が低下すると輸入細動脈は収縮し、ろ過量を減少させ尿量も減少する。

2 × レニンの分泌はアンジオテンシンIIの生成を促進するため、糸球体細動脈が収縮するため尿量は減少する。

3 × メサンギウム細胞の収縮によってろ過面積が減り尿量も減少する。

4 ○ ANP（Atrial natriuretic peptide）心房性ナトリウム利尿ペプチド。

5 × アルドステロンは集合管に作用して、Na^+の再吸収を高め、Na^+貯留を介する尿量の低下が起こる。

(39) 2

1 × 血圧の変化を受容するのは頸動脈洞にある圧受容器である。

2 ○

3 × 温熱中枢は視床下部にある。

4 × 血圧が上昇すると迷走神経（副交感神経）を興奮させ、交感神経を抑制させることにより心臓・血管系に働き、血圧が低下する。

5 × 骨格筋の震えによって熱産生が起こる。

(40) 5

バソプレシンは、神経分泌される内因性物質である。グラム陰性菌のリポ多糖体（一般にエンドトキシンと呼ばれる）やトキシンショック症候群を引き起こす黄色ブドウ球菌などの外因性発熱物質は、通常、内因性発熱物質（IL−1、腫瘍壊死因子、インターフェロンγ、IL−6）などの放出を誘導することにより発熱を引き起こす。内因性発熱物質は宿主細胞、特に単球−マクロファージによって産生されるポリペプチドで、視床下部の設定値を上昇させる。視床下部が発熱を感知すると、バソプレシンや副腎皮質ホルモンなどの発熱抑制物質を放出、発熱による障害を防いでいる。

(41) 5

グルタミン酸のγ位のカルボキシル化反応に関与するのはビタミンKである。

III　生体防御と微生物

Ⓐ身体をまもる

《生体防御反応》

☐(1) ペプチドグリカンを分解する化学的バリアーはどれか。1つ選べ。
1　胃液　2　ケラチン　3　デフェンシン　4　ラクトフェリン
5　リゾチーム

☐(2) 主に自然免疫に関与する細胞はどれか。1つ選べ。
1　形質細胞　2　好中球　3　キラーT細胞　4　ヘルパーT細胞
5　B細胞

☐(3) 補体成分が細菌の細胞膜上に膜傷害複合体を形成して、細菌を死滅させる作用はどれか。1つ選べ。
1　貪食作用　2　オプソニン化　3　溶血作用　4　溶菌作用
5　遊走作用

☐(4) 補体が合成される臓器または組織はどれか。1つ選べ。
1　肝臓　2　胸腺　3　骨髄　4　脾臓　5　リンパ節

☐(5) 一次免疫応答によって、免疫学的記憶細胞になるのはどれか。1つ選べ。
1　好中球　2　樹状細胞　3　ナチュラルキラー細胞（NK細胞）
4　B細胞　5　マクロファージ

☐(6) 初回の免疫により最も早期に分泌される抗体のクラスはどれか。1つ選べ。**102-15**
1　IgA　2　IgD　3　IgE　4　IgG　5　IgM

《免疫を担当する組織・細胞》

☐(7) 自己抗原に反応するT細胞クローンが排除される組織はどれか。1つ選べ。
1　肝臓　2　胸腺　3　扁桃　4　骨髄　5　リンパ節

(1) 5

リゾチームは、グラム陽性菌の表面に存在するペプチドグリカンを分解する酵素である。マクロファージはグラム陽性菌を貪食すると、リゾチームや活性酸素などを産生して殺菌する。胃液は、pH 低下による殺菌作用を示す。ラクトフェリンは、細菌の増殖に必要な鉄と結合して静菌作用を示す。

(2) 2

自然免疫は生まれながら備わっている免疫(先天的防御)であり、獲得免疫は細菌の侵入によって初めて得られる免疫である(後天的防御)。上皮細胞、食細胞(好中球)、細胞傷害性細胞(NK 細胞)は、主に自然免疫に関与する。一方、形質細胞、キラーT細胞、ヘルパーT細胞、B細胞は、いずれも獲得免疫に関与する。

(3) 4

補体活性化機構には、古典経路、第二経路、レクチン経路の3通りがある。いずれの経路でも、最終的に細菌表面に膜傷害複合体が形成され、細菌では溶菌反応、赤血球では溶血反応が起こる。補体が細菌表面に結合すると、食細胞の貪食作用が増強する（オプソニン化)。補体分解物が好中球に結合すると炎症部位に移動する（遊走作用)。

(4) 1

補体は、肝臓で合成されるタンパク質であり、非感染時でも血液中に存在する。一般に、血液中では不活性型で存在し、細菌との結合により活性型に変換される。

(5) 4

病原体の感染が治癒すると、ほとんどのT細胞とB細胞にアポトーシスが誘導される。しかし、一部のT細胞とB細胞は免疫学的記憶細胞（記憶細胞）になり、次の感染に備える。

(6) 5

未知の抗原に曝露した場合（初回免疫）に、動員される抗体のクラスは、IgM と IgG である。このうち、最も早期に分泌されるのは IgM であり、その後B細胞（形質細胞）は、対応する IgG 産生にクラスチェンジする。こうしたB細胞の一部は記憶細胞となり、抗原に再曝露した場合、速やかに IgG を産生するようになる。IgM の産生は記憶されないため、常に初回免疫と同じ経過をたどる。

(7) 2

クローンは、1つだけの抗原特異性をもつリンパ球の集団である。B細胞とT細胞は、抗原を認識すると、増殖を続けてクローンを形成する（B細胞クローンおよびT細胞クローンの形成)。なお、自己抗原に反応するT細胞クローンは、胸腺で排除される。

□(8) 細胞性免疫で、がん細胞を破壊する細胞はどれか。1つ選べ。
1 キラーT細胞　2 好中球　3 B細胞　4 ヘルパーT細胞
5 マクロファージ

□(9) T細胞が分化・成熟する一次リンパ器官はどれか。1つ選べ。 **103-14**
1 リンパ節　2 胸腺　3 脾臓　4 副腎　5 骨髄

□(10) 主として表皮の有棘層に存在するマクロファージはどれか。1つ選べ。
1 クッパー細胞　2 好中球　3 破骨細胞　4 ミクログリア細胞
5 ランゲルハンス細胞

□(11) 抗体を産生する細胞はどれか。1つ選べ。
1 形質細胞　2 好中球　3 樹状細胞　4 T細胞
5 ナチュラルキラー細胞（NK細胞）

□(12) 強い貪食作用を持つ細胞はどれか。1つ選べ。
1 好中球　2 樹状細胞　3 NK細胞　4 B細胞　5 好酸球

□(13) ヘルパーT細胞（Th1）の作用について、正しいのはどれか。1つ選べ。
1 ヘルパーT細胞（Th2）の機能亢進
2 IFN-γの産生
3 マクロファージの機能抑制
4 B細胞の分化亢進
5 体液性免疫の亢進

□(14) ヘルパーT細胞（Th2）の作用について、正しいのはどれか。1つ選べ。
1 ヘルパーT細胞（Th1）機能抑制
2 キラーT細胞の分化亢進
3 マクロファージの活性化
4 IL-2、IFN-γの産生
5 細胞性免疫の亢進

(8) 1

キラーT細胞は、MHCクラスI分子で非自己由来の抗原ペプチドを提示する細胞に傷害を与える。この細胞傷害作用を細胞性免疫という。一方、B細胞は形質細胞に分化すると、多量の抗体を産生する。この抗体産生機構を体液性免疫という。

(9) 2

リンパ球の産生および最初の分化が行われる器官を一次リンパ器官（中枢性リンパ器官）という。骨髄で造血幹細胞から分化する過程で、B細胞は骨髄で産生･成熟するが、T細胞は前駆細胞レベルで胸腺に移行し、胸腺で分化･成熟する。

各種リンパ球の血液循環のベース、免疫応答の場となる器官を二次リンパ器官という。脾臓、リンパ節、粘膜関連リンパ組織などがある。

(10) 5

マクロファージは、血液中の単球が組織に定着し、分化・成熟した細胞の総称である。定着した組織によって、マクロファージの機能と呼び名が異なる（肝臓：クッパー細胞、骨：破骨細胞、脳：ミクログリア細胞）。

(11) 1

抗体産生細胞はB細胞および形質細胞であり、形質細胞の抗体産生能はB細胞と比較して著しく高い。なお、形質細胞はIL−4、IL−5などの作用によりB細胞から分化する。

(12) 1

好中球、単球およびマクロファージは、食細胞に分類される。

(13) 2

Th1細胞は、IFN−γを産生してTh2細胞の機能を抑制し、マクロファージの活性化を促進する。Th2細胞はB細胞の分化を促進するので、Th1細胞は間接的に体液性免疫を抑制することになる。

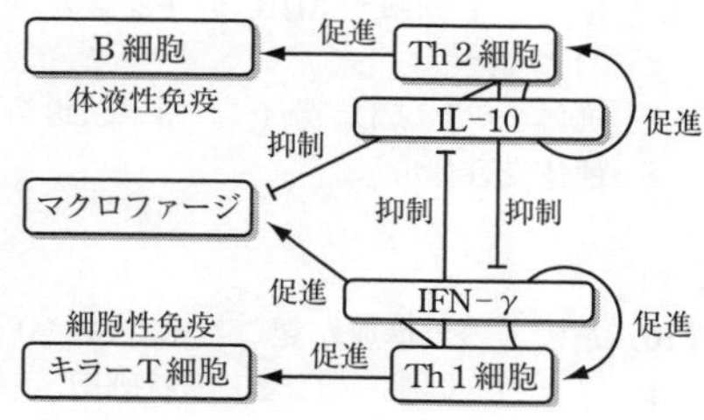

(14) 1

Th2細胞は、IL−10を産生してTh1細胞やマクロファージの機能を抑制する。Th1細胞はキラーT細胞を活性化するので、Th2細胞は間接的に細胞性免疫を抑制することになる。

□(15) 貪食能を有し、単球に由来する細胞はどれか。1つ選べ。 **101-15**

1 B細胞　2 ヘルパーT細胞　3 形質細胞
4 マクロファージ　5 肥満細胞

□(16) 主要組織適合遺伝子複合体（MHC）クラスⅠ分子を細胞表面に発現<u>していない</u>細胞はどれか。1つ選べ。

1 好中球　2 赤血球　3 ナチュラルキラー細胞（NK細胞）
4 B細胞　5 マクロファージ

□(17) 主要組織適合遺伝子複合体（MHC）クラスⅡ分子を認識する細胞はどれか。1つ選べ。

1 キラーT細胞　2 樹状細胞　3 B細胞　4 ヘルパーT細胞
5 マクロファージ

□(18) 抗体依存性細胞性細胞傷害（ADCC）反応のエフェクター細胞として働く主たる細胞はどれか。1つ選べ。

1 形質細胞　2 キラーT細胞　3 好中球　4 樹状細胞
5 ナチュラルキラー細胞（NK細胞）

《分子レベルで見た免疫のしくみ》

□(19) キラーT細胞がMHC分子を認識するために必要なタンパク質はどれか。1つ選べ。

1 抗体　2 CD4分子　3 CD8分子　4 Fc受容体
5 補体受容体

□(20) 遺伝子の再構成が起こる細胞はどれか。1つ選べ。

1 クッパー細胞　2 樹状細胞　3 T細胞
4 ナチュラルキラー細胞（NK細胞）　5 マクロファージ

□(21) 生後3カ月頃、血中濃度が著しく低下する抗体はどれか。1つ選べ。

1 IgA　2 IgD　3 IgE　4 IgG　5 IgM

(15) 4

血液中の白血球は、リンパ球系（B 細胞、T 細胞）、顆粒球系（好酸球、好塩基球、好中球）及び単球に分類される。単球は骨髄で成熟したのち血液中に入り、約 2 日間血中に滞在して組織に移行し、マクロファージとなる。単球に比べてマクロファージの貪食能は高く、組織において細胞内にリソソームをはじめとした顆粒を増大させることが知られる。

(16) 2

MHC クラスⅠ分子は、赤血球以外のすべての細胞に発現しており、自己タンパク質由来の抗原を提示する。一方、MHC クラスⅡ分子は、樹状細胞、マクロファージおよび B 細胞などの抗原提示細胞に発現しており、病原体などの非自己タンパク質由来の抗原を提示する。

(17) 4

生体内に侵入した病原体などの異物は、マクロファージ、B 細胞、樹状細胞などの抗原提示細胞に取り込まれ、分解され（抗原ペプチドの生成）、抗原提示細胞の MHC クラスⅡ分子に結合する。ヘルパー T 細胞は、MHC クラスⅡ分子と抗原ペプチドを認識すると、インターロイキン−2 が産生され、キラー T 細胞の増殖を促進する。

(18) 5

ウイルス感染細胞やがん細胞の表面に抗体が結合すると（オプソニン化）、NK 細胞は抗体に対する受容体（Fc 受容体）でそれらの標的細胞を捕捉する。次いで、NK 細胞は細胞傷害性因子（パーフォリンやグランザイム）を放出して、標的細胞にアポトーシスを誘導する。これを抗体依存性細胞性細胞傷害（ADCC）反応という。

(19) 3

CD 分子は、白血球表面に存在するタンパク分子であり、白血球の分類や機能の指標となる。キラー T 細胞表面の CD8 分子は、MHC クラスⅠ分子を認識する。一方、ヘルパー T 細胞表面の CD4 分子は、MHC クラスⅡ分子を認識する。

(20) 3

遺伝子の再構成が起こる細胞は、B 細胞と T 細胞である。抗体や T 細胞抗原受容体の遺伝子は、分断された遺伝子群を構成している。それらの遺伝子群から一つずつ遺伝子を選び、連結させるので、どんな抗原にも対応できる抗体や T 細胞抗原受容体の遺伝子ができる（遺伝子の再構成）。

(21) 4

生後 3 カ月頃、新生児の IgG 産生能力はまだ低く、さらに母親由来の IgG（胎盤を通過して母親から胎児に移行した IgG）の濃度も著しく低下するため、感染症になりやすい（生理的低 γ グロブリン血症）。

☐(22) 一次免疫応答で、最も速やかに血中に分泌される抗体はどれか。1つ選べ。

1 IgA　2 IgD　3 IgE　4 IgG　5 IgM

☐(23) 肥満細胞からのヒスタミン放出に関与する抗体はどれか。1つ選べ。

1 IgA　2 IgD　3 IgE　4 IgG　5 IgM

☐(24) 母乳中で二量体として存在し、乳児の感染防御を担う免疫グロブリンはどれか。1つ選べ。 **104-15**

1 IgA　2 IgD　3 IgE　4 IgG　5 IgM

☐(25) 白血球の遊走に関わるケモカインはどれか。1つ選べ。

1 IL−1　2 IL−2　3 IL−4　4 IL−8　5 IL−10

☐(26) サイトカインについて、正しいのはどれか。1つ選べ。

1 標的細胞の細胞膜を通過して、核受容体に結合する。
2 一般に、一つのサイトカインは、一つの生理活性を示す。
3 炎症やアレルギーに関与するものがある。
4 主に、オートクリン作用である。
5 抗体のような抗原特異性を示す。

☐(27) 抗ウイルス活性を直接的に示すサイトカインはどれか。1つ選べ。 **99-15 改**

1 インターフェロンα（IFN−α）　2 インターロイキン2（IL−2）
3 エリスロポエチン(EPO)　4 腫瘍壊死因子α（TNF−α）
5 顆粒球コロニー刺激因子（G−CSF）

(22) 5

一次免疫応答（初めて病原体に感染したときの免疫応答）では、IgM が速やかに産生され、次いで IgG が産生される。一方、二次免疫応答（同じ病原体に再度感染したときの免疫応答）では、IgG が速やかに、多量に、かつ持続的に産生される。

(23) 3

肥満細胞表面の Fc 受容体（FcR）に IgE が結合し、この IgE に抗原が結合すると、肥満細胞は脱顆粒反応によりヒスタミンを放出する。これがⅠ型アレルギーの原因となる。

(24) 1

免疫グロブリン（Ig）は B 細胞（形質細胞）が分泌する糖タンパク質分子で、多様な抗原にそれぞれ特異的に結合する性質があり、抗体と呼ばれる。免疫グロブリンには 5 つのクラスがあるが、このうち IgA は血液中では単量体（血清型）で存在し、粘膜固有層の形質細胞から産生される場合は J 鎖を介して 2 量体となる（分泌型）。分泌型 IgA は唾液、気道粘膜、消化管分泌液、乳汁、涙液などに分布し、粘膜防御や乳汁中に含まれるラクトフェリン、リゾチームなどとともに新生児の生体防御に有益な働きを示す。

(25) 4

IL−8 などのケモカインは、7 回膜貫通型の受容体に結合して、白血球の遊走に関わる。マクロファージは、細菌を貪食すると IL−8 を産生し、好中球などの白血球を細菌感染部位（炎症部位）に遊走（走化）させる。

(26) 3

1 × サイトカインは、細胞表面の受容体に結合する。
2 × 一般に、一つのサイトカインは、複数の生理活性を示す。
3 ○ IL−1 や TNF−α などの炎症に関与するサイトカインがある。
4 × 主に、パラクリン作用である。
5 × サイトカインは、抗原特異性を示さない。

(27) 1

サイトカインの代表的な作用として、免疫反応、細胞の分化・増殖、抗腫瘍作用、抗ウイルス活性などがある。選択肢のうち抗ウイルス活性を示すのはインターフェロンαである。また、IL−2 は細胞障害性 T 細胞を活性化することでウイルス感染細胞を攻撃するため、間接的に抗ウイルス活性を有する。

Ⓑ免疫系の制御とその破綻・免疫系の応用

《免疫応答の制御と破綻》

☐(1) 病原体の感染患部において、炎症性サイトカインを主に産生する細胞はどれか。1つ選べ。
1　樹状細胞　　2　ナチュラルキラー細胞（NK 細胞）
3　マクロファージ　　4　B 細胞　　5　T 細胞

☐(2) 炎症の第Ⅱ期に起こる反応はどれか。1つ選べ。
1　血管拡張　　2　血管新生　　3　血管透過性亢進　　4　肉芽形成
5　好中球の浸潤

☐(3) マクロファージが産生したケモカインによって炎症部位へ走化する中心的な細胞はどれか。1つ選べ。
1　好中球　　2　樹状細胞　　3　ナチュラルキラー細胞（NK 細胞）
4　肥満細胞　　5　T 細胞

☐(4) Ⅰ型アレルギーにおいて、ヒスタミンを放出する細胞はどれか。1つ選べ。
1　好中球　　2　肥満細胞（マスト細胞）　　3　マクロファージ
4　B 細胞　　5　T 細胞

☐(5) Ⅰ型アレルギーに分類される疾患はどれか。1つ選べ。
1　花粉症　　2　関節リウマチ　　3　接触性皮膚炎
4　全身性エリテマトーデス（SLE）　　5　1型糖尿病

☐(6) 抗原と抗体による免疫複合体が組織に沈着することで起こるアレルギーはどれか。1つ選べ。
1　食物アレルギー　　2　重症筋無力症　　3　移植片対宿主反応
4　全身性エリテマトーデス（SLE）　　5　1型糖尿病

(1) 3

マクロファージが体内に侵入した細菌を貪食すると、インターロイキン-1 (IL-1)、腫瘍壊死因子-α (TNF-α) などの炎症性サイトカインだけでなく、インターロイキン-8 (IL-8) などのケモカインも産生・分泌して炎症を誘導する。

(2) 5

炎症反応は、3期に分けられる。第Ⅰ期では、血管拡張と血管透過性亢進が起こり、発赤と腫脹を形成する。第Ⅱ期では、好中球の浸潤により微生物が除去される。第Ⅲ期では、肉芽形成と血管新生が起こり、修復に向かう。血管拡張には、プロスタグランジン E_2 (PGE_2) が関与する。好中球の浸潤には、インターロイキン-8 (IL-8) などの走化因子が関与する。

(3) 1

マクロファージが細菌を貪食すると、インターロイキン-1 (IL-1)、腫瘍壊死因子-α (TNF-α) だけでなく、ケモカインのインターロイキン-8 (IL-8) も産生・分泌する。血液中の好中球はIL-8の作用により、炎症部位に引き寄せられる（走化作用)。

(4) 2

抗原特異的なIgEと結合した肥満細胞や好塩基球は、抗原の結合により脱顆粒を起こし、細胞外にヒスタミンを放出する。ヒスタミンによって血管透過性亢進、気管支平滑筋収縮などが引き起こされ、Ⅰ型アレルギーを発症する。

(5) 1

アレルギーは4つの型に分類される。代表的な疾患として、Ⅰ型では花粉症、アナフィラキシー、食物アレルギー、Ⅱ型では1型糖尿病、重症筋無力症、Ⅲ型では関節リウマチ、全身性エリテマトーデス、Ⅳ型では接触性皮膚炎、移植片対宿主反応、ツベルクリン反応などが知られている。

(6) 4

1 × Ⅰ型アレルギー。抗原特異的なIgEと結合した肥満細胞が、抗原の結合により脱顆粒して起こる。

2 × Ⅱ型アレルギー。抗原と特異的に結合したIgGに、補体やNK細胞が作用して細胞傷害が起こる。

3 × Ⅳ型アレルギー。抗原に感作されたT細胞がマクロファージなどを活性化して起こる。

4 ○ Ⅲ型アレルギー。抗原と抗体の免疫複合体が組織に沈着することで起こる。

5 × Ⅱ型アレルギー。

□(7) 免疫複合体が組織に沈着することによって引き起こされるアレルギー反応の型はどれか。1つ選べ。**104-64**

1 Ⅰ型　2 Ⅱ型　3 Ⅲ型　4 Ⅳ型　5 Ⅰ型とⅡ型の複合型

□(8) 主たる発症機序がⅣ型アレルギーに分類されるのはどれか。1つ選べ。**105-15**

1 スギ花粉症　2 アトピー性皮膚炎　3 薬剤性溶血性貧血
4 接触性皮膚炎　5 糸球体腎炎

□(9) アセチルコリン受容体に対する自己抗体によって神経筋接合部の伝達障害が起こる疾患はどれか。1つ選べ。

1 1型糖尿病　2 関節リウマチ　3 重症筋無力症
4 全身性エリテマトーデス（SLE）　5 バセドウ病（グレーブス病）

□(10) 臓器移植において、移植片を傷害する細胞はどれか。1つ選べ。

1 キラーT細胞　2 好中球　3 樹状細胞　4 B細胞
5 マクロファージ

□(11) 臓器移植時の拒絶反応抑制において、シクロスポリンが直接作用する細胞はどれか。1つ選べ。

1 好中球　2 樹状細胞　3 B細胞　4 ヘルパーT細胞
5 マクロファージ

□(12) ヘルパーT細胞の細胞質受容体のシクロフィリンに結合して、カルシニューリンの機能を抑制する免疫抑制薬はどれか。1つ選べ。

1 アザチオプリン　2 シクロスポリン　3 タクロリムス水和物
4 プレドニゾロン　5 ムロモナブ-CD3

(7) 3

Ⅲ型は免疫複合体による組織傷害に基づく免疫複合型（アルサス型）アレルギー反応で、急性糸球体腎炎、関節リウマチやループス腎炎（SLE）などが代表的疾患である。Ⅰ型はIgEを介した即時型アレルギー反応（気管支喘息、アレルギー性鼻炎など）、Ⅱ型は細胞傷害型アレルギー反応（自己免疫性溶血性貧血、特発性血小板減少性紫斑病など）、Ⅳ型は細胞性免疫型アレルギー反応（アレルギー性接触性皮膚炎、GVHD、ツ反など）である。

(8) 4

Ⅳ型アレルギーには接触性皮膚炎の他、移植拒絶反応、ツベルクリン反応がある。スギ花粉症やアトピー性皮膚炎はⅠ型アレルギーが、薬剤性溶血性貧血はⅡ型アレルギーが、糸球体腎炎はⅢ型アレルギーが関与する。

(9) 3

1 × 抗GAD抗体、抗IA−2抗体、抗インスリン抗体などの自己抗体が認められるものを1A型糖尿病という。自己抗体が膵ランゲルハンス島β細胞を破壊するⅡ型アレルギーである。

2 × リウマトイド因子（RF）が自己のIgGと免疫複合体を形成して組織に沈着する。

3 ○ アセチルコリン受容体に対する自己抗体によって神経筋接合部の伝達障害が起こる。

4 × 二本鎖DNAが自己のIgGと免疫複合体を形成して組織に沈着する。

5 × 甲状腺刺激ホルモン（TSH）受容体に対する自己抗体が形成され、この抗体がTSH受容体を刺激するので、甲状腺ホルモンが分泌過剰になる（甲状腺機能亢進症）。

(10) 1

自己の細胞は、MHCクラスⅠ分子で自己タンパク質由来の抗原ペプチドをキラーT細胞に提示するので、キラーT細胞からの攻撃を受けない。一方、移植された臓器の細胞は、非自己タンパク質由来の抗原ペプチドを提示するので、キラーT細胞からの攻撃を受ける。

(11) 4

ヘルパーT細胞がシクロスポリンの標的細胞となり、IL−2の産生が抑制される（直接的な標的細胞）。その結果、細胞傷害性細胞であるキラーT細胞やNK細胞の増殖・分化が抑制される（間接的な標的細胞）。

(12) 2

T細胞活性化因子（NF−AT）は転写因子であり、カルシニューリンにより脱リン酸化されると核内移行し、細胞性免疫に必要なIL−2の転写を誘導する。シクロスポリンは、細胞質受容体（イムノフィリン）であるシクロフィリンに結合してカルシニューリンの作用を阻害する（拒絶反応の抑制）。タクロリムス水和物も、イムノフィリンのFK506結合タンパク質と結合してカルシニューリンの作用を阻害する。

☐(13) ヒト免疫不全ウイルス（HIV）の標的細胞はどれか。1つ選べ。

1 好中球　2 樹状細胞　3 ナチュラルキラー細胞（NK細胞）
4 B細胞　5 T細胞

☐(14) 寄生虫に対する免疫応答に関与する細胞はどれか。1つ選べ。

1 キラーT細胞　2 好酸球　3 好中球　4 樹状細胞
5 ナチュラルキラー細胞（NK細胞）

☐(15) 免疫賦活薬はどれか。1つ選べ。

1 アザチオプリン　2 シクロスポリン　3 テセロイキン
4 ムロモナブ-CD3　5 メトトレキサート

《免疫反応の利用》

☐(16) ワクチンに関する記述のうち、正しいのはどれか。1つ選べ。

1 一般に、感染初期に接種する。
2 本体は、免疫グロブリンである。
3 アレルギーを起こさない。
4 不活化に、紫外線照射などがある。
5 体液性免疫を抑制する。

☐(17) 生ワクチンを用いる疾病はどれか。1つ選べ。

1 インフルエンザ　2 ジフテリア　3 日本脳炎　4 破傷風
5 風しん

☐(18) 鶏卵に対してアナフィラキシーがある場合、予防接種を受けることができないワクチンはどれか。1つ選べ。

1 インフルエンザワクチン
2 おたふくかぜ（流行性耳下腺炎）ワクチン　3 狂犬病ワクチン
4 B型肝炎ワクチン　5 風しんワクチン

(13) 5

ヒト免疫不全ウイルス(HIV)の標的細胞は、CD4 陽性細胞(ヘルパーT 細胞)である。後天性免疫不全症候群(AIDS)に罹患すると、ヘルパーT 細胞の機能不全により免疫が低下するので、ニューモシスチス肺炎などの日和見感染が起こりやすくなる。

(14) 2

好中球は、細菌より大きい寄生虫を貪食することができない。一方、好酸球は寄生虫に結合した IgE と結合すると活性化し、抗寄生虫活性のある主要塩基性タンパク質(MBP)を分泌して、寄生虫を排除する。

(15) 3

1 × 免疫抑制薬。生体内で 6-メルカプトプリンに変換され、核酸合成を阻害する。

2 × 免疫抑制薬。IL-2 の産生を抑制する。

3 ○ 免疫賦活薬。IL-2 の遺伝子組換え体なので、T 細胞およびマクロファージを活性化する。

4 × 免疫抑制薬。T 細胞上の CD3 分子に特異的に作用するモノクローナル抗体として調製された。

5 × 免疫抑制薬。葉酸の構造類似体であり、ジヒドロ葉酸還元酵素を阻害して核酸合成を阻害するので、細胞増殖を抑制する。

(16) 4

ワクチンは、病原体の免疫原性を残したまま、弱毒化あるいは無毒化して用いる製剤であり、ワクチンの反復投与により感染症を予防することを予防接種という。予防接種におけるワクチンの特徴は、①接種は感染前、②本体は病原体、③異種タンパク質なのでアレルギーや非特異的な毒性反応を引き起こすことがある、④不活化には紫外線照射、ホルマリン処理、加熱などがある、⑤体液性免疫と細胞性免疫のどちらも獲得する、などである。

(17) 5

風しん、麻しん、ムンプスなどの疾病予防に生ワクチンが用いられる。一方、インフルエンザ、狂犬病、日本脳炎、B 型肝炎、ポリオなどの疾病予防には不活化ワクチンが用いられ、ジフテリア、破傷風などの疾病予防にはトキソイドが用いられる。

(18) 1

インフルエンザワクチンは、ふ化鶏卵をウイルスの培養に用いているため、鶏卵に対してアナフィラキシーがある場合は予防接種を受けることができない。その他のワクチンは、ウイルスの培養にふ化鶏卵を用いない。

☐ (19) モノクローナル抗体を産生する細胞はどれか。1つ選べ。

1 好中球　2 マクロファージ
3 ナチュラルキラー細胞（NK細胞）　4 B細胞　5 T細胞

☐ (20) 抗体医薬品の安全性およびその試験について、誤っているのはどれか。1つ選べ。

1 中和抗体が生じることがある。
2 主に霊長類が使用される。
3 依存性試験は不要である。
4 遺伝毒性試験は不要である。
5 生殖発生毒性試験は必須である。

☐ (21) ワッセルマン反応に利用されるのはどれか。1つ選べ。

1 インターロイキン−1（IL−1）　2 好中球
3 マクロファージ　4 補体　5 活性酸素

☐ (22) ELISA（enzyme−linked immunosorbent assay）に用いられる抗体はどれか。1つ選べ。

1 IgA　2 IgD　3 IgE　4 IgG　5 IgM

☐ (23) ウエスタンブロット法で検出される物質はどれか。1つ選べ。

1 脂質　2 糖質　3 タンパク質　4 RNA　5 DNA

☐ (24) 抗原抗体反応を利用した測定法でないのはどれか。1つ選べ。 **97-15**

1 ラジオイムノアッセイ（RIA）によるホルモンの定量
2 酵素免疫測定法（ELISA）によるサイトカインの定量
3 赤血球凝集反応による血液型判定
4 ポリメラーゼ連鎖反応（PCR）法によるDNAの検出
5 ウエスタンブロット法によるタンパク質の検出

(19) 4

モノクローナル抗体は、1つのB細胞クローンから産生された1種類の抗体である。一方、ポリクローナル抗体は、複数の異なるB細胞クローンから産生される複数の異なる抗体である。ポリクローナル抗体は、抗原を動物に免疫して得られる抗血清から調製される。

(20) 5

生殖発生毒性試験は、必須ではない。

(21) 4

補体は、ワッセルマン反応に利用される。梅毒トレポネーマに感染した患者は、血清中に梅毒トレポネーマに対する抗体が存在する。梅毒トレポネーマと同じ抗原性のカルジオリピンを罹患者の血清に添加すると、抗原抗体複合体を形成し、補体活性化の古典経路が活性化する。この血清を補体源として溶血反応を行うと、抗体が存在する場合は補体が消費されているために溶血反応は起こらない。すなわち、感染者には溶血現象が認められない。

(22) 4

ELISAでは、ハプテン、抗原または抗体を固定化した固相(96ウェルプレート)が用いられる。固相の抗体には半減期が最も長いIgGが用いられる。ハプテンは低分子量の物質で、単独では抗体を産生させる能力（抗原性）はないが、タンパク質などの高分子と結合した場合に抗原性を示す（エストロゲンなど）。

(23) 3

ウエスタンブロット法は、特定のタンパク質を検出する方法である。操作は、①試料中のタンパク質を電気泳動で分離する。②そのタンパク質をニトロセルロース膜に転写する（ブロッティング）。③その膜に検出したいタンパク質に対する抗体を加えて抗原抗体複合体を形成させる。④酵素標識あるいは放射標識した二次抗体を加えて、抗原抗体複合体を検出する。

(24) 4

RIAは放射性免疫定量法で、ELISAは酵素標識イムノアッセイ法の1つである。赤血球凝集反応は抗原抗体反応を利用している。ウエスタンブロット法は分離後のタンパク質を標識抗体で検出する（前問の解説参照）。PCRはポリメラーゼ連鎖（増幅）反応を利用しており、抗原抗体反応ではない。

©微生物の基本

《細菌》

☐(1) 次の微生物のうち、原核生物はどれか。1つ選べ。
1 ウイルス　2 エキノコックス　3 腸内細菌　4 酵母
5 アメーバ

☐(2) 次の細胞構造体の中で、原核細胞と真核細胞に共通して存在するのはどれか。1つ選べ。
1 細胞壁　2 核様体　3 リボソーム　4 ミトコンドリア
5 リソソーム

☐(3) 真核生物のリボソームを構成するサブユニットのうち、大サブユニットの沈降係数はどれか。1つ選べ。
1 80 S　2 70 S　3 60 S　4 50 S　5 40 S

☐(4) 原核生物はどれか。1つ選べ。 **97-12**
1 赤痢アメーバ　2 黄色ブドウ球菌
3 インフルエンザウイルス　4 皮膚糸状菌　5 マラリア原虫

☐(5) 無機物を利用して有機物を生産する独立栄養細菌は次のうちどれか。1つ選べ。
1 大腸菌　2 アシネトバクター　3 枯草菌
4 シアノバクテリア　5 クラミジア

☐(6) 次の細菌の中で桿菌はどれか。1つ選べ。
1 黄色ブドウ球菌　2 緑膿菌　3 淋菌
4 ヘリコバクター・ピロリ　5 エンテロコッカス・フェシウム

(1) 3

代表的な原核生物は細菌と藍藻類であり、細菌はさらに真正細菌と古細菌に分類される。古細菌は、遺伝子による系統解析によって真正細菌よりも真核生物に近いことがわかっている。腸内細菌は真正細菌である。真核生物は動物、植物、真菌、寄生虫である。寄生虫は原虫類（単細胞）と蠕虫類（多細胞）に分けられる。アメーバは原虫に、エキノコックスは蠕虫類に属す。酵母は真菌の一種である。ウイルスは原核、真核生物のどちらにも属さない。

(2) 3

原核細胞には核膜がないため、環状DNAが細胞質にむき出しの状態であり、核様体とよばれる。リボソーム以外の細胞小器官はない。ペプチドグリカンを含む細胞壁が存在する。真核生物は、リボソーム以外に、ミトコンドリア、小胞体、ゴルジ体、リソソーム、ペルオキシソーム、液胞、葉緑体などの細胞小器官が存在する。真菌や植物は細胞壁をもつが、動物や原虫には細胞壁はない。

(3) 3

真核細胞におけるリボソームは、大サブユニット（沈降係数60S）と小サブユニット（沈降係数40S）で構成されており、それらの複合体の沈降係数は80Sである。

(4) 2

生物界は、核膜を持たない原核生物と核膜を持つ真核生物の２つに分類される。原核生物には、細菌、らん藻類が含まれ、選択肢中にあるのは黄色ブドウ球菌のみである。また、真核生物には藻類、真菌、原虫、植物、動物が含まれる。皮膚糸状菌は真菌、赤痢アメーバとマラリア原虫は原虫であり、共に真核生物に分類される。

(5) 4

生態系において、独立栄養生物は生産者であり、光エネルギーを利用して有機物を合成する光合成独立栄養生物と化学的暗反応を利用する化学合成独立栄養細菌に分けられる。前者にあたる細菌は光合成細菌であるシアノバクテリア（藍藻）がある。後者には硫黄酸化細菌、硝化細菌、水素細菌などがあげられる。一方、従属栄養生物は消費者であり、生育には独立栄養生物が作り出す有機物を利用する。病原細菌のほとんどは従属栄養細菌である。

(6) 2

細菌は形状により、球状の球菌、棒状の桿菌、らせん状のらせん菌の３つに分類される。淋菌はグラム陰性球菌で、緑膿菌はグラム陰性桿菌である。らせん菌は巻き方から、コンマ状のビブリオ、波上のスピリルム、らせんの数が多いスピロヘータに分かれる。ヘリコバクター・ピロリはスピリルムである。エンテロコッカス（腸球菌）・フェシウムは球菌である。

□(7) 細菌の系統的分類のための解析の対象となるのは次のうちのどれか。1つ選べ。

1 酵素　2 DNA　3 mRNA　4 リボソーム　5 rRNA

□(8) グラム陽性菌はどれか。1つ選べ。

1 大腸菌　2 黄色ブドウ球菌　3 腸炎ビブリオ
4 カンピロバクター　5 クリプトスポリジウム

□(9) グラム染色標本をみると赤色の桿菌が観察された。この細菌はどれか。1つ選べ。

1 黄色ブドウ球菌　2 インフルエンザ菌　3 結核菌
4 髄膜炎菌　5 破傷風菌

□(10) 自然免疫系に認識される、グラム陰性菌に特徴的な構造はどれか。1つ選べ。108-15

1 フラジェリン
2 ペプチドグリカン
3 リポ多糖（LPS）
4 二本鎖 RNA（dsRNA）
5 β-グルカン

□(11) スーパーオキシドや過酸化水素を分解する酵素をもたないため、酸素存在下では死滅する菌はどれか。1つ選べ。

1 黄色ブドウ球菌　2 インフルエンザ菌　3 結核菌
4 髄膜炎菌　5 破傷風菌

（7）5

形態や栄養要求性、生化学的性状による古典的な分類法が行われていたが、遺伝子解析が進んできた結果、リボソーム小サブユニットRNA系統分類が主流となってきた。C. R. Woeseは細菌では16SrRNA、真核細胞では18SrRNAの塩基配列に基づき、系統解析を行い、生物を古細菌、真正細菌、真核生物の3つのドメイン（domain）に分けることを提唱した。古細菌は真正細菌より、真核生物に近いこともわかっている。

（8）2

1、3、4はグラム陰性菌、5は細菌ではなく、原虫である。

（9）2

本菌はグラム陰性桿菌であり、インフルエンザ菌をはじめ、大腸菌やサルモネラ属菌などの腸内細菌や百日咳菌、緑膿菌などがある。グラム陽性球菌は黄色ブドウ球菌以外には化膿レンサ球菌、肺炎球菌、腸球菌等がある。グラム陽性桿菌には結核菌をはじめ、枯草菌、炭疽菌等のバシラス（*Bacillus*）属、破傷風菌やボツリヌス菌などのクロストリジウム（*Clostridium*）属がある。ナイセリア（*Neisseria*）属の髄膜炎菌と淋菌はグラム陰性球菌である。

（10）3

自然免疫系の細胞はToll様受容体（TLR）などのセンサーによる病原体成分パターン認識で異物に対する速やかな免疫応答を起こす。ターゲットとなる病原体成分のうちグラム陰性菌特異的という条件では、リポ多糖（LPS）が該当し、主にTLR4が認識する。フラジェリンは、グラム陽性、陰性を問わない運動性細菌の鞭毛構成成分でTLR5が認識する。ペプチドグリカンはグラム陽性、陰性を問わない細菌の細胞壁構成成分であり、TLR2が認識する。dsRNAは、主にウイルスの成分としてTLR3が認識する。β−グルカンは自然界に広く存在するが、病原体では主に真菌の成分としてDectin-1が認識する。

（11）5

酸素濃度の要求性によって細菌は4つに分類される。問題文は嫌気的代謝（発酵）によってエネルギーを獲得する偏性嫌気性菌の説明である。破傷風菌、ボツリヌス菌、ディフィシル菌、ウエルシュ菌などのクロストリジウム属に加え、バクテロイデス（*Bacteroides*）属などがある。結核菌、緑膿菌、百日咳菌などの偏性好気性菌は好気的呼吸のみ行い、増殖に酸素が必須である。酸素の存在の有無にかかわらず生育できる通性嫌気性菌や、少量の酸素存在下でよく発育する微好性菌（ヘリコバクター等）がある。

☐(12) 腸内細菌の説明のうち、誤っているのはどれか。1つ選べ。
1 腸管免疫の刺激
2 外来の病原微生物の定着阻止
3 大半は通性嫌気性菌
4 ビタミンKの産生
5 日和見感染症の原因

☐(13) 細菌の同定法で遺伝学的手法として用いられるのはどれか。1つ選べ。
1 PCR（ポリメラーゼ連鎖反応）法　2 コアグラーゼ試験
3 MR（メチルレッド）テスト　4 ELISA法
5 ウエスタンブロット法

☐(14) 細菌の莢膜（きょう）について、正しいのはどれか。1つ選べ。
1 細胞壁の外側に存在する粘稠性の層である。
2 粘液層よりも薄く、不規則な形状である。
3 化学組成は菌種に関わらず同じである。
4 抗原性はもたない。
5 病原性には関与しない。

☐(15) 細菌の増殖過程の中で、最大の増殖能を示す時期はどれか。1つ選べ。
1 対数期　2 定常期　3 世代時間　4 誘導期　5 死滅期

☐(16) 細菌の鞭毛についての説明として、正しいのはどれか。1つ選べ。
1 接合に関与
2 生育条件が悪くなったときの形状
3 K抗原をもち病原性に関与
4 表層抗原はH抗原
5 エネルギー産生の場

☐(17) 伝達性プラスミドを介する遺伝子伝達の様式はどれか。1つ選べ。
1 接合　2 突然変異　3 形質導入　4 トランスポゾン
5 有性生殖

（12） 3

小腸上部では通性嫌気性の腸内細菌科や腸球菌等も存在するが、小腸下部から大腸にかけては酸素がほとんど存在せず、偏性嫌気性菌の *Bacteroides*、*Fusobacterium*、*Bifidobacterium*、*Lactobacillus* 属が大半を占める。これらの菌は、通常は腸管免疫系の刺激や外来病原微生物の定着を阻止したり、食物繊維の消化を助けたり、ビタミン B_1、B_2、B_{12}、K、葉酸を産生することで、ヒトに有益に働く。一方で抗菌薬投与等により、腸内細菌叢のバランスが崩れると菌交代症を起こし、日和見感染の原因になることもある。

（13） 1

細菌の同定法には生化学的性状試験（2、3）、血清型別同定法（4、5）や遺伝子学的手法を用いた分子生物学的試験がある。PCR 法や DNA-DNA ハイブリダイゼーション法や DNA マイクロアレイ法などの遺伝学的手法は細菌を培養する必要はなく、迅速に行える。感度や特性にも優れており、現在は同定法の主流となっている。

（14） 1

2 × 一般に粘液層よりも明瞭で厚い膜構造を示す。
3 × 化学組成は菌により異なる。
4 × 抗原性をもっており、これを利用した細菌同定法がある。
5 × 病原性に関与している。

（15） 1

細菌の増殖曲線を描くと 4 つの時期に分けられる。誘導期では細菌はほとんど増殖せず、酵素やエネルギーを産生している。いったん増殖が始まると、指数関数的に菌数が増加する。最も増殖が盛んなこの時期を対数期または対数増殖期という。栄養が乏しくなると菌の生育は頭打ちとなる（定常期）。やがて菌が死滅または溶菌する死滅期となり菌数は減少する。

（16） 4

細菌の鞭毛は運動器官である。抗原性をもち、H 抗原とよばれる。接合に重要なのは線毛であり、性線毛とよばれる。生育条件が悪くなると一部の菌は芽胞を形成し、休眠型で存在する。莢膜の表層抗原は K 抗原とよばれ、莢膜をもつ菌は病原性が高い。細菌のエネルギー産生は細胞膜で行われている。

（17） 1

遺伝子の水平伝播には、接合、形質転換、形質導入の 3 つの様式がある。接合による遺伝子伝達は伝達性プラスミド（F プラスミドや R プラスミド）が性線毛を介して供与菌から受容菌に受け渡される。形質転換では外来の DNA 断片を直接取り込み、自身の遺伝子との間で組換えを起こすことで新たな形質を獲得する。形質導入とはバクテリオファージによって媒介される遺伝子伝達である。

□(18) 細菌の薬剤耐性化様式として薬物の細胞内取り込み低下や薬物排出の促進がある。これらによって不活化される抗菌薬としてはあてはまらないのはどれか。1つ選べ。
1 β-ラクタム系　2 テトラサイクリン系　3 キノロン系
4 アミノグリコシド系　5 クロラムフェニコール系

□(19) 外毒素について、正しいのはどれか。1つ選べ。
1 抗原性をもたない。
2 リポ多糖体である。
3 菌体内で合成され、分泌される。
4 一般に耐熱性である。
5 エンドトキシンとよばれている。

□(20) スーパー抗原となる外毒素はどれか。1つ選べ。
1 ベロ毒素　2 コレラ毒素　3 ボツリヌス毒素
4 毒素性ショック症候群毒素（TSST）　5 ストレプトリジンO

□(21) 細菌の内毒素（エンドトキシン）に関する記述のうち、誤っているのはどれか。1つ選べ。 **100-15**
1 グラム陰性菌外膜の成分である。
2 主成分はタンパク質である。
3 外毒素に比べ、加熱処理に対して安定である。
4 細菌の種類により、構造的な多様性がある。
5 宿主の免疫反応をかく乱し、ショック症状をおこす。

□(22) グラム染色の手順として正しいのはどれか。1つ選べ。
1 サフラニン（赤色）→ 脱色 → クリスタルバイオレッド（青色）→ ルゴール（媒染）
2 サフラニン → ルゴール → 脱色 → クリスタルバイオレッド
3 サフラニン → 脱色 → ルゴール → クリスタルバイオレッド
4 クリスタルバイオレッド → 脱色 → サフラニン → ルゴール
5 クリスタルバイオレッド → ルゴール → 脱色 → サフラニン

《ウイルス》

□(23) ウイルスの構造に関係ないのはどれか。1つ選べ。
1 トポイソメラーゼ　2 DNA ポリメラーゼ　3 エンベロープ
4 ヌクレオカプシド　5 スパイク

(18) 1

β-ラクタム系抗菌薬は薬物不活性化酵素の産生やβ-ラクタムの作用点であるペニシリン結合タンパクの基質特異性の変化によって不活化される。

(19) 3

正答以外は内毒素の記述である。

1 × 抗原性をもつためトキソイドにすることができる。
2 × タンパク質である。
4 × 一般に易熱性である。
5 × エキソトキシンとよばれている。

(20) 4

スーパー抗原はMHCクラスⅡに結合し、T細胞の抗原特異性とは無関係に多くのT細胞を非特異的に活性化する。活性化T細胞が大量のサイトカインを産生して全身性炎症やショックなど様々な病態を引き起こす。黄色ブドウ球菌の毒素性ショック症候群毒素の他、A群溶血性連鎖球菌の発赤毒素(SPE)がある。

(21) 2

グラム陰性菌の細胞壁はペプチドグリカンとその外側に存在する外膜によって構成されている。この外膜の成分であるリポ多糖(LPS)がエンドトキシンである。LPSはO特異多糖、Rコア多糖およびリピドAからなる非タンパク質毒素であり、耐熱性である。また、O特異多糖はグラム陰性菌の主要な菌体抗原の1つ(O抗原)であり、同一の細菌であっても抗原の違いにより病原性が異なる(大腸菌のO157は有名)。エンドトキシンが血液中に混入することによって起こるショック状態をエンドトキシンショックといい、感染した微生物が抗生物質などにより破壊されて、血管内にLPSが混入することによっても引き起こされることがある。

(22) 5

グラム染色法を行い感染症の起因菌がグラム陽性菌か、陰性菌かを知ることは抗菌薬の適正使用において重要となっている。その手順は検体をスライドガラスに塗抹、乾燥、固定したあと、5の順番で染色する。最近は簡便法としてルゴールによる媒染を省くキットも用いられている。

(23) 1

ウイルスは核酸としてDNAまたはRNAのどちらかをもつ。核酸部分のコアをタンパク質の殻であるカプシドが取り囲んだ構造をヌクレオカプシドという。ウイルスによっては脂質や糖タンパク質からなるエンベロープで覆われたものもある。スパイクはエンベロープの外側にある突起である。DNAウイルスはDNAポリメラーゼをもつ。トポイソメラーゼは2本鎖DNAの一方または両方を切断、再結合させる酵素であるが、ウイルスには存在しない。

☐(24) RNA ウイルスはどれか。1つ選べ。

1 Epstein−Barr（EB）ウイルス　　2 ヒトパピローマウイルス
3 ヒトヘルペスウイルス 8　　4 アデノウイルス
5 インフルエンザウイルス

☐(25) DNA ウイルスはどれか。1つ選べ。

1 ヒト免疫不全ウイルス　　2 インフルエンザウイルス
3 水痘−帯状疱疹ウイルス　　4 麻疹ウイルス
5 ポリオウイルス

☐(26) 次のウイルスのうちレトロウイルスはどれか。1つ選べ。

1 B 型肝炎ウイルス　　2 ヒト免疫不全ウイルス
3 ムンプスウイルス　　4 SARS コロナウイルス　　5 C 型肝炎ウイルス

☐(27) HIV ウイルスの増殖についての記述である。[　　] に入る正しい語句の組合せはどれか。1つ選べ。

ウイルスがもつ［ ア ］から［ イ ］により［ ウ ］が作られる。

	ア	イ	ウ
1	1 本鎖 DNA	DNA ポリメラーゼ	1 本鎖 RNA
2	1 本鎖 DNA	逆転写酵素	2 本鎖 RNA
3	1 本鎖 RNA	逆転写酵素	1 本鎖 DNA
4	1 本鎖 RNA	逆転写酵素	2 本鎖 DNA
5	1 本鎖 RNA	DNA ポリメラーゼ	2 本鎖 DNA

☐(28) ウイルスの増殖の過程として、正しいのはどれか。1つ選べ。

1 細胞吸着→侵入→脱殻→遺伝子複製→ウイルス粒子の組み立て→離脱
2 細胞吸着→侵入→遺伝子複製→脱殻→ウイルス粒子の組み立て→離脱
3 細胞吸着→侵入→遺伝子複製→ウイルス粒子の組み立て→脱殻→離脱
4 細胞吸着→脱殻→侵入→ウイルス粒子の組み立て→遺伝子複製→離脱
5 細胞吸着→脱殻→遺伝子複製→侵入→ウイルス粒子の組み立て→離脱

《真菌・原虫・蠕虫》

☐(29) 真菌に関する記述のうち、正しいのはどれか。1つ選べ。 **102-14**

1 ミトコンドリアをもたない。
2 エルゴステロールを含む細胞膜をもつ。
3 葉緑体をもつ。
4 細胞壁をもたない。
5 原核生物に分類される。

(24) 5

1～4はDNAウイルスである。1は伝染性単核症・バーキットリンパ腫・上咽頭がん、2は子宮頸部上皮内腫瘍（子宮頸がん)、3はカポジ肉腫、4は咽頭結膜炎（プール熱）・流行性核結膜炎などの原因となる。DNAウイルスは他にも痘瘡ウイルス、単純ヘルペスウイルス1または2、水痘−帯状疱疹ウイルス、サイトメガロウイルス（先天性巨細胞封入体症)、ヒトヘルペスウイルス6または7（突発性発疹)、ポリオーマウイルス、B型肝炎ウイルス、ヒトパルボB19ウイルス（伝染性紅斑）等がある。

(25) 3

3以外はすべてRNAウイルスである。

(26) 2

レトロウイルスはRNAウイルスの中で逆転写酵素をもつもの。2のほかにヒトT細胞白血病ウイルス1(HTLV−1)がある。B型肝炎ウイルスは逆転写酵素をもつがヘパドナウイルス科（ヘパ＝肝臓hepato−、ドナ＝DNA）に属すDNAウイルスである。3～5はRNAウイルスである。なおA型肝炎ウイルスはピコルナウイルス科(ピコ＝小さいpico、ルナ＝RNA)に属す。

(27) 4

ウイルスのもつ1本鎖RNAから逆転写酵素により2本鎖DNAが作られる。

(28) 1

宿主細胞への吸着 → 侵入 → 脱殻 → 遺伝子複製 → ウイルス粒子の組み立て → 宿主細胞からの離脱

(29) 2

真菌は真核生物で、原核生物ではないため、ミトコンドリア、小胞体などの細胞内小器官をもつが、葉緑体はもたない。植物や細菌類と同様に細胞壁をもつ。細胞膜の構成成分ステロールは、ヒトではコレステロールであるのに対し、真菌ではエルゴステロールである。この違いを利用した抗真菌薬がエルゴステロール合成阻害作用を有するアゾール系抗真菌薬である。

☐(30) 真菌に関する記述として、正しいのはどれか。1つ選べ。 **106-15**

1 原核生物である。
2 芽胞を形成する。
3 細胞壁の主成分はセルロースである。
4 コレステロールを合成する。
5 80S リボソームを有する。

☐(31) 原虫を説明する言葉のうち、誤っているのはどれか。1つ選べ。

1 栄養型と嚢子型　2 多細胞真核生物　3 クリプトスポリジウム
4 トキソプラズマ　5 熱帯性マラリア

《消毒と滅菌》

☐(32) 滅菌について、正しいのはどれか。1つ選べ。

1 病原性、非病原性に関わらず、すべての微生物を殺滅または除去すること
2 病原性のある微生物だけを死滅させること
3 感染力を消失させること
4 病原性のある微生物数を減らすこと
5 病原体の増殖を抑えること

☐(33) 粘膜の消毒に適する消毒薬はどれか。1つ選べ。

1 過酢酸　2 ポビドンヨード　3 グルタルアルデヒド
4 クロルヘキシジングルコン酸塩　5 消毒用エタノール

☐(34) 次の微生物殺滅法のうち、滅菌法はどれか。1つ選べ。

1 紫外線法　2 流通蒸気法　3 間歇法　4 乾熱法　5 煮沸法

(30) 5

真菌（カビ、キノコ、酵母など）は、染色体が核膜に包まれた真核生物に分類され、細胞小器官を有する。*Cryptococcus* 属などは莢膜を有するが、真菌で芽胞を形成するものはない。また、細胞壁は、グルカン、マンナン、キチンなどの多糖類が主成分であり、細胞膜は、リン脂質二重層とエルゴステロールからなる。

(31) 2

寄生虫には単細胞真核生物である原虫と多細胞真核生物である蠕虫が存在する。原虫は病原性のある栄養型と環境に対して抵抗性をもつ感染性の嚢子型（シスト）の2形態をとる。病原性をもつ原虫は、3、4、5の他に、赤痢アメーバ（アメーバ赤痢）、アカントアメーバ（アメーバ性角膜炎）、腟トリコモナス（腟トリコモナス症）、ランブル鞭毛虫（ジアルジア症）、トリパノソーマ原虫（アフリカ睡眠病）、リューシュマニア原虫（リューシュマニア症）がある。

(32) 1

滅菌とは、病原性、非病原性に関わらず、あらゆる微生物を完全に殺滅または除去することである。

(33) 2

手指消毒に用いられるのは消毒用エタノール、ポビドンヨード、ベンザルコニウム塩化物などの陽イオン界面活性剤、両性界面活性剤、クロルヘキシジングルコン酸塩であるが、消毒用エタノールとクロルヘキシジングルコン酸塩は粘膜に用いることができない。過酢酸、グルタルアルデヒドは高レベルの消毒薬で殺菌力は強いが毒性も強く人体には用いられない。

(34) 4

滅菌法は対象からすべての微生物を殺滅または除去することをいう。滅菌法には4の他、高圧蒸気法、放射線法、高周波法、ガス法、ろ過法がある。消毒法は消毒薬を使う化学的消毒法と1、2、3、5の物理的消毒法がある。

Ⓓ病原体としての微生物

《感染の成立と共生》

(1) 細菌とその主な感染経路の組合せのうち、正しいのはどれか。1つ選べ。

1 緑膿菌………………経口感染
2 結核菌………………垂直感染
3 淋菌…………………飛沫感染
4 MRSA………………接触感染
5 溶連菌………………昆虫媒介感染

(2) 日和見感染や院内感染の原因となる細菌はどれか。1つ選べ。

1 コレラ菌　2 サルモネラ菌　3 赤痢菌　4 腸炎ビブリオ
5 緑膿菌

《代表的な病原体》

(3) DNA ウイルスはどれか。1つ選べ。 **101-14**

1 インフルエンザウイルス
2 ポリオウイルス
3 C 型肝炎ウイルス
4 ヒトパピローマウイルス（HPV）
5 ヒト免疫不全ウイルス（HIV）

(4) RNA ウイルスに属さないのはどれか。1つ選べ。

1 麻疹ウイルス　2 単純ヘルペスウイルス
3 ポリオウイルス　4 日本脳炎ウイルス　5 風疹ウイルス

(5) ウイルスに関する記述のうち、正しいのはどれか。1つ選べ。

1 A 型肝炎ウイルスは経口感染し、ほとんどが慢性肝炎へ移行する。
2 ムンプスウイルスは流行性耳下腺炎（おたふく風邪）の病原体である。
3 インフルエンザワクチンは、弱毒株ウイルスを用いた生ワクチンである。
4 C 型肝炎ウイルスは、食物を介して感染する。
5 ノロウイルスは DNA ウイルスに分類される。

(6) ウイルスに関する記述のうち、正しいのはどれか。1つ選べ。

1 コクサッキーウイルスは DNA ウイルスに分類され、手足口病の病原体である。
2 ピコルナウイルス科のエコーウイルスは、RNA ウイルスに分類される。
3 ライノウイルスはレトロウイルスに分類される。
4 C 型肝炎ウイルスは日和見感染症の原因となる病原体である。

(1) 4
1 × 常在菌であり菌交代症で発症するほか、院内での接触感染が多い。
2 × 空気感染、または飛沫感染である。
3 × 性行為や出産時の母子感染。
4 ○ 院内感染が多く、主に手指を介して感染する。
5 × 飛沫感染である。

(2) 5
いずれの病原菌も、グラム陰性桿菌である。日和見感染や院内感染を引き起こす原因菌は、緑膿菌（接触感染）、レジオネラ菌（飛沫感染）、メチシリン耐性ブドウ球菌（MRSA、接触感染）などが知られている。

(3) 4
1 × オルトミクソウイルス科に属するRNAウイルスである。
2 × ピコルナウイルス科に属するRNAウイルスである。
3 × フラビウイルス科に属するRNAウイルスである。
4 ○ パピローマウイルス科に属するDNAウイルスである。
5 × レトロウイルス科に属するRNAウイルスである。

(4) 2
DNAウイルスは遺伝子としてDNAを持つタイプである。単純ヘルペスウイルスの他にも、アデノウイルスやB型肝炎ウイルスなどが挙げられる。

(5) 2
1 × 慢性肝炎へ移行することはほとんどない。
2 ○ 記述の通り。
3 × 流行株で作った不活化ワクチンである。
4 × C型肝炎ウイルスは感染力が弱く、血液を介した場合に感染する。
5 × RNAウイルスに分類される。

(6) 2
1 × RNAウイルスである。
2 ○ 記述の通り。
3 × ゲノムRNAからDNAを介さずに遺伝情報を発現するタイプのRNAウイルスである。
4 × 体内に入ると健常者であっても病原性を示し、慢性化する。

□(7) HIV（ヒト免疫不全ウイルス）に関する記述のうち、正しいのはどれか。1つ選べ。

1　CD4とケモカイン受容体を介して感染する。
2　垂直感染は起こさない。
3　レトロウイルスに分類されるDNAウイルスである。
4　体外では極めて安定で感染力が強い。
5　日本の感染者数は減少傾向にある。

□(8) ウイルスに関する記述のうち、正しいのはどれか。1つ選べ。

1　HIV感染により、ヘルパーT (CD4) 細胞が増殖し、免疫不全が進行する。
2　HIVとはウイルス性肝炎の略語である。
3　ATL（Adult T−cell Leukemia）の原因ウイルスは、レトロウイルスに属するHTLV−1である。
4　HTLV−1はT細胞に感染、破壊する。
5　HIVの感染症対策として生ワクチンから不活化ワクチンへの変更がある。

□(9) 次の感染症とその病原体を共通宿主とする動物の組合せでないのはどれか。1つ選べ。

1　狂犬病………………イヌ
2　結核…………………ウシ
3　日本脳炎……………家禽
4　狂牛病………………ウシ
5　オウム病……………鳥類

□(10) 耐熱性毒素を産生する細菌はどれか。1つ選べ。

1　ボツリヌス菌　　2　黄色ブドウ球菌　　3　チフス菌
4　ウエルシュ菌　　5　サルモネラ菌

□(11) 黄色ブドウ球菌についての記述のうち、正しいのはどれか。1つ選べ。

1　グラム陰性菌である。
2　毒素は100℃ 10分の加熱で失活する。
3　急性副鼻腔炎の主な起炎菌の一つである。
4　食中毒の主症状は激しい下痢である。
5　テトロドトキシンをもつ。

□(12) 次の細菌とその主な感染経路の組合せのうち、正しいのはどれか。1つ選べ。

1　緑膿菌………………経口感染
2　結核菌………………輸血
3　淋菌…………………飛沫感染
4　MRSA………………接触感染
5　溶連菌………………接触感染

(7) 1

1 ○ 記述の通り。
2 × 垂直感染することが知られている。
3 × RNAウイルスであり、レトロウイルス科、レンチウイルス亜科に属する。
4 × 体外では不安定で、非常に感染力が弱い。
5 × 徐々に増加している。2007年、2008年をピークに年間1,000人以上を維持している。

(8) 3

1 × ヘルパーT（CD4）細胞が減少するため、免疫不全が起こる。
2 × HIVはヒト免疫不全ウイルスの略であり、疾患名ではない。
3 ○ 記述の通り。
4 × T細胞に感染し、感染細胞を腫瘍化して白血病の原因となる。
5 × 抗HIVワクチン自体が開発中であり、実用化されていない。

(9) 3

日本脳炎の病原体を保有する主な動物はブタである。保菌動物から感染したコガタアカイエカに刺されることで人へと感染する。

(10) 2

1 × ボツリヌス菌の産生する毒素は加熱により無毒化される。
2 ○
3 × 病因は体内でのチフス菌増殖によるもので、毒素ではない。
4 × ウェルシュ菌の産生する毒素は加熱により無毒化される。
5 × サルモネラ食中毒は、*Salmonella Enteritidis*によるものが多く、感染性の食中毒で、毒素によるものではない。

(11) 3

1 × グラム陽性球菌である。
2 × 毒素は耐熱性であり、100℃ 1時間の加熱でも失活しない。
3 ○
4 × 下痢ではなく嘔吐である。
5 × 耐熱性のエンテロトキシンをもつ。テトロドトキシンはフグ毒である。

(12) 4

1 × 常在菌であり菌交代症で発症するほか、院内での接触感染が多い。
2 × 空気感染、または飛沫感染である。
3 × 性行為や出産時の母子感染。
4 ○ 院内感染が多く、主に手指を介して感染する。
5 × 飛沫感染である。

(13) 次の記述のうち、正しいのはどれか。1つ選べ。
1　淋菌は抵抗力が強く、自然界に多く存在する。
2　淋菌は産道感染により新生児に奇形を起こす。
3　淋菌は性行為では感染しない。
4　髄膜炎菌はグラム陽性桿菌である。
5　髄膜炎菌は流行性脳脊髄膜炎および髄膜炎菌性敗血症の原因菌である。

(14) 次の細菌のうち、グラム陰性球菌に分類されるのはどれか。1つ選べ。
1　破傷風菌　　2　結核菌　　3　緑膿菌　　4　淋菌　　5　赤痢菌

(15) 次の記述のうち、正しいのはどれか。1つ選べ。
1　チフス菌はグラム陽性菌である。
2　ペストは感染症法で三類に分類される感染症である。
3　百日せきおよび風しんは、予防接種法でB類疾病に分類されている。
4　コレラの主な症状は下痢である。
5　腸炎ビブリオによる食中毒は、毒素型である。

(16) 日和見感染症の原因となる病原体として、正しいのはどれか。1つ選べ。
1　C型肝炎ウイルス　　2　ヘリコバクター・ピロリ　　3　サルモネラ
4　緑膿菌　　5　ビブリオ・コレラ

(17) グラム陰性桿菌の真正細菌に属し、重篤な院内感染の原因となり、他のグラム陰性菌に有効な抗生物質がほとんど効かない多剤耐性菌はどれか。1つ選べ。
1　アスペルギルス　　2　クリプトコッカス　　3　アシネトバクター
4　カンジダ　　5　結核菌

(18) ヘリコバクター・ピロリに関する次の記述のうち、正しいのはどれか。1つ選べ。
1　グラム陽性菌である。
2　カンピロバクター属に分類される。
3　$NaOH$を産生して胃酸を中和している。
4　鞭毛を持ち、粘液中を動き回ることができる。
5　日和見感染する。

(13) 5

1 × 抵抗力が弱く、自然界には存在していない。
2 × 奇形ではなく結膜炎を起こす。
3 × 性行為感染症の原因菌である。
4 × ナイセリア属のグラム陰性の双球菌である。
5 ○ 記述の通り。

(14) 4

1と2はグラム陽性桿菌で、3と5はグラム陰性桿菌である。

(15) 4

1 × グラム陰性桿菌である。
2 × ペストは一類に分類される感染症である。
3 × どちらもA類疾病に分類されている。
4 ○ 発熱や腹痛を伴わない激しい水様性下痢が特徴である。
5 × 腸炎ビブリオは感染性の食中毒を引き起こす。

(16) 4

日和見感染とは、健常者では病原性を示さないような弱毒性の病原体が、免疫力の低下した宿主（高齢者や重症患者）に感染して重篤化することである。緑膿菌やセラチアの他に、真菌ではカンジダ、クリプトコッカスやニューモシスチス・イロベチー、原虫のトキソプラズマ、単純ヘルペスウイルスやサイトメガロウイルスが知られている。

(17) 3

アシネトバクターは、土壌や水の中によくみられる細菌である。医療従事者など、健康な人々の皮膚にもみられることがある。アシネトバクター感染症には、肺炎、敗血症、尿路感染症、髄膜炎、創傷・火傷の感染などがある。アスペルギルス、クリプトコッカス、カンジダは真菌、結核菌は抗酸菌に分類される。

(18) 4

1 × グラム陰性菌である。
2 × ヘリコバクター属に分類される。
3 × NaOH ではなくアンモニアを産生して胃酸を中和している。
4 ○
5 × 健常者であっても経口的に感染し、胃内に定着することがある。

☐ (19) ヘリコバクター・ピロリが、アンモニアを産生する際に関与する主な酵素はどれか。1つ選べ。 **103-15**

1 アルギナーゼ
2 ウレアーゼ
3 グルタミナーゼ
4 クレアチンキナーゼ
5 デアミナーゼ

☐ (20) 回帰熱、ライム病、レプトスピラ症などを発症する病原体はどれか。1つ選べ。

1 スピロヘータ　2 チフス菌　3 マイコプラズマ　4 破傷風菌
5 ペスト菌

☐ (21) 抗酸菌に関する次の記述のうち、正しいのはどれか。1つ選べ。

1 すべてグラム陰性である。
2 結核の予防にはツベルクリンが有効である。
3 らい菌による感染によりライ症候群を引き起こす。
4 結核菌は通性細胞内寄生菌である。
5 結核菌は非定型抗酸菌に含まれる。

☐ (22) マイコプラズマに関する記述のうち、正しいのはどれか。1つ選べ。
98-15

1 一般細菌より大型である。
2 真核生物である。
3 増殖には生細胞への寄生が必要である。
4 細胞壁をもたない。
5 病原性は知られていない。

☐ (23) クラミジアとは関連のない疾患は次のうちどれか。1つ選べ。

1 性感染症　2 オウム病　3 トラコーマ　4 梅毒　5 肺炎

☐ (24) 芽胞形成菌でないのはどれか。1つ選べ。

1 ボツリヌス菌　2 破傷風菌　3 炭疽菌　4 セレウス菌
5 マイコプラズマ

（19）2

Helicobacter pylori は、グラム陰性、微好気性のらせん菌で、胃粘膜の慢性炎症を背景として、萎縮性胃炎、胃・十二指腸潰瘍、胃がん、胃 MALT リンパ腫、胃過形成性ポリープなどの様々な上部消化管疾患の併発を引き起こす。*H. pylori* が持つウレアーゼにより胃内の尿素が分解され、アンモニアと二酸化炭素が産生されて胃酸が中和されるため、*H. pylori* は胃内で生存できる。

（20）1

スピロヘータはらせん状の形体で、活発な運動を行う菌群である。トレポネーマ属、ボレリア属、レプトスピラ属などがある。トレポネーマ属はヒトや動物に寄生し、梅毒などの病原体となる。ボレリア属は回帰熱、ライム病の病原体で、シラミ、ダニを介して感染する。

（21）4

1 × グラム陽性桿菌に分類される。
2 × 予防接種はBCG（生ワクチン）が用いられる。
3 × らい菌はハンセン病の病原体であり、ライ症候群はサリチル酸系薬物を15歳未満の水痘・インフルエンザの患者に投与することにより起こることがある。
4 ○ マクロファージに貪食されても細胞内で増殖することができる。
5 × 結核菌とらい菌を除くマイコバクテリア属細菌を非定型（非結核菌）抗酸菌とよぶ。

（22）4

マイコプラズマは、人工培地での発育が可能な自己増殖能のある微生物のうちで最も小さい（ろ過性病原体）。マイコプラズマ肺炎や気管支炎、尿路感染症などの原因となる。また、細胞壁をもたないためβ-ラクタム系の抗菌薬は無効である。治療には、マクロライド系やテトラサイクリン系の抗生物質を投与する。

（23）4

クラミジア属で病原性をもつものは主に3種類で、クラミジア・トラコマチスは性器クラミジア感染症とトラコーマを、オウム病クラミジアはオウム病を、肺炎クラミジアはクラミジア肺炎を起こす。梅毒はスピロヘータの梅毒トレポネーマ（*Treponema pallidum*）が原因菌となる。ライム病や回帰熱の原因となるボレリア（*Borrelia*）属と、ワイル病や秋疫（あきやみ）の原因菌であるレプトスピラ（*Leptospirosis*）属もスピロヘータである。

（24）5

芽胞形成する細菌は、クロストリジウム属（ボツリヌス菌、破傷風菌）とバシラス属（炭疽菌、セレウス菌）などがある。マイコプラズマは細胞壁を持たず、非常に小さなサイズで0.22 μm フィルターを通過する特徴がある。

□ (25) 偏性細胞内寄生性であり、媒介動物（ベクター）を介してヒトに感染伝播する病原体はどれか。1つ選べ。
1　マイコプラズマ　2　リケッチア　3　クラミジア
4　スピロヘータ　5　放線菌

□ (26) リケッチアを病原体とする感染症はどれか。1つ選べ。 **107-15**
1　梅毒　2　熱帯熱マラリア　3　オンコセルカ症（河川盲目症）
4　ツツガムシ病　5　日本脳炎

□ (27) わが国の肺深在性真菌感染症の中で最も多い起因菌はどれか。1つ選べ。
1　アスペルギルス　2　クリプトコッカス　3　カンジダ
4　ムコール　5　ニューモシスチス

□ (28) 表在性真菌症のいわゆる水虫、たむし、しらくもなどの起因菌はどれか。1つ選べ。
1　カンジダ　2　白癬菌　3　癜風（でんぷう）
4　クロモミコーシス　5　ムコール

□ (29) *Plasmodium* 属の原虫であり、ハマダラカを介して感染し、熱帯から亜熱帯に広く分布する原虫感染症の病原体はどれか。1つ選べ。
1　赤痢アメーバ　2　マラリア原虫　3　トリコモナス
4　ニューモシスチス　5　クリプトスポリジウム

□ (30) 栄養型と嚢子（シスト）の2形態に分類され、ヒトへの感染は糞便中の成熟シストが経口摂取され回盲部辺りを中心に、大腸管腔で増殖・定着することにより成立し、大腸炎や肝膿瘍などを発症する病原体はどれか。1つ選べ。
1　リケッチア　2　ニューモシスチス　3　マイコプラズマ
4　トリコモナス　5　赤痢アメーバ

(25) 2

偏性細胞寄生性の細菌はリケッチア（*Rickettsia*）とクラミジア（*Chlamydia*）であるが、ベクターを介して感染するのはリケッチアである。リケッチアによる感染症はツツガムシ病、発疹チフス、日本紅斑熱がある。マイコプラズマ（*Mycoplasma*）は、マイコプラズマ肺炎を起こす。スピロヘータにはトレポネーマ属、ボレリア属やレストスピラ属がある。放線菌はグラム陽性の細菌である。

(26) 4

リケッチアは、好気性のグラム陰性桿菌であり、ダニ、シラミ、ノミなどの節足動物を媒介者としてヒトなどに感染する人畜共通感染症病原体である。偏性細胞寄生性で、生細胞内でのみ発育でき、2分裂で増殖する。ツツガムシ病は、リケッチア科の *Orientia tsutsugamushi* が病原体であり、これを保有するツツガムシ（ダニの一種）にヒトが刺されると感染・発症し、頭痛、発熱、発疹などを呈する。皮膚にツツガムシによる刺し口がみられる。ミノサイクリンなどのテトラサイクリン系の抗生物質が有効である。

(27) 1

深在性真菌感染症ではアスペルギルス属やカンジダ属が多く、これら2菌種で深在性真菌感染症の大半を占める。アスペルギルスは土壌、大気中に広く分布する環境内常在菌で、空気中を浮遊するアスペルギルスを経気道的に吸入することにより体内に侵入するので、肺真菌症が最も多い。

(28) 2

白癬症には足、手、爪白癬（水虫）、股部白癬（いんきんたむし）、体部白癬（たむし）、頭部白癬（しらくも）などがある。

(29) 2

ヒトに疾患を起こすのは熱帯熱マラリア原虫、三日熱マラリア原虫、卵形マラリア原虫、四日熱マラリア原虫の4種類である。高熱や頭痛、吐き気などの症状を呈し、悪性の場合は脳マラリアによる意識障害や腎不全などを起こし死亡する場合がある。

(30) 5

赤痢アメーバ感染症は日本では感染症法において五類感染症に指定されている。赤痢アメーバは大腸に寄生し、糞便中にシストを排泄する。性行為で広がることもある。

PHARMACIST

衛　生

Ⅰ 健　康

Ⓐ社会・集団と健康

《健康と疾病の概念》

☐(1) 世界保健機関(WHO)が定義する健康はどのような状態をいうか。1つ選べ。

1　日常生活に支障がない。　　2　疾病の自覚症状がない。
3　精神的な異常がない。　　4　肉体的な異常がない。
5　肉体的、精神的に異常がなく、社会生活への支障がない。

☐(2) 世界保健機関(WHO)が直接担当<u>しない</u>活動はどれか。1つ選べ。 **98-20**

1　感染症対策　　2　衛生統計　　3　地球温暖化防止対策
4　エイズ対策　　5　たばこ対策

《保健統計》

☐(3) 国内の人口実態を把握し、各種行政施策の基礎資料を得る目的で行われるのはどれか。1つ選べ。

1　患者調査　　2　国民生活基礎調査　　3　国勢調査
4　疫学調査（要因－対照研究）　　5　死因別死亡統計

☐(4) 人口静態統計指標のうち、高齢化の程度を示すとともに、将来の高齢化を予知するのに最も適切な指標はどれか。1つ選べ。

1　生産年齢人口　　2　老年人口　　3　従属人口指数
4　従属人口割合　　5　老年化指数

☐(5) 老年化指数を表す式はどれか。1つ選べ。 **100-18**

1　$\dfrac{\text{老年人口}}{\text{生産年齢人口}} \times 100$

2　$\dfrac{\text{老年人口}}{\text{総人口}} \times 100$

3　$\dfrac{\text{老年人口}}{\text{年少人口}} \times 100$

4　$\dfrac{\text{年少人口}}{\text{老年人口}} \times 100$

5　$\dfrac{\text{年少人口}+\text{老年人口}}{\text{生産年齢人口}} \times 100$

☐(6) 我が国の死亡統計において、1985年以後緩やかな上昇傾向を示している指標はどれか。1つ選べ。 **99-18**

1　妊産婦死亡率　　2　周産期死亡率　　3　乳児死亡率
4　粗死亡率　　5　年齢調整死亡率

(1) 5

WHO は、「健康は、身体的にも精神的にも社会的にも完全に良好な状態をいい、単に病気でないとか病弱でないということではない」と定義している。

(2) 3

WHO は、「世界のすべての人民が可能な限り最高の健康水準に達すること」を目的として、感染症対策、衛生統計、衛生基準づくり、技術協力・援助、研究開発、たばこ対策などを行っている。

(3) 3

1 × 医療施設を調査対象とし、患者(医療施設に通院した者)の状況把握。
2 × 世帯を調査対象とし、有訴者（自覚症状のある者）の状況調査。
3 ○
4 × 疾病と要因の因果関係を推測するための研究。
5 × 死に直接結びつく疾病の動向を把握するための統計で死亡診断書に基づいている。

(4) 5

老年化指数は、老年人口を年少人口で除した値を 100 倍した数値で、高齢化の程度を示すとともに、将来の高齢化を予想することに有用な指数である。

(5) 3

1 × 老年人口指数
2 × 老年人口割合
3 ○ 老年化指数
4 ×
5 × 従属人口指数

(6) 4

粗死亡率は、昭和に入って低下傾向にあったが、昭和 58（1983）年頃からは人口の高齢化の影響により、上昇傾向にある。

妊産婦死亡率および周産期死亡率は、戦後著しく低下（改善）し、世界トップレベルの水準にある。乳児死亡率、新生児死亡率および早期新生児死亡率は、いずれも諸外国に比べて低率となっており、近年、これらの死亡率はさらなる減少が見込めないレベルにまで低下している。年齢調整死亡率は、人口の高齢化を反映し、粗死亡率とは逆に年々低下傾向にある。

☐ (7) 平成30年における男性の平均寿命を算出するのに必要なデータはどれか。1つ選べ。
1 平成30年の男性の人口　2 平成30年の男児の出生数
3 平成30年の男性の粗死亡率　4 平成30年の男性の年齢別死亡率
5 平成30年の男性の出生率

☐ (8) 人口動態統計における「死産」の定義について正しいのはどれか。1つ選べ。 **98-18**
1 妊娠満1週以後の死児の出産　2 妊娠満4週以後の死児の出産
3 妊娠満12週以後の死児の出産　4 妊娠満28週以後の死児の出産
5 妊娠満35週以後の死児の出産

☐ (9) 老年人口割合が7%から14%に到達するのに要する年数（倍化年数）が、最も短い国はどれか。1つ選べ。
1 アメリカ　2 日本　3 イギリス
4 スウェーデン　5 フランス

☐ (10) 世界保健機関（WHO）が推奨している健康指標はどれか。1つ選べ。 **106-16**
1 出生率　2 年齢調整死亡率　3 有病率　4 平均寿命
5 PMI（50歳以上死亡割合）

☐ (11) 近年、わが国の悪性新生物による粗死亡率は増加しているが、年齢調整死亡率は減少傾向にある。この理由として考えられるものはどれか。1つ選べ。
1 がん罹患者の低年齢化　2 年少人口の減少
3 生産年齢人口の減少　4 がんに罹患しやすい年齢人口の増加
5 感染症罹患率の低下

☐ (12) 平成28年における我が国の死因別死亡率の第2位に該当する死因はどれか。1つ選べ。 **105-21**
1 自殺　2 不慮の事故　3 肺炎　4 心疾患　5 悪性新生物

☐ (13) 第二次世界大戦以降、急激に減少した死亡原因はどれか。1つ選べ。
1 自殺　2 肺炎　3 結核　4 腎炎　5 肝疾患

☐ (14) 2005年以降の年齢階級別死亡率において、20歳～29歳の死因の第1位はどれか。1つ選べ。 **97-17**
1 悪性新生物　2 心疾患　3 脳血管疾患
4 自殺　5 不慮の事故

(7) 4

0歳の平均余命を平均寿命という。0歳平均余命とは、年の初めに同時に生まれた10万人の人間集団を想定して、年齢別死亡率が将来にわたって不変であると仮定した場合、その後何年生きられるかを示す期待値であり、生命表から導かれる。生命表は年齢別死亡率をもとに作成されるため、平成30年におけるわが国の男性の平均寿命を算出するのに必要なデータは、平成30年の男性の年齢別死亡率である。

(8) 3

「死産」は人工死産と自然死産に区分される。母体保護法による人工妊娠中絶は妊娠満22週未満について行われるが、妊娠満12週から22週までの間に人工妊娠中絶を行った場合は、死産として届けなければならない。したがって、「死産」は「妊娠満12週以後の死児の出産」を指す。

(9) 2

65歳以上の高齢者人口割合（高齢化率）が7%から14%に達するまでの所要年数（倍化年数）は、フランスが115年、スウェーデンが85年、アメリカが70年、イギリスが47年であったのに対して、日本は24年と、世界に例のないスピードで高齢社会となった。

(10) 5

世界保健機関（WHO）は、人口統計や人口構成が不明な発展途上国などの地域も含めて国際間の健康水準を比較できるように、粗死亡率、1歳平均余命、PMIの3項目を「総合健康指標」としている。

(11) 4

粗死亡率が高く、年齢調整死亡率が低い場合、一般に基準人口（昭和60年人口構成）よりも老年人口が多い。悪性新生物の場合、高齢化に伴い、がんに罹患しやすい人口（すなわち、老年人口）が、昭和60年ごろよりも増えていることを反映している。

(12) 4

近年における死因別死亡率の1位は悪性新生物、2位は心疾患である。

(13) 3

第二次大戦後は、結核のような感染症による死亡が急速に減少し、変わって生活習慣病が原因となる死亡が増加した。

(14) 4

20～30代では自殺、40～80代では悪性新生物、90代以上では心疾患が多い。年代の分け方や性別によって多少異なる記載もある。

☐ (15) ある地域の1年間の人口動態を調べる際、必要でないのはどれか。1つ選べ。 **104-20**

1　出生数　　2　死亡数　　3　老年人口　　4　婚姻数　　5　離婚数

《疫学》

☐ (16) 疫学の三要因のうち、感染症における環境要因にあたるのはどれか。1つ選べ。

1　液性免疫　　2　遺伝子　　3　年齢　　4　感染経路　　5　ウイルス

☐ (17) 医薬品の有効性・安全性に関する以下の疫学研究のうち、エビデンスレベルが最も高いのはどれか。 **106-17**

1　無作為化比較試験　　2　横断的研究　　3　症例対照研究
4　コホート研究　　5　症例報告

☐ (18) 要因－対照研究と症例－対照研究を比較して、要因－対照研究の方が優れている点はどれか。1つ選べ。

1　費用・労力が少ない。
2　要因曝露情報の信頼性が高い。
3　調査期間が短い。
4　複数要因の検討が可能である。
5　まれな疾患の調査が可能である。

☐ (19) 要因曝露に起因する疾病発生頻度が得られる疫学研究手法はどれか。1つ選べ。 **98-19**

1　無作為化比較試験
2　症例対照研究
3　記述疫学
4　横断研究
5　コホート研究

☐ (20) 治験の方法として代表的な二重盲検法は、次の薬剤疫学の研究手法のうち、どれを行うときに使われるか。1つ選べ。

1　症例－対照研究　　2　要因－対照研究
3　無作為化比較試験　　4　症例報告　　5　症例集積

物理 化学 生物 衛生

(15) 3

人口動態統計は、直接的変動要因（出生、死亡、死産）および間接的変動要因（婚姻、離婚）に関して、ある一定期間（通常１年間）における変動をまとめたものである。老年人口は、人口静態統計の人口指標の１つである。

(16) 4

疫学の三要因には、病因、環境要因、宿主要因がある。選択肢1、2、3は宿主要因にあたり、選択肢５のウイルスは病因にあたる。

(17) 1

一般にエビデンスレベルの高さは、無作為比較試験 ＞ コホート研究 ＞ 症例対照研究・横断的研究 ＞ 症例報告となる。

(18) 2

要因－対照研究と症例－対照研究を比較して、要因－対照研究の方が優れている点としては、１つの要因に対して複数の疾患について調査できる、バイアス（偏り）が少ない、要因曝露情報は曝露状況が明白なので信頼性が高いなどが挙げられる。

(19) 5

1 × 介入研究にあたる。評価のバイアス（偏り）を避け、客観的に治療効果を評価することを目的とした研究試験の方法である。臨床試験などに用いられる。

2 × ある疾患をもつ者(症例)ともたない者(対照)について、その疾患の発症前(過去)の要因曝露を比較検討する方法で、要因が疾病発症に危険因子としてどの程度関連しているかがオッズ比により得られる。

3 × 「時間」「場所」「ヒト」に関する異常な集積性(流行)と特徴を把握し、疾病（健康事象）の発症要因や危険因子について仮説を立てるという研究である。

4 × ある一時点での有病率を各集団間で比較し、要因と疾病との関係を調べる手法である。

5 ○ 追跡研究、縦断的研究ともいう。コホート（ある共通の特性をもつ人間集団）を要因曝露群と対照群とに分け、一定期間追跡することにより、要因曝露群と対照群とである特定の疾患の発症頻度に差が生じるかどうかを調べる方法である。

(20) 3

治験では二重盲検で、被験者及び治験の評価者の思い込みを除去するとともに、無作為化比較試験で被験者を恣意的に特定の治療群に割りつけるバイアスを除去する。

☐ (21) 疫学調査しようとする予測因子に付随した交絡因子がある場合の処置として、誤っているのはどれか。1つ選べ。

1　無作為抽出を行う。　2　マッチングを行う。

3　あらかじめ予想される交絡因子が類似した集団を選ぶ。

4　多変量解析を行う。　5　新たな要因を人為的に加える。

☐ (22) 肺がん患者と年齢および性別をマッチングさせた健常対照者について、喫煙歴を調査した結果から算出できるのはどれか。1つ選べ。

1　有病率　2　罹患率　3　相対危険度　4　オッズ比　5　発症率

☐ (23) 疾病と特定要因との因果関係を疫学的所見から推定するための5条件のうち、相対危険度によって判断されるのはどれか。1つ選べ。

1　関連の時間的関係　2　関連の特異性　3　関連の強さ

4　関連の一致性　5　関連の整合性

☐ (24) 要因－対照（コホート）研究において、喫煙群における肺がんの累積罹患率が300、非喫煙群における肺がんの累積罹患率が20であった。この場合の相対危険度はどれか。1つ選べ。なお、累積罹患率は10万人当たりの値とする。

1　0.07　2　1.5　3　15　4　28　5　280

(21) 5

交絡因子とは、調査対象とする要因と疾病との関連性に影響を与えるような別の因子をいう。このような場合、あらかじめ予想される交絡因子が類似した集団を選択したり、無作為抽出やマッチングで交絡因子の分布を均等化したりする。性、年齢、喫煙歴など既知の交絡因子に関して異なる分布を示す場合は、層化、標準化、多変量解析などを行って交絡因子の影響を除外する。

(22) 4

症例－対照研究であり、罹患率を求めることができない。したがって、オッズ比を算出することにより、要因と疾病との関連の強さが判定される。

(23) 3

相対危険度とは、「要因がある場合の疾病罹患率」を「要因がない場合の疾病罹患率」で除した値であり、この値が大きいほど要因との因果関係が強いといえる。

(24) 3

要因－対照研究における相対危険度は累積罹患率の比で求められる。すなわち、相対危険度＝要因曝露群の累積罹患率÷要因非曝露群の累積罹患率で求められる。したがって、300 ÷ 20 = 15　である。一方、寄与危険度は累積罹患率の差(要因曝露群の累積罹患率－要因非曝露群の累積罹患率)で求められる。寄与危険度＝ 300 － 20 ＝ 280 (10 万人当たり)である。これはもし喫煙をやめたら 300 人のうち 280 人が肺がんに罹患しないことが期待されることを表している。

Ⓑ疾病の予防

《疾病の予防とは》

☐ (1) 疾病の一次予防に該当するのはどれか。1つ選べ。 **101-21** 改
1 喫煙者を対象とした禁煙教室
2 糖尿病患者を対象とした栄養指導
3 うつ病患者を対象とした社会復帰支援
4 新生児を対象としたタンデムマススクリーニング

☐ (2) 一次予防のみの組合せはどれか。1つ選べ。
1 衛生教育、予防接種、学校や職場の定期健康診断
2 妊婦の定期検診、栄養指導、新生児マススクリーニング
3 脳血管疾患患者に対するリハビリテーション、学校薬剤師の職務、職場環境の改善
4 予防接種、栄養指導、職場環境の改善
5 学校や職場の定期健康診断、職場環境の改善、衛生教育

☐ (3) 疾病の二次予防に該当するのはどれか。1つ選べ。 **97-18**
1 健康教室　2 予防接種　3 集団検診
4 在宅機能訓練　5 職場環境の改善

☐ (4) 疾病の予防における薬剤師の役割に関する記述のうち、<u>誤っている</u>のはどれか。1つ選べ。
1 セルフメディケーションに積極的に関与する。
2 地域の人々に対して感染症に関する正しい情報を提供する。
3 地域の環境衛生に関与する。
4 学校薬剤師は、学校における学校保健安全計画の立案に参画する。
5 学校薬剤師は、学校における調剤業務を行う。

《感染症とその予防》

☐ (5) 日和見感染症の原因となる病原体はどれか。1つ選べ。
1 B型肝炎ウイルス　2 クリプトスポリジウム
3 異常プリオン　4 緑膿菌　5 ヘリコバクター・ピロリ

☐ (6) 新興感染症のみの組合せはどれか。1つ選べ。
1 クロイツフェルト・ヤコブ病、コレラ、ウエストナイル熱
2 後天性免疫不全症候群、クリプトスポリジウム症、エキノコックス症
3 重症急性呼吸器症候群（SARS）、エキノコックス症、クロイツフェルト・ヤコブ病
4 腸管出血性大腸菌感染症、後天性免疫不全症候群、重症急性呼吸器症候群（SARS）
5 腸管出血性大腸菌感染症、コレラ、クリプトスポリジウム症

(1) 1

1 ○ 一次予防である。
2 × 三次予防である。
3 × 三次予防である。
4 × 二次予防である。

(2) 4

学校や職場の定期健康診断、妊婦の定期検診、新生児マススクリーニングは二次予防にあたり、脳血管疾患患者に対するリハビリテーションは三次予防にあたる。

(3) 3

疾病の発生を防ぐ一次予防に該当するのが1、2、5であり、潜在的な疾病の顕在化を防ぐ早期発見・早期治療の二次予防が3、合併症と後遺症の発生を防ぐ三次予防が4である。

(4) 5

疾病の予防に関して、薬剤師に期待される役割としては、患者や健康な人に対して自ら健康を守る考え方を伝える、地域の人々に感染症に関する正しい情報を提供する、地域や学校の環境衛生に関与する、生活習慣病の要因やその予防法などに関して、科学的根拠に基づいた正確な情報を伝えて健康教育を行うことなどがある。このほか、学校薬剤師として、学校における学校保健安全計画の立案に参画することなどがある。なお、学校薬剤師は、学校において調剤は行わない。

(5) 4

日和見感染症の原因となる病原体としては、黄色ブドウ球菌、表皮ブドウ球菌、緑膿菌、肺炎桿菌、大腸菌、腸球菌などが挙げられる。なかでも黄色ブドウ球菌、腸球菌、緑膿菌は、それぞれメチシリン耐性黄色ブドウ球菌、バンコマイシン耐性腸球菌、薬剤耐性（多剤耐性）緑膿菌などの抗生物質に耐性を示す耐性菌が出現しており、日和見感染や院内感染の原因菌として知られる。

(6) 4

新興感染症とは、「おおむね最近20年間に、新たに発見された感染病原体あるいは、かつては不明であった病原体により、地域的あるいは国際的に公衆衛生上問題となっている新感染症」と定義されており、エボラ出血熱、後天性免疫不全症候群(AIDS)、重症急性呼吸器症候群(SARS)、鳥インフルエンザ、腸管出血性大腸菌感染症、クリプトスポリジウム症などが挙げられる。

☐ (7) 原虫を病原体とする再興感染症はどれか。1つ選べ。 **104-18**

1 クリプトスポリジウム症　　2 マラリア
3 重症急性呼吸器症候群（SARS）　　4 中東呼吸器症候群（MERS）
5 コレラ

☐ (8) 感染症法（感染症の予防及び感染症の患者に対する医療に関する法律）に従って、特定職種への就業制限措置が講じられる感染症はどれか。1つ選べ。

1 HIV 感染症　　2 細菌性赤痢　　3 クロイツフェルト・ヤコブ病
4 梅毒　　5 A 型肝炎

☐ (9) 感染症法※により、病原体に汚染された場所に消毒等の対物措置が必要とされる感染症はどれか。1つ選べ。 **105-19**

※感染症法：感染症の予防及び感染症の患者に対する医療に関する法律

1 麻しん　　2 ヘルパンギーナ　　3 腸管出血性大腸菌感染症
4 マイコプラズマ肺炎　　5 クリプトスポリジウム症

☐ (10)「感染症の予防及び感染症の患者に対する医療に関する法律(感染症法)」において二類感染症に指定されているのはどれか。1つ選べ。 **99-19**

1 結核　　2 風しん　　3 ペスト　　4 コレラ　　5 細菌性赤痢

☐ (11) 感染症法※において、「動物又はその死体、飲食物、衣類、寝具その他の物件を介して人に感染し、国民の健康に影響を与えるおそれがある感染症」に分類されるのはどれか。1つ選べ。 **108-16**

※感染症法：感染症の予防及び感染症の患者に対する医療に関する法律

1 性器クラミジア感染症　　2 デング熱　　3 マイコプラズマ肺炎
4 麻しん　　5 流行性耳下腺炎

☐ (12) 感染症法で一類感染症に指定されている感染症のうち、病原体が細菌なのはどれか。1つ選べ。

1 エボラ出血熱　　2 クリミア・コンゴ出血熱　　3 ペスト
4 マールブルグ病　　5 ラッサ熱

☐ (13) 感染症の予防及び感染症の患者に対する医療に関する法律（感染症法）に定められた感染症のうち、平成23年以前に国内においてヒトでの報告例がないのはどれか。1つ選べ。 **98-21**

1 コレラ　　2 レジオネラ症　　3 細菌性赤痢　　4 つつが虫病
5 鳥インフルエンザ（H5N1）

☐ (14) ウイルスを病原体とする性行為感染症はどれか。1つ選べ。

1 梅毒　　2 性器クラミジア感染症　　3 淋病
4 膣トリコモナス感染症　　5 後天性免疫不全症候群（AIDS）

(7) 2

再興感染症とは、「かつて流行していた既知の感染症のうち、その発生が一時期、公衆衛生上問題とならない程度まで減少していたが、再び増加し、流行しているもの」をいう。再興感染症には、デング熱(デングウイルス)、マラリア(マラリア原虫)、結核(結核菌)、コレラ(コレラ菌)などが挙げられる。

(8) 2

感染症法において三類感染症に分類されているコレラ、細菌性赤痢、腸管出血性大腸菌感染症、腸チフス、パラチフスの5疾患に対しては、食物を扱う仕事などの特定職種への就業制限措置がとられる。

(9) 3

感染症法における一類、二類、三類および四類感染症には、対応処置として消毒等の対物措置が必要とされている。腸管出血性大腸菌感染症は三類感染症に分類されているので、消毒等の対物措置が必要である。一方、麻しんおよびクリプトスポリジウム症は五類感染症（全数把握疾患)、ヘルパンギーナおよびマイコプラズマ肺炎は五類感染症（定点把握疾患）であり、消毒等の対物措置の対象疾患ではない。

(10) 1

2は五類感染症、3は一類感染症、4と5は三類感染症に分類されている。

(11) 2

「動物又はその死体、飲食物、衣類、寝具その他の物件を介して人に感染し、国民の健康に影響を与えるおそれがある感染症」は4類感染症に分類される。正答以外は5類感染症である。

(12) 3

ペストの病原体は細菌であり、ノミが媒介する。エボラ出血熱、クリミア・コンゴ出血熱、マールブルグ病、ラッサ熱の病原体はウイルスであり、いずれも血液感染である。

(13) 5

鳥インフルエンザ（H5N1）は、平成31年2月の時点で、国内におけるヒトでの報告例がない。

(14) 5

梅毒は梅毒トレポネーマ、性器クラミジア感染症はクラミジア・トラコマチス、淋病は淋菌という細菌によって引き起こされる。膣トリコモナス感染症はトリコモナスという原虫による。

☐(15) 予防接種に関する記述のうち、正しいのはどれか。1つ選べ。
1 ワクチン接種は受動免疫にあたる。
2 生ワクチンは不活化ワクチンよりも副作用が小さい。
3 生ワクチンの接種では、細胞性免疫の獲得が可能である。
4 予防接種法で定められたワクチンは接種しなければならない。
5 すべての予防接種が予防接種健康被害救済制度の対象となる。

☐(16) 母子感染防止事業の徹底により母子感染は激減したが、小児における水平感染が問題となったため、予防接種法における定期接種の対象に新たに加えられたウイルスはどれか。1つ選べ。 **103-19**
1 A型肝炎ウイルス　2 B型肝炎ウイルス　3 C型肝炎ウイルス
4 E型肝炎ウイルス　5 アデノウイルス

☐(17) 四種混合ワクチンの組合せで正しいのはどれか。1つ選べ。
1 百日咳、ポリオ、破傷風、流行性耳下腺炎
2 百日咳、ポリオ、流行性耳下腺炎、風しん
3 ジフテリア、ポリオ、破傷風、麻しん
4 ジフテリア、百日咳、破傷風、ポリオ
5 ジフテリア、百日咳、ポリオ、流行性耳下腺炎

☐(18) 65歳以上の高齢者に任意の定期予防接種が行われているワクチンはどれか。1つ選べ。
1 インフルエンザワクチン　2 日本脳炎ワクチン
3 風しんワクチン　4 麻しんワクチン
5 沈降精製DPT不活化ポリオ混合ワクチン

《生活習慣病とその予防》

☐(19) 以下の疾患のうち生活習慣病に含まれないのはどれか。1つ選べ。
102-20
1 アルコール性肝疾患　2 脳血管疾患　3 歯周病
4 COPD（慢性閉塞性肺疾患）　5 1型糖尿病

☐(20) 生活習慣病に含まれないのはどれか。1つ選べ。
1 2型糖尿病　2 痛風　3 肥満　4 結核　5 肺気腫

☐(21) ロコモティブシンドローム（運動器症候群）の主な要因となる疾患として、最も適切なのはどれか。1つ選べ。 **104-19**
1 脂質異常症　2 COPD　3 高血圧症　4 骨粗しょう症
5 逆流性食道炎

(15) 3
1 × ワクチン接種は能動免疫にあたる。
2 × 生ワクチンは病原体（病原性を弱めた病原体）そのものを投与するため、不活化ワクチンよりも副作用が出やすい。
3 ○ 細胞性免疫と体液性免疫の両方を獲得することが可能である。
4 × 義務接種ではなく勧奨接種（努力義務接種）である。
5 × 対象となるのは法で定められた予防接種であり、任意の予防接種により健康被害が生じた場合には、医薬品副作用被害救済制度の対象となる。

(16) 2
2016（平成28）年10月より、B型肝炎が予防接種法の定期予防接種（A類疾病）の対象となり、組換え沈降B型肝炎ワクチンが使用されている。

(17) 4
四種混合ワクチンとは、ジフテリア・百日咳・破傷風・ポリオの定期予防接種である。

(18) 1
インフルエンザワクチンは、65歳以上の高齢者を対象に任意の定期予防接種が行われている。風しん、麻しん、沈降精製DPT不活化ポリオ混合、日本脳炎の各ワクチンは、勧奨の定期予防接種になっている。DPTとは、ジフテリア（Diphtheria）、百日咳（Pertussis）、破傷風（Tetanus）のことである。

(19) 5
1型糖尿病は、膵臓β細胞の破壊による絶対的インスリン欠乏によって生じる糖尿病である。自己免疫性と特発性に分けられる。生活習慣病にあたるのは2型糖尿病である。1～4は生活習慣病である。

(20) 4
結核は感染症であり、生活習慣には起因しない。1～3は食習慣、運動習慣と密接に関連する生活習慣病である。5は喫煙習慣と強く関連する生活習慣病である。

(21) 4
超高齢社会となった我が国では、近年、要介護認定数が増加し続けている。今後も、認知機能の障害による認知症や、骨、関節、筋肉などの運動機能の障害によるロコモティブシンドロームの増加が懸念されている。なかでもロコモティブシンドロームの主要因である骨粗しょう症の患者数は1,280万人といわれている。

☐ (22) ヘリコバクター・ピロリ感染との関連性が最も高いのはどれか。1つ選べ。 106-18

1 肺がん　2 肝がん　3 胃がん　4 大腸がん　5 子宮がん

☐ (23) 心筋梗塞の発症リスクを上げるのはどれか。1つ選べ。

1 血中 HDL−コレステロールの増加
2 血中トリグリセリドの低下
3 食物繊維の摂取
4 糖尿病
5 n−3 系不飽和脂肪酸の摂取

☐ (24) 体格指数の1つである BMI を算出する式はどれか。1つ選べ。 107-16

1 $\frac{\text{身長（m）}}{\text{体重（kg）}}$　2 $\frac{\text{身長（m）}}{[\text{体重（kg）}]^2}$　3 $\frac{\text{体重（kg）}}{\text{身長（m）}}$

4 $\frac{[\text{体重（kg）}]^2}{\text{身長（m）}}$　5 $\frac{\text{体重（kg）}}{[\text{身長（m）}]^2}$

《母子保健》

☐ (25) 新生児マススクリーニング対象疾患のうち、年間の発見数が最も多いのはどれか。1つ選べ。 106-19

1 ホモシスチン尿症　2 フェニルケトン尿症
3 メープルシロップ尿症　4 クレチン症　5 ガラクトース血症

☐ (26) 新生児マススクリーニングの対象疾患のうち、分岐鎖アミノ酸脱炭酸酵素欠損が原因であるのはどれか。1つ選べ。

1 ホモシスチン尿症　2 メープルシロップ尿症
3 フェニルケトン尿症　4 クレチン症
5 先天性副腎過形成症

☐ (27) 人工栄養にすることで、母乳を介した母子感染を防ぐことができる疾患はどれか。1つ選べ。 105-20

1 風しん　2 梅毒　3 淋菌感染症　4 カンジダ症
5 成人T細胞白血病

(22) 3

ウイルスや細菌感染と発がんリスクの関連性（主なもの）は、以下の通りである。

病原体	がんが発生しやすい部位
ヘリコバクター・ピロリ	胃がん
B型およびC型肝炎ウイルス	肝がん
ヒトパピローマウイルス（HPV）	子宮頸がん
ヒトT細胞白血病ウイルス（HTLV）	成人T細胞白血病（ATL）
エプスタイン・バー（EB）ウイルス	バーキット・リンパ腫、鼻咽頭がん

(23) 4

1 × 低HDL−コレステロール血症（40 mg/dL未満）がリスク因子となる。

2 × 高トリグリセリド血症（150 mg/dL以上）がリスク因子となる。

3 × 脂質吸収抑制によるコレステロール低下作用が期待される。

5 × n−3系の摂取増加とn−6系の摂取低減により、n−3系/n−6系比を増すことで、心血管系疾患の発症リスクを低下させることができる。

(24) 5

肥満（肥満症）の指標の1つとしてBMI（Body Mass Index）が用いられており、体重（kg）を身長（m）の2乗で除して算出される。日本肥満学会はBMIが25以上を肥満と判定している。

(25) 4

対象疾患のうち、年間発見数が多いのはクレチン症である。

新生児マススクリーニング対象疾患	陽性発見率
ホモシスチン尿症	80万人に1人
フェニルケトン尿症	6万人に1人
メープルシロップ尿症	50万人に1人
クレチン症	4千人に1人
ガラクトース血症	3万人に1人

(26) 2

1 × シスタチオニンβ合成酵素欠損

3 × フェニルアラニン水酸化酵素欠損

4 × 甲状腺ホルモン合成酵素欠損

5 × 副腎皮質におけるステロイドホルモン合成過程に必要な21−ヒドロキシラーゼ、11β−ヒドロキシラーゼなどの酵素の欠損または活性低下。

(27) 5

成人T細胞白血病（ATL）の主な母子感染経路は、母乳からの経口感染であるため、粉ミルクなどの人工栄養にすることで、母子感染（垂直感染）を防ぐことができる。なお、風しんおよび梅毒の主な母子感染経路は経胎盤感染、淋菌感染症およびカンジダ症の主な母子感染経路は経産道感染である。

☐ (28) 完全人工栄養を使用するなど、母乳を介した垂直感染を防ぐ対策がなされる病原体はどれか。1つ選べ。 **100-19**

1 C型肝炎ウイルス　　2 梅毒トレポネーマ
3 単純ヘルペスウイルス　　4 ヒトT細胞白血病ウイルス
5 風しんウイルス

☐ (29) 母子感染する病原体のうち、新生児の心臓奇形と難聴のリスクを高めるのはどれか。1つ選べ。 **102-19**

1 ヒトT細胞白血病ウィルス-1型（HTLV-1）
2 サイトメガロウイルス　　3 風しんウイルス
4 トキソプラズマ原虫　　5 梅毒トレポネーマ

《労働衛生》

☐ (30) 業務上疾病のうち、疾病者数が最も多いのはどれか。1つ選べ。 **103-20**

1 レイノー病　　2 胆管がん　　3 酸素欠乏症　　4 潜函病
5 災害性腰痛

☐ (31) 下図は、我が国における2017年から2021年までの業務上疾病の発生状況を示したものである。Aに該当する疾病はどれか。1つ選べ。 **108-17**

1 手指前腕の障害及び頸肩腕症候群
2 熱中症
3 振動障害
4 騒音性難聴
5 災害性腰痛

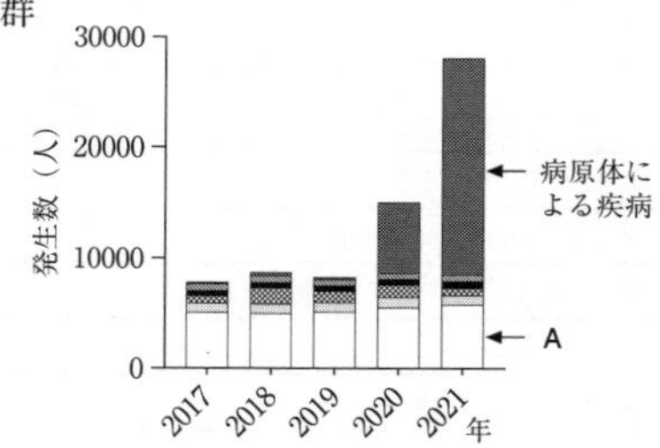

厚生労働省業務上疾病発生状況等調査結果を基に作成

☐ (32) 職業病の原因に関する記述のうち、正しいのはどれか。1つ選べ。

1 ベンゼンは膀胱がんの原因となる。
2 アスベストは悪性中皮腫を引き起こす。
3 β-ナフチルアミンは白血病の原因となる。
4 一酸化炭素はメトヘモグロビン血症の原因となる。
5 クロム化合物（六価クロム）の慢性曝露は中枢神経障害の原因となる。

☐ (33) VDT（visual display terminal）作業従事者に多くみられる健康障害はどれか。1つ選べ。 **97-19**

1 熱中症　　2 職業性レイノー症候群　　3 頸肩腕症候群
4 難聴　　5 潜函病

(28) 4

1 × C型肝炎ウイルスは、経胎盤感染および経産道感染することがある。

2 × 梅毒トレポネーマは、経胎盤感染することがある。

3 × 単純ヘルペスウイルスは、経胎盤感染および経産道感染することがある。

4 ○ ヒトT細胞白血病ウイルスは、母乳を介して感染することがある。

5 × 風しんウイルスは、経胎盤感染することがある。

(29) 3

妊娠早期における妊婦の風しん感染および発症は、約90%の確率で新生児に障害(先天性風しん症候群)が生じることが知られている。主な症状として、白内障、心臓奇形、聴力障害などがあり、さらに小頭症や知的障害を伴うことがある。この予防には、定期予防接種の遵守が重要である。

(30) 5

2019(令和元)年において発症件数が最も多い業務上疾病は、災害性腰痛である。総数8,310名のうち5,132名で、61.8%を占める。

(31) 5

Aは2019年まで最も多い業務上疾病であるから災害性腰痛である。設問図の2020、2021年における「病原体による疾病」のほとんどは新型コロナウイルスの罹患によるものである。

(32) 2

1 × ベンゼンは白血病の原因となる。

2 ○ アスベストは悪性中皮腫の原因となる。

3 × β-ナフチルアミンは膀胱がんの原因となる。

4 × 一酸化炭素はカルボキシヘモグロビンを形成して酸素欠乏症の原因となる。

5 × クロム化合物(六価クロム)の慢性曝露は皮膚潰瘍、鼻中隔穿孔、呼吸器障害、肺がんの原因となる。

(33) 3

IT化の急速な進展により近年増加しており、平成14年に厚生労働省がVDT作業ガイドラインを策定した。

☐(34) 特殊健康診断で、作業者の尿中から下図の構造の物質が検出された。作業者が曝露されたと考えられる物質はどれか。1つ選べ。 **102-21**

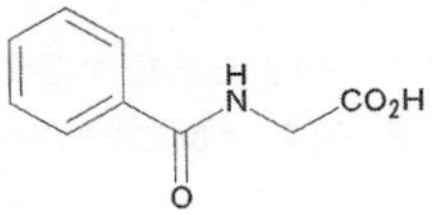

H N CO_2H O

1 アニリン　2 キシレン　3 スチレン　4 トルエン
5 ベンゼン

☐(35) 特殊健康診断において、尿中のフェノールがマーカーとなる有害物質はどれか。1つ選べ。

1 *n*-ヘキサン
2 ベンゼン
3 トリクロロエチレン
4 トルエン
5 キシレン

☐(36) 労働衛生管理において、作業環境管理として行われるのはどれか。1つ選べ。

1 生活指導　2 呼吸保護具の装着　3 局所排気
4 作業方法や条件の改善　5 休養

(34) 4

検出された物質は馬尿酸である。

1 × アニリンはフェニルヒドロキシルアミンに代謝される。

2 × キシレンは、アルコール体に代謝された後、グリシン抱合を受けてメチル馬尿酸として尿中排泄される。

3 × スチレンは、マンデル酸として尿中排泄される。

4 ○ トルエンは、ベンジルアルコールに代謝された後、安息香酸となり、グリシン抱合を受けて馬尿酸として尿中排泄される。

5 × ベンゼンは、フェノールに代謝され、フェノールやそのグルクロン酸抱合体として尿中排泄される。

(35) 2

1 × 2,5−ヘキサンジオン

2 ○ フェノール

3 × トリクロロ酢酸、総三塩化物

4 × 馬尿酸

5 × メチル馬尿酸

(36) 3

1と5は健康管理、2、4は作業管理として行われる。

©栄養と健康

《栄養》

(1) 耐糖能を維持するのに必要な微量元素はどれか。1つ選べ。

1 Co
2 Cr
3 Cu
4 I
5 Zn

(2) 補酵素型が脂肪酸の活性化に関与するビタミンはどれか。1つ選べ。

1 ビタミン B_1　2 ビタミン B_2　3 ビオチン
4 ニコチン酸　5 パントテン酸

(3) ヒトの必須アミノ酸はどれか。1つ選べ。**99-16**

1 L-プロリン
2 L-グルタミン
3 L-セリン
4 L-アスパラギン
5 L-リシン

(4) ビタミンCの還元作用により、小腸からの吸収が促進されるミネラルはどれか。1つ選べ。**101-16**

1 カルシウム　2 リン　3 鉄　4 マンガン　5 カリウム

(5) 野菜に<u>含まれていない</u>ビタミンはどれか。1つ選べ。**100-16**

1 ビタミン B_1　2 ビタミン B_2　3 ビタミン B_6
4 ビタミン B_{12}　5 ビタミンE

(1) 2

1 × Co はビタミン B_{12} の構成成分。欠乏症：悪性貧血。

2 ○ Cr は耐糖能の維持に必要である。欠乏症：糖質・タンパク質・脂質代謝異常。

3 × Cu はセルロプラスミンの構成成分。セルロプラスミンは、無機鉄をヘム鉄にする際に触媒として作用する。欠乏症：鉄欠乏性貧血。

4 × I は甲状腺ホルモンの構成成分。欠乏症：甲状腺腫、クレチン病。

5 × Zn はカルボキシペプチダーゼなど多くの酵素の構成成分。欠乏症：発育不全、味覚障害、創傷治癒遅延。

(2) 5

パントテン酸は補酵素型である CoA の形で脂肪酸に結合し、その脂肪酸を活性型であるアシル CoA に変換する。

(3) 5

必須アミノ酸とは、生体において十分な量を生合成できないために外部から摂取しなければならないアミノ酸のことであり、トリプトファン、ロイシン、バリン、フェニルアラニン、トレオニン、メチオニン、イソロイシン、リシン、ヒスチジンの9種をさす。

(4) 3

鉄は､非ヘム鉄よりもヘム鉄の方が､吸収率が高い。非ヘム鉄(Fe^{2+} と Fe^{3+})の大部分は Fe^{3+} であり、胃液の強酸酸性下においてビタミン C などの還元剤により Fe^{2+} に還元された後、小腸上部から吸収される。

(5) 4

1 × ビタミン B_1 は、植物性食品では胚芽、豆類、酵母に多く含まれ、動物性食品では豚肉、卵黄、肝臓に多く含まれる。

2 × ビタミン B_2 は黄緑色の蛍光物質で、肝臓、魚介類、鶏卵、きのこなどに多く含まれる。腸内細菌によっても補給される。

3 × ビタミン B_6 は種実類、胚芽、酵母、肝臓などに多く含まれる。腸内細菌によっても合成される。

4 ○ ビタミン B_{12} は野菜にはほとんど含まれないため、厳格な菜食者において欠乏症が認められることがある。

5 × ビタミン E は、動物体内では合成されないが、植物油脂、穀類、魚介類に多く含まれる。

□(6) 急性膵炎の指標となる消化酵素はどれか。1つ選べ。

1 アミラーゼ
2 スクラーゼ
3 セルラーゼ
4 マルターゼ
5 ラクターゼ

□(7) カルシウムの腸管吸収を阻害するのはどれか。1つ選べ。

1 アスパラギン酸
2 カゼインホスホペプチド（CPP）
3 シュウ酸
4 乳酸
5 フラクトオリゴ糖

□(8) 次の食品タンパク質のうち、生物価が最も低いのはどれか。1つ選べ。

1 牛乳
2 牛肉
3 小麦
4 魚
5 卵

□(9) 精白米の第一制限アミノ酸はどれか。1つ選べ。 **107-19**

1 バリン　2 リシン　3 ロイシン　4 イソロイシン
5 トリプトファン

□(10) 脂質の Atwater 係数はどれか。1つ選べ。

1 1 kcal　2 2 kcal　3 4 kcal　4 6 kcal　5 9 kcal

□(11) エネルギー代謝に関する記述の（　）の中に入れるべき字句の正しいものの組合せはどれか。1つ選べ。

三大栄養素のうち、1gを酸化するのに必要な O_2 量は（ a ）が最も多い。また、1gを酸化するときに生じる CO_2 量は（ b ）が最も多い。

	a	b
1	脂質	脂質
2	脂質	タンパク質
3	炭水化物	タンパク質
4	炭水化物	炭水化物
5	タンパク質	炭水化物

(6) 1

1 ○ 膵臓で合成され、急性膵炎では血中や尿中に大量に放出される。アミラーゼはデンプンの$\alpha(1\rightarrow4)$結合を加水分解する。

2 × 小腸で合成され、スクロース(ショ糖)の$\alpha(1\rightarrow2)\beta$結合を加水分解する。

3 × セルロースの$\beta(1\rightarrow4)$結合を加水分解する。ヒトの消化酵素ではない。

4 × 小腸で合成され、マルトース(麦芽糖)の$\alpha(1\rightarrow4)$結合を加水分解する。

5 × 小腸で合成され、ラクトース(乳糖)の$\alpha(1\rightarrow4)$結合を加水分解する。多くの日本人は、成人になるとこの酵素活性が著しく低下する。

(7) 3

1 × 腸管では可溶性のCa塩は吸収され、不溶性のCa塩は吸収されない。アスパラギン酸は、可溶性のCa塩を形成。

2 × CPPはCaの消化管吸収を促進する特定保健用食品の成分。

3 ○ シュウ酸やフィチン酸は不溶性のCa塩を形成。

4 × 乳酸は可溶性のCa塩を形成。

5 × フラクトオリゴ糖はCaの消化管吸収を促進する特定保健用食品。

(8) 3

生物価は、体内に吸収されたタンパク質のうち、体タンパク質の合成に使われたものの割合（%）である（体内保留窒素量÷吸収窒素量×100)。生物価が高い食品ほど、吸収された窒素が効率よく利用される。一般に、動物性食品の方が植物性食品よりも生物価が高い。選択肢にある食品のなかでは、小麦の生物価が最も低い。

(9) 2

必須アミノ酸を理想的に含んでいるタンパク質を想定されたアミノ酸評点パターンと食品のタンパク質中のアミノ酸組成を比較してアミノ酸価を算出する。この際、不足している必須アミノ酸を制限アミノ酸といい、最も不足しているアミノ酸を第一制限アミノ酸という。精白米、食パン、とうもろこし、ごま、アーモンドなどの食品の第一制限アミノ酸はリシン（Lys）である。

(10) 5

栄養素1gを酸素存在下で完全燃焼させたときに発生するエネルギー（熱量）を総エネルギー、その栄養素が実際に人体に取り込まれて利用されるエネルギーをAtwater係数という。三大栄養素のAtwater係数は、炭水化物(糖質)4 kcal、タンパク質4 kcal、脂質9 kcalで、脂質が最も大きい。

(11) 1

栄養素1gを酸化(完全燃焼)するのに必要なO_2量とそのときに生じるCO_2量は、どちらも脂質が最も多い。

栄養素	炭水化物	タンパク質	脂質
1gを酸化するのに必要なO_2量	0.75 L	0.95 L	2.03 L
1gを酸化するときに発生するCO_2量	0.75 L	0.76 L	1.43 L
呼吸商（CO_2 / O_2）	1.0	0.8	0.7

物理 化学 生物 衛生

☐ (12)「日本人の食事摂取基準（2015年版）」において、生活習慣病の発症及び重症化を予防するために設定されている栄養素の指標はどれか。1つ選べ。 103-16

1　推定平均必要量　　2　推奨量　　3　目安量　　4　目標量
5　耐容上限量

☐ (13) 日本人の平均摂取量が、「日本人の食事摂取基準（2015年版）」における「目標量」よりも多いのはどれか。1つ選べ。 106-20

1　炭水化物　　2　飽和脂肪酸　　3　コレステロール
4　カリウム　　5　食物繊維

☐ (14) 食事摂取基準において、成人で目標量が定められている無機質はどれか。1つ選べ。

1　亜鉛　　2　カリウム　　3　鉄　　4　銅　　5　マグネシウム

☐ (15) 日本人男性において、最近数年間の食塩の1日摂取量はどれに最も近いか。1つ選べ。

1　4g　　2　6g　　3　8g　　4　10g　　5　12g

☐ (16) 生卵白の大量摂取によって起こる皮膚炎は、どのビタミンの欠乏症か。1つ選べ。

1　ニコチン酸　　2　ビオチン　　3　ビタミンA
4　ビタミンB_1　　5　ビタミンD

☐ (17) 胃の切除手術を受けた人に起こりやすいビタミン欠乏症はどれか。1つ選べ。

1　悪性貧血　　2　壊血病　　3　血液凝固障害
4　赤血球膜の脆弱化　　5　脳脊髄圧上昇

（12）4

1　×　50％の人が必要量を満たすと推定される1日の摂取量。

2　×　ほとんどの人が必要量を満たすと推定される1日の摂取量。

3　×　ほとんどの人が良好な健康状態を維持するのに十分な1日の摂取量。推定平均必要量が算出できないときに設定される。

4　○　生活習慣病の一次予防のために、現在の日本人が当面の目標とすべき1日の摂取量。

5　×　ほとんどの人が過剰摂取で健康障害を起こさない最大限の1日の摂取量。

（13）2

設問文より、減らす目標量が定められている栄養素を選択すればよい。ナトリウムと飽和脂肪酸について減らす目標量、カリウムと食物繊維について増やす目標量が定められている。なお、コレステロール摂取量の目標量は定められていない。

（14）2

食事摂取基準においてカリウムやナトリウムに目標量が定められている。成人のカリウム摂取目標量は、男性 3,000 mg 以上／日、女性 2,600 mg 以上／日。

（15）4

食塩の平均摂取量は、男性では約 10.9 g ／日、女性では約 9.3 g ／日で、10年前と比べ減塩は進んでいるものの目標量（男性では 7.5 g 未満／日、女性では 6.5g 未満／日）を超えている（令和元年「国民健康・栄養調査」）。

（16）2

1　×　ニコチン酸の必要量の半分は、肝臓でトリプトファンから合成される。したがって、トリプトファン含有量が少ないトウモロコシを主食にすると、ニコチン酸の欠乏症であるペラグラが起こりやすい。

2　○　生卵白に含まれるアビジンは、ビオチンに結合して消化管吸収を妨げる。生卵白の大量摂取によって皮膚の落屑を伴う皮膚炎が起こる。

3　×　欠乏症として夜盲症、角膜乾燥症が起こる。

4　×　欠乏症には、末梢神経障害である「脚気」と中枢神経障害である「ウェルニッケ脳症」がある。

5　×　欠乏症には小児に起こる「くる病」と成人に起こる「骨軟化症」がある。

（17）1

1　○　ビタミン B_{12} の消化管吸収には、胃壁から分泌される内因子が必要になる。胃を切除すると、欠乏症として貧血が現れる。

2　×　ビタミンCが欠乏すると、壊血病を発症する。

3　×　ビタミンKが欠乏すると血液凝固因子の機能が低下するため、新生児では消化管出血、乳児では頭蓋内出血などの血液凝固障害が起こる。

4　×　ビタミンEの欠乏症として、赤血球膜の脆弱化が知られている。

5　×　ビタミンAの過剰症として脳脊髄圧上昇や催奇形性が知られている。

□ (18) 過剰に摂取すると、悪心、嘔吐、頭痛などを主症状とする急性中毒を起こすのはどれか。1つ選べ。 97-16

1　ビタミンA　　2　ビタミンB_{12}　　3　ビタミンD
4　ビタミンE　　5　ビタミンK

《食品機能と食品衛生》

□ (19) 食品中のトリプトファンから生じる腐敗臭の原因物質はどれか。1つ選べ。 103-17

1　エチルメルカプタン　　2　スカトール　　3　スペルミジン
4　トリメチルアミン　　5　ヒスタミン

□ (20) リシンの脱炭酸反応で生じる腐敗アミンはどれか。1つ選べ。

1　アグマチン　　2　カダベリン　　3　チラミン
4　トリプタミン　　5　ヒスタミン

□ (21) トリメチルアミンオキシドを多く含む食品はどれか。1つ選べ。

1　魚　　2　シイタケ　　3　トリ肉　　4　納豆
5　ブタ肉

□ (22) リノール酸において、変質の開始反応となる水素の引き抜きが最も起こりやすい部位はどこか。1つ選べ。 102-16

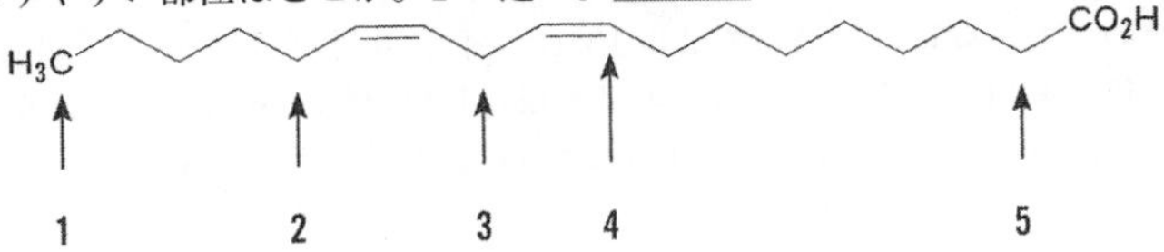

□ (23) 酸化反応を最も受けやすい脂肪酸はどれか。1つ選べ。

1　アラキドン酸　　2　オレイン酸　　3　ステアリン酸
4　パルミチン酸　　5　リノール酸

□ (24) 図の1～5は、油脂の自動酸化が始まってから停止反応に至るまでの酸価、過酸化物価、カルボニル価、チオバルビツール酸試験値及びヨウ素価の経時変化を示している。過酸化物価はどれか。1つ選べ。 105-16

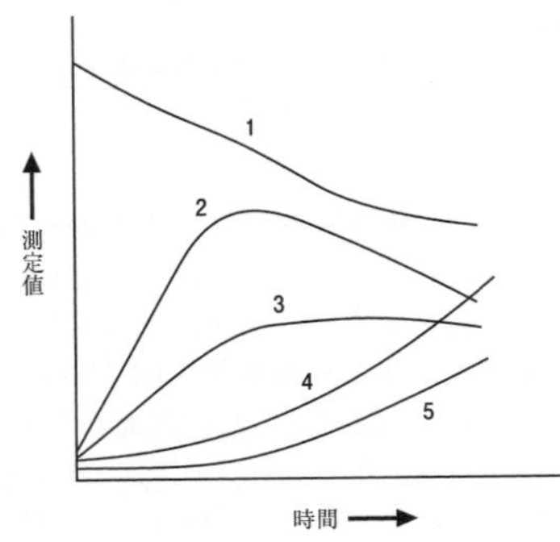

(18) 1

脂溶性ビタミンは蓄積性があるので、過剰症がある。特にビタミンAには急性中毒があり、ビタミンAを多く含有する食品に注意が必要である。

その他の脂溶性ビタミンは食品中の含有量が少ないが、医薬品やサプリメントとしての過剰服用に注意が必要である。ビタミンDの過剰症は嘔吐、腎障害、軟組織の石灰化などがある。

(19) 2

スカトールは糞便様の臭いの元となる物質として有名で、トリプトファンが脱炭酸して生じるトリプタミンを経由して生じる。

(20) 2

アミノ酸の脱炭酸反応により腐敗アミンが生じる。

アミノ酸	脱炭酸反応で生じる腐敗アミン
アルギニン	アグマチン
リシン	カダベリン
チロシン	チラミン
トリプトファン	トリプタミン
ヒスチジン	ヒスタミン

(21) 1

トリメチルアミンオキシドは、海産動物の筋肉中に含まれる。魚介類の鮮度が低下すると、トリメチルアミンオキシドは還元され、魚臭の原因物質であるトリメチルアミンになる。

(22) 3

電子の共鳴により、アリル位(二重結合の隣の炭素原子)がラジカルであっても比較的安定であるため、アリル位から水素ラジカルが引き抜かれやすい。問題中の選択肢2、3が該当する。この中でも選択肢3は2つの二重結合の間であるので、最も水素ラジカルが引き抜かれやすい。

(23) 1

パルミチン酸(16:0)、ステアリン酸(18:0)などの飽和脂肪酸は安定であり、ほとんど酸化されない。不飽和脂肪酸では、一般に二重結合が多いほど酸化を受けやすい。したがって、アラキドン酸（20：4）が最も酸化されやすく、次いでリノール酸（18：2)、オレイン酸（18：1）の順になる。

(24) 2

油脂の自動酸化が進行すると、過酸化物価は増加した後減少するので、正答は2となる。

☐ (25) 酵素的褐変現象に関与する酵素はどれか。1つ選べ。

1 グルコアミラーゼ　2 β-グルコシダーゼ　3 セルラーゼ
4 チロシナーゼ　5 ポリフェノールオキシダーゼ

☐ (26) メイラード反応が関与する疾患はどれか。1つ選べ。

1 肝硬変　2 関節リウマチ　3 心筋梗塞　4 糖尿病
5 脳梗塞

☐ (27) 食品の水分活性を表す式として正しいのはどれか。1つ選べ。ただし、Pは食品を入れて密封した容器内の水蒸気圧、P_0はその温度における純水の飽和蒸気圧を表す。 108-18

1 $P - P_0$

2 $P_0 - P$

3 $\frac{P_0}{P}$

4 $\frac{P}{P_0}$

5 $\frac{P}{P + P_0}$

☐ (28) 水分活性を低下させることにより食品の腐敗を防止する方法はどれか。1つ選べ。 100-17

1 冷凍　2 糖漬　3 酢漬　4 加熱　5 真空包装

☐ (29) 食品の腐敗を防ぐ方法として、誤っているのはどれか。1つ選べ。
107-20

1 くん煙　2 冷凍保存　3 加湿　4 加熱　5 保存料の添加

☐ (30) 次のうち、食品に含まれる硝酸塩と第二級アミンから、消化の過程で胃内において生成する発がん物質はどれか。1つ選べ。 104-16

1 ジメチルニトロソアミン　2 Trp-P-1　3 アフラトキシン B_1
4 サイカシン　5 プタキロシド

☐ (31) 食品表示法に基づき、用途名と物質名を併記する必要がある食品添加物はどれか。1つ選べ。 107-18

1 香料　2 甘味料　3 調味料　4 乳化剤　5 pH 調整剤

(25) 5

リンゴの皮を剥いたときに起こる褐変現象は、食品中のポリフェノールがポリフェノールオキシダーゼによって酸化され、メラニン色素が生成することに起因する(酵素的褐変現象)。オルトジフェノール構造をもつカテキン類などが、この反応を受けやすい。

(26) 4

還元糖(グルコースなど)は、アミノ酸またはタンパク質中のアミノ基と反応して、褐変物質(メラノイジン)を生成する。この反応は、メイラード反応と呼ばれる。糖尿病では、上昇したグルコースが組織タンパク質中のリシン残基とメイラード反応を起こして糖化する。この糖化タンパク質が、糖尿病性網膜症などの原因となる。

(27) 4

水分活性の値が高いと、微生物の増殖に利用される自由水が多いことを示している。

(28) 2

「水分活性を低下させる」とは、菌が利用できる水分(自由水)を奪うことである。乾燥させる方法と浸透圧を高める方法があり、浸透圧による方法には塩漬や糖漬がある。糖漬の代表的な食品にジャムや甘納豆がある。

(29) 3

食品の腐敗を防ぐ方法には、冷蔵・冷凍保存、加熱処理、pH 調整、水分活性を下げる、紫外線照射、放射線照射(ジャガイモ発芽防止のためのγ線 ^{60}Coのみ許可)、食品添加物の添加、くん煙法などがある。食品の水分活性を下げたほうが食品の腐敗を防ぐことができるので、加湿は誤りである。

(30) 1

肉や魚に含まれるジメチルアミン(第二級アミン)が食品添加物の発色剤として用いられる亜硝酸塩と胃酸酸性下で反応すると*N*–ジメチルニトロソアミンが生成される。また、野菜、漬物に含まれる硝酸塩が口腔内・胃粘膜のバクテリアによって還元されて生じる亜硝酸塩も*N*–ジメチルニトロソアミンの生成に関与する。

(31) 2

食品添加物のうち、使用基準があり、安全性に関する消費者の関心が高く、使用目的を表示する必要性の高いものについては、食品表示法により「物質名」と「用途」を併記することとされており、甘味料、着色料、保存料、増粘剤、酸化防止剤、発色剤、漂白剤、防かび剤の8種類が該当する。

(32) pHの違いによって効力が異なる食品添加物はどれか。1つ選べ。

1 亜硝酸ナトリウム
2 イマザリル
3 ジブチルヒドロキシトルエン（BHT）
4 ソルビン酸カリウム
5 銅クロロフィル

(33) 保存料として使用されている食品添加物はどれか。1つ選べ。 99-17

1 過酸化水素　　2 ジフェニル　　3 高度サラシ粉
4 エリソルビン酸　　5 安息香酸

(34) 酸化防止剤に指定されている食品添加物はどれか。1つ選べ。 101-17

1 CO_2H

2
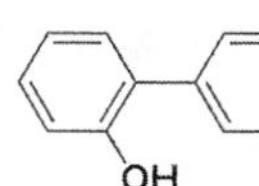

3 O NH S O O

4 CH_3 OH CH_3 H_3C CH_3 H_3C CH_3 CH_3

5 CH_3 O O N S O K O

(35) ラジカル捕捉型の脂溶性酸化防止剤はどれか。1つ選べ。

1 L-アスコルビン酸
2 *dl*-α-トコフェロール
3 エリソルビン酸
4 エチレンジアミン四酢酸二ナトリウム（EDTA）
5 クエン酸イソプロピル

(36) 図に示したα-トコフェロールの構造において、ラジカル捕捉作用を示す部位はどれか。1つ選べ。 105-23

3 CH_3 H_3C O CH_3 CH_3 1 HO CH_3 CH_3 CH_3 CH_3 2 4 5

(32) 4

パラオキシ安息香酸エステル類を除く保存料（安息香酸、ソルビン酸、プロピオン酸、デヒドロ酢酸およびそれらの塩類）は、酸型保存料と呼ばれる。酸型保存料は酸性で非解離型となるので、細菌の細胞膜を透過できるようになり、静菌作用が強くなる。亜硝酸ナトリウムは発色剤、イマザリルは防カビ剤、BHT は酸化防止剤、銅クロロフィルは着色料として使用される。

(33) 5

保存料には安息香酸のほか、ソルビン酸、プロピオン酸、パラオキシ安息香酸エステル類などがある。過酸化水素は殺菌料、ジフェニルは防かび剤、高度サラシ粉は殺菌料、エリソルビン酸は酸化防止剤である。

(34) 4

1 × 安息香酸（保存料〈酸型保存料〉）。
2 × *o*–フェニルフェノール（防かび剤）。
3 × サッカリン（甘味料）。
4 ○ ジブチルヒドロキシトルエン；BHT（酸化防止剤〈脂溶性ラジカル捕捉剤〉）。
5 × アセスルファムカリウム（甘味料）。

(35) 2

酸化防止剤	水溶性	脂溶性
ラジカル捕捉型	エリソルビン酸 L–アスコルビン酸	ジブチルヒドロキシトルエン（BHT） ブチルヒドロキシアニソール（BHA） *dl*－α–トコフェロール 没食子酸プロピル L–アスコルビン酸エステル
金属封鎖型	EDTA	クエン酸イソプロピル

(36) 1

OH は以下のようにラジカル捕捉作用を示す。

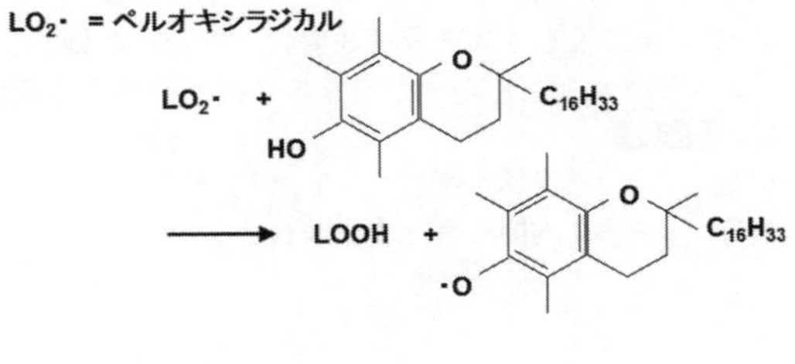

$LO_2\cdot$ = ペルオキシラジカル

$LO_2\cdot$ + (HO, O, $C_{16}H_{33}$) → LOOH + (·O, O, $C_{16}H_{33}$)

☐ (37) フェニルケトン尿症患者が摂取しないように気をつける必要のある食品添加物はどれか。1つ選べ。 102-17

1　アスパルテーム　　2　アセスルファムカリウム　　3　キシリトール
4　サッカリン　　5　スクラロース

☐ (38) 特定保健用食品の機能性成分のうち、「体に脂肪がつきにくくする作用」をもつのはどれか。1つ選べ。

1　大豆イソフラボン
2　ドコサヘキサエン酸（DHA）
3　乳酸菌
4　パラチノース
5　リンゴ酸クエン酸カルシウム（CCM）

☐ (39) 保健機能食品制度において、栄養機能食品として栄養機能表示ができない食品成分はどれか。1つ選べ。 108-19

1　ナトリウム　　2　*n*-3系脂肪酸　　3　カルシウム
4　パントテン酸　　5　ビタミンA

☐ (40) 我が国で遺伝子組換え食品として販売・流通が認められていないのはどれか。1つ選べ。 101-18

1　大豆　　2　米　　3　トウモロコシ
4　パパイヤ　　5　アルファルファ

☐ (41) 食品の安全性に係るリスク分析3要素（リスク評価、リスク管理、リスクコミュニケーション）のうち、リスク評価を担う行政機関はどれか。1つ選べ。 105-17

1　厚生労働省　　2　農林水産省　　3　環境省
4　消費者庁　　5　内閣府食品安全委員会

(37) 1

選択肢はすべて甘味料である。アスパルテームはフェニルアラニンとアスパラギン酸のジペプチドがメチルエステル化されたものである。フェニルケトン尿症の患者はフェニルアラニンを代謝できないため、アスパルテームを摂取しないように注意する必要がある。したがって、アスパルテームを含有する食品には特別な表示を行う義務がある。

(38) 2

1 × 大豆イソフラボンは、「骨の健康を維持する作用」をもつ。
2 ○ DHA (22 : 6) やエイコサペンタエン酸 (EPA、20 : 5) は、n−3系列の不飽和脂肪酸であり、血中の中性脂肪を低下させ、体脂肪の増加を抑制する保健機能をもつ。
3 × 乳酸菌やガラクトオリゴ糖は、「おなかの調子を整える作用」をもつ。
4 × パラチノースやキシリトールは、「虫歯になりにくくする作用」をもつ。
5 × CCMやカゼインホスホペプチド (CPP) は、「カルシウムの吸収を高める作用」をもつ。

(39) 1

栄養機能食品として、栄養機能表示ができる食品成分は以下の通りである。
[機能の表示をすることができる栄養成分]

脂肪酸(1種類)	*n*−3系脂肪酸
ミネラル(6種類)	亜鉛、カリウム、カルシウム、鉄、銅、マグネシウム
ビタミン(13種類)	ナイアシン、パントテン酸、ビオチン、ビタミンA、ビタミンB_1、ビタミンB_2、ビタミンB_6、ビタミンB_{12}、ビタミンC、ビタミンD、ビタミンE、ビタミンK、葉酸

(40) 2

現在、日本で販売・流通が認められている遺伝子組換え食品は、じゃがいも、大豆、てんさい、とうもろこし、なたね、わた、アルファルファ、パパイヤの8種類である。大部分は害虫およびウイルスに対する抵抗性や除草剤に対する耐性を付与されたものであり、ほかに高オレイン酸形質を付与された大豆、高リシン形質を付与されたトウモロコシもある。遺伝子組換え米は認められていない。

(41) 5

内閣総理大臣が任命する7名の委員からなる食品安全委員会がリスク評価を行い、その結果に基づいて厚生労働省や消費者庁といった官庁が規制を制定する (リスク管理を行う)。リスクコミュニケーションは利害の対立する関係者のすべてが参加して行う。

《食中毒と食品汚染》

□ (42) 冬季に患者発生数がピークになる食中毒の病因物質はどれか。1つ選べ。 103-18

1 カンピロバクター・ジェジュニ 2 ツキヨタケ 3 腸炎ビブリオ
4 ノロウイルス 5 サルモネラ属菌

□ (43) 平成17年以降で、我が国において、発生患者数が最も多い食中毒の病因物質はどれか。1つ選べ。 101-19 改

1 黄色ブドウ球菌 2 カンピロバクター・ジェジュニ / コリ
3 サルモネラ属菌 4 腸管出血性大腸菌（ベロ毒素産生）
5 ノロウイルス

□ (44) 耐熱性芽胞を形成する偏性嫌気性細菌で、大型の深鍋で調理したカレーやシチューによる食中毒の原因となるのはどれか。1つ選べ。 108-20

1 黄色ブドウ球菌 2 カンピロバクター・ジェジュニ／コリ
3 サルモネラ属菌 4 腸炎ビブリオ 5 ウェルシュ菌

□ (45) 辛子レンコンの真空パックが原因食品となったことがある食中毒菌はどれか。1つ選べ。

1 ウェルシュ菌 2 エルシニア・エンテロコリチカ
3 サルモネラ属菌 4 黄色ブドウ球菌 5 ボツリヌス菌

□ (46) アフラトキシン B_1 の標的臓器はどれか。1つ選べ。

1 肝臓 2 小腸 3 心臓 4 腎臓 5 大腸

□ (47) 毒素型食中毒を引き起こす菌はどれか。1つ選べ。 98-17

1 *Clostridium perfringens* 2 *Salmonella enterica* serovar Enteritidis
3 *Staphylococcus aureus* 4 *Vibrio parahaemolyticus*
5 *Campylobacter jejuni*

(42) 4

冬季に発生件数が増えるのはノロウイルスによる食中毒。感染力が強く、感染者の吐物や排泄物中などの宿主外（人体外）においても生存可能である。

カンピロバクター・ジェジュニ、腸炎ビブリオ、サルモネラ属菌は細菌性食中毒の病因物質である。ツキヨタケはキノコ毒であるイルジンSを含み、摂食すると胃腸障害を起こす。

(43) 5

発生患者数が最も多いのはノロウイルスである。

(44) 5

1 × 通性嫌気性菌である。
2 × 微好気性菌である。
3 × 通性嫌気性菌である
4 × 好塩性を示す菌である。
5 ○

(45) 5

ボツリヌス菌は嫌気性菌であり、真空状態で増殖しやすい。熊本県で起こった辛子レンコンの真空パックによる食中毒では、36人が発症し、11人が死亡している。毒素は神経・筋接合部やシナプス前終末からのアセチルコリン放出を阻害し、運動神経麻痺を起こさせる。

(46) 1

アフラトキシンB_1には強力な肝毒性があり、慢性的な摂取により肝臓がんを誘発する。アフラトキシンB_1はシトクロムP450によるエポキシ化によって代謝活性化され、発がん性を獲得する。

(47) 3

毒素型食中毒の代表例に黄色ブドウ球菌（*Stapylococcus aureus*）やボツリヌス菌（*Clostridium botulinum*）がある。また、感染型食中毒の感染侵入型として、サルモネラ属菌（*Salmonella enterica*）やカンピロバクター・ジェジュニ（*Campylobacter jejuni*）が、感染型食中毒の感染毒素型としては、腸炎ビブリオ（*Vibrio parahaemolyticus*）、ウエルシュ菌（*Clostridium perfringens*）、腸管出血性大腸菌（Enterohemorrhagic *Escherichia coli*, EHEC）などがある。

□(48) 感染型食中毒の原因となる細菌はどれか。1つ選べ。 **104-17**

1 *Staphylococcus aureus*
2 *Clostridium botulinum*
3 *Aspergillus flavus*
4 *Kudoa septempunctata*
5 *Campylobacter jejuni*

□(49) 食中毒を引き起こす自然毒のうち、植物に由来するのはどれか。1つ選べ。 **105-18**

1 サキシトキシン
2 シガトキシン
3 チャコニン
4 ジノフィシストキシン
5 テトロドトキシン

□(50) 自然毒のうち、魚介類による食中毒の原因となるのはどれか。1つ選べ。 **107-17**

1 アコニチン
2 ソラニン
3 アミグダリン
4 テトロドトキシン
5 チャコニン

□(51) ワラビに含まれる自然毒はどれか。1つ選べ。

1 アコニチン
2 アミグダリン
3 ソラニン
4 ヒヨスチアミン
5 プタキロシド

(48) 5

1 × 黄色ブドウ球菌：毒素型食中毒

2 × ボツリヌス菌：毒素型食中毒

【注意】生後1年未満の乳児がボツリヌス菌芽胞を経口的に摂取した場合、乳児の消化管内で増殖した菌により産生されたボツリヌス毒素の作用により発症するので（乳児ボツリヌス症）、乳児においては感染型（生体内毒素型）食中毒の原因となる恐れがある。

3 × コウジカビ類：マイコトキシン（カビ毒：アフラトキシン類）食中毒

4 × クドア・セプテンプンクタータ：寄生虫食中毒

5 ○ カンピロバクター・ジェジュニ：感染型（感染侵入型）食中毒

(49) 3

サキシトキシンは麻痺性貝毒、シガトキシンは熱帯地方の魚に多いシガテラ毒、チャコニンはジャガイモの芽や緑化部に含まれる。ジノフィシストキシンは下痢性貝毒、テトロドトキシンはフグ毒である。

(50) 4

1 × アコニチンはトリカブトに含まれるアルカロイドで、植物性自然毒である。

2 × ソラニンやチャコニンはジャガイモの発芽部、緑皮部に含まれるステロイド系アルカロイド（ソラニジン）の配糖体で、植物性自然毒である。

3 × アミグダリンは青梅、アーモンド、アンズ、サクランボなどに含まれる青酸（シアン）配糖体で、植物性自然毒である。

4 ○ テトロドトキシンは海洋微生物（ビブリオ属やシュードモナス属など）が産生する耐熱性毒素で、食物連鎖によりフグ（特に卵巣、肝臓）に蓄積される動物性自然毒である。

5 × 解説2参照。

(51) 5

1 × トリカブトに含まれる配糖体。神経毒（呼吸麻痺など）になる。

2 × 青梅に含まれる配糖体。β-グルコシダーゼの作用により青酸を遊離。

3 × ジャガイモの発芽部位に含まれる配糖体。コリンエステラーゼ阻害作用を示す。

4 × チョウセンアサガオの種子に含まれるアルカロイド。副交感神経遮断作用を示す。

5 ○ ワラビに含まれる配糖体。膀胱腫瘍などを誘発。

☐(52) モノフルオロ酢酸の毒性発現機序はどれか。1つ選べ。

1　アコニダーゼの阻害　　2　活動電位の低下抑制
3　コリンエステラーゼの阻害　　4　酸化的リン酸化の阻害
5　ラジカルの産生

☐(53) 主な標的臓器が腎臓であるマイコトキシンはどれか。1つ選べ。

1　エルゴタミン　　2　シトリニン　　3　ステリグマトシスチン
4　ニバレノール　　5　ルテオスカイリン

☐(54) 食品衛生法に基づき、リンゴジュースについて基準値が定められているカビ毒はどれか。1つ選べ。 **101-20**

1　アフラトキシン B_1　　2　ステリグマトシスチン
3　オクラトキシンA　　4　パツリン
5　エルゴタミン

☐(55) 1963年に起きた乳児用粉ミルクによる食中毒の原因物質はどれか。1つ選べ。

1　カドミウム　　2　クロム　　3　銅　　4　鉛　　5　ヒ素

（52）1

1 ○ モノフルオロ酢酸（殺鼠剤）はモノフルオロクエン酸に代謝され、アコニダーゼ阻害によりTCA回路を阻害。

2 × DDT（有機塩素系農薬）は活動電位の低下を抑制。

3 × カルバメート系殺虫剤や有機リン系殺虫剤はコリンエステラーゼを阻害。

4 × ペンタクロロフェノール（有機塩素系農薬）は酸化的リン酸化を阻害。

5 × パラコート（ジピリジリウム系農薬）はラジカルを産生。

（53）2

1 × *Claviceps* 属（麦角菌）が産生する。子宮平滑筋を収縮させる。

2 ○ *Penicillium* 属（青かび）が産生する。腎障害を引き起こす。

3 × *Aspergillus* 属（コウジカビ）が産生する。肝臓がんを誘発する。

4 × *Fusarium* 属（赤かび）が産生する。骨髄障害を引き起こす。

5 × *Penicillium* 属（青かび）が産生する。肝障害を引き起こす。

（54）4

パツリンはリンゴの傷から土壌中の *Penicillium patulum*、*Penicilliumexpansum*、*Aspergillus clavatus* などが侵入して産生されるので、リンゴジュースが汚染されやすい。そのため、リンゴジュースについて基準値が定められている。

（55）5

ヒ素が、粉ミルクの添加物である第二リン酸ナトリウムに不純物として混入していた。乳児13,000名がヒ素中毒になった。この事件を契機に、食品添加物公定書が交付された。カドミウムは乳製品ではなく、米や大豆などの植物性食品から摂取される。

II 環　境

Ⓐ化学物質・放射線の生体への影響

《化学物質の毒性》

(1) 脂溶性化学物質の腸管吸収に最も深く関連するのはどれか。1つ選べ。

1　単純拡散　　2　エンドサイトーシス　　3　一次性能動輸送
4　エキソサイトーシス　　5　電位依存性チャネル

(2) アルカリ尿で排泄が促進するのはどれか。1つ選べ。

1　フェニトロチオン　　2　フェノバルビタール
3　メタンフェタミン　　4　モルヒネ　　5　プロカイン

(3) 生体内で起こる次の代謝反応のうち、シトクロム P450 の<u>寄与が小さい</u>のはどれか。1つ選べ。 **102-22**

1　フェナセチンの *O*−脱アルキル化
2　*N*−アセチルアミノフルオレインの *N*−水酸化
3　パラチオンの酸化的脱硫化
4　四塩化炭素の還元的脱ハロゲン化
5　エタノールの酸化

(4) ほ乳動物の体内で、有機リン系農薬マラチオンを代謝して無毒化する酵素はどれか。1つ選べ。 **103-21**

1　*N*−アセチル転移酵素　　2　グルタチオン *S*−転移酵素
3　硫酸転移酵素　　4　カルボキシルエステラーゼ
5　アルコール脱水素酵素

(5) 以下に示す枠線内の物質が代謝されて生じる毒性代謝物はどれか。1つ選べ。

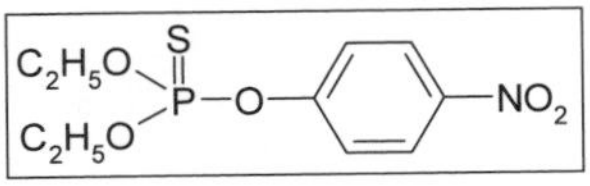

1

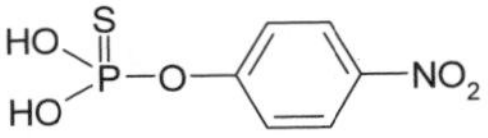

2

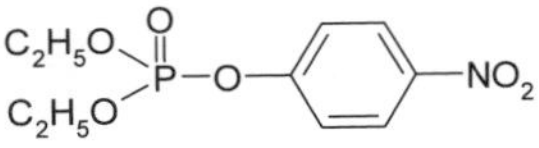

3

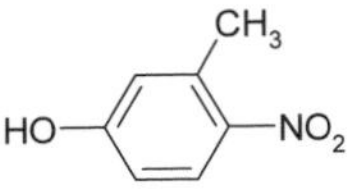

4

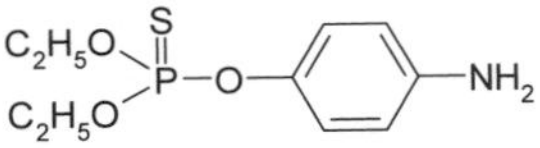

5

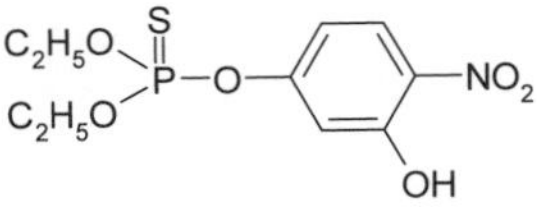

(1) 1

化学物質の腸管吸収には主に単純拡散、促進拡散および二次性能動輸送が関与する。そのなかでも、低分子性脂溶性物質の吸収には、単純拡散が最も深く関与する。

(2) 2

弱酸性化合物はアルカリ尿でイオン型となり、再吸収が減少し排泄が増加する。選択肢中、弱酸性化合物はフェノバルビタールである。

(3) 5

1 ～ 4 はいずれもシトクロム P450 が主に関与する反応である。エタノールの酸化には、主にアルコールデヒドロゲナーゼが関与する。多量のエタノールが摂取された場合、一部シトクロム P450（CYP2E1）も関与する。

(4) 4

有機リン系農薬マラチオンは、ヒトをはじめとする哺乳類では下図のようにカルボキシルエステラーゼで加水分解され、解毒される。一方、昆虫はカルボキシルエステラーゼを持たないために、オクソン体となりアセチルコリンエステラーゼを阻害し毒性を発揮する。

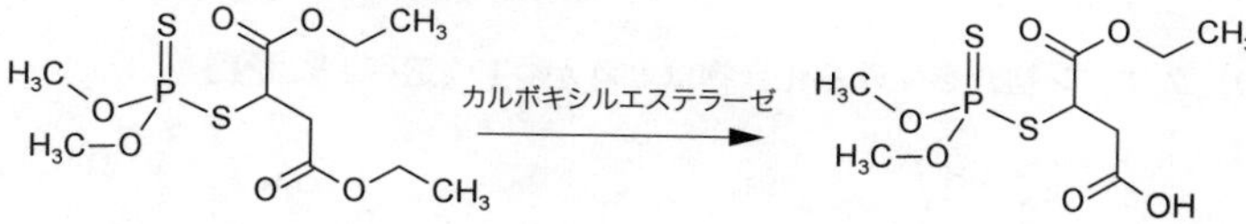

カルボキシルエステラーゼ

(5) 2

枠線内の化合物は有機リン剤パラチオン。パラチオンはシトクロム P450 により酸化的脱硫反応を受けて、パラオキソン（パラオクソン）となる。

☐(6) 化学物質の代謝に関与する酵素のうち、主にミトコンドリアに存在する酵素はどれか。1つ選べ。

1 シトクロム P450　　2 硫酸転移酵素

3 フラビン含有モノオキシゲナーゼ　　4 アルデヒド脱水素酵素 2

5 グルタチオン *S*－転移酵素

☐(7) 活性低下が体質性黄疸と関連する代謝酵素はどれか。1つ選べ。

1 NAD(P)H－キノンオキシドレダクターゼ

2 スルホトランスフェラーゼ

3 エポキシドヒドロラーゼ

4 UDP－グルクロノシルトランスフェラーゼ

5 アセチルトランスフェラーゼ

☐(8) 異物代謝において、メルカプツール酸生成に関与する酵素はどれか。1つ選べ。**97-20**

1 カテコール *O*–メチルトランスフェラーゼ

2 グルタチオン *S*–トランスフェラーゼ

3 スルホトランスフェラーゼ

4 ロダネーゼ

5 UDP–グルクロノシルトランスフェラーゼ

☐(9) ヒトにおける抱合反応に<u>利用されない</u>のはどれか。1つ選べ。**101-22**

1 *S*–アデノシルメチオニン　　2 アセチル CoA

3 メルカプツール酸　　4 活性硫酸　　5 タウリン

☐(10) グリシン抱合を受ける化合物はどれか。1つ選べ。**98-22**

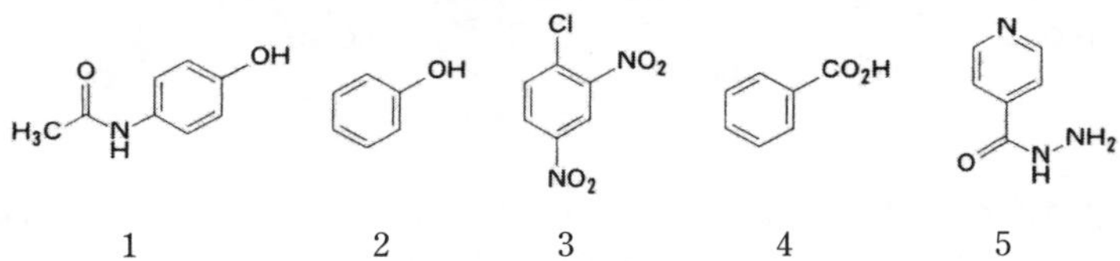

☐(11) 視神経に障害を引き起こす可能性がある薬物はどれか。1つ選べ。

1 イソニアジド　　2 リファンピシン

3 エタンブトール塩酸塩　　4 マイトマイシン C

5 テトラサイクリン

☐(12) 慢性毒性として、成人では貧血、小児では中枢神経障害が問題となるのはどれか。1つ選べ。**103-22**

1 カドミウム　　2 無機鉛　　3 無機スズ　　4 クロム

5 アルセノベタイン

(6) 4

アルデヒド脱水素酵素（ALDH）はアルコールの代謝過程のうち、アセトアルデヒドから酢酸への代謝に関与する酵素である。数種のALDH分子種のうち、ALDH2が主にアセトアルデヒドの酸化に関与する。ALDH2はミトコンドリアに局在する。

(7) 4

UDP−グルクロノシルトランスフェラーゼ（UGT）は、薬毒物等外来性異物だけでなく、内因性基質も代謝する。代表的な内因性基質はヘムの分解物であるビリルビンであるが、遺伝的にUGT活性が低い個体ではビリルビンの排泄能が低いために黄疸となることがある。

(8) 2

グルタチオン抱合体は、グリシン及びグルタミン酸が加水分解を受けシステイン抱合体となり、さらにアセチル化されて*N*−アセチルシステイン抱合体として排泄される。メルカプツール酸とは*N*−アセチルシステイン抱合体のことである。

(9) 3

1 × *S*−アデノシルメチオニンは、メチル抱合におけるメチル基供与体として利用される。

2 × アセチルCoAは、アセチル抱合におけるアセチル基供与体として利用される。

3 ○ メルカプツール酸は*N*−アセチルシステイン抱合体のことで、グルタチオン抱合で生成する最終代謝産物である。

4 × 活性硫酸は、硫酸抱合における硫酸基供与体として利用される。

5 × タウリンは、アシル抱合（アミノ酸抱合）において利用される。

(10) 4

アミノ酸抱合は、基質のカルボキシル基にグリシンやタウリンなどのアミノ酸を付加する反応である。安息香酸はグリシン抱合の代表的な基質で、抱合反応により馬尿酸となって排泄される。安息香酸はトルエンの代謝物であるため、トルエン曝露では尿中に馬尿酸が排泄されることになる。

(11) 3

抗結核薬のエタンブトール塩酸塩は、約1～3%に視神経障害を引き起こす。エタンブトール視神経症として知られる。

(12) 2

無機鉛の慢性曝露では、赤血球膜の脆弱化が生じ、ヘム合成が阻害されるため貧血が引き起こされる。小児は鉛の消化管吸収率が高く、鉛に対する感受性が高いため、慢性曝露により貧血に加えて中枢神経症状が出現しやすい。

□(13) 慢性中毒でハンター・ラッセル症候群を引き起こすのはどれか。1つ選べ。

1 カドミウム　2 メチル水銀　3 PCB

4 四エチル鉛　5 MPTP

□(14) 代謝物が、主としてメトヘモグロビン血症を引き起こすのはどれか。1つ選べ。 **106-22**

1 パラコート　2 ベンゼン　3 四塩化炭素

4 アニリン　5 *n*−ヘキサン

□(15) 皮膚からも吸収され、重篤な肺線維症を引き起こすのはどれか。1つ選べ。

1 パラチオン　2 アクリルアミド　3 パラコート

4 アスベスト　5 ベンゼン

□(16) アスベストの長期曝露によってもたらされる重篤な健康影響はどれか。1つ選べ。

1 気管支炎　2 悪性中皮腫　3 皮膚炎　4 中枢神経麻痺

5 末端神経麻痺

□(17) 硫化水素の毒性発現機序に最も深く関連するのはどれか。1つ選べ。

1 ヘモグロビンの酸化　2 TCA 回路阻害

3 酸化的リン酸化阻害　4 電子伝達系阻害

5 呼吸中枢抑制

□(18) メタロチオネインの構成アミノ酸のうち、約1/3を占めるのはどれか。1つ選べ。 **97-22**

1 グリシン　2 メチオニン　3 トリプトファン

4 システイン　5 アルギニン

□(19) 微量元素セレンを含む生体防御因子はどれか。1つ選べ。 **103-23**

1 スーパーオキシドジスムターゼ

2 NADPH オキシダーゼ

3 グルタチオンペルオキシダーゼ

4 カタラーゼ

5 メタロチオネイン

(13) 2

メチル水銀による慢性中毒では、知覚異常、運動失調、求心性視野狭窄など、ハンター・ラッセル症候群とよばれる神経症状を呈する。

(14) 4

アニリンのような芳香族1級アミンはシトクロム P450 により酸化されて、ヒドロキシルアミン体となる。一般にヒドロキシルアミンは酸化性が強く、ヘモグロビン（Fe^{2+}）をメトヘモグロビン（Fe^{3+}）に酸化することでメトヘモグロビン血症を引き起こす。

(15) 3

パラコートは肺に集積し、一電子還元を受けたパラコートラジカルが酸化ストレスを引き起こして間質性肺炎、さらには肺線維症を惹起する。脂溶性で皮膚からも吸収される。

(16) 2

アスベストは、10年以上の長期曝露によって悪性中皮腫が発症し、やがて肺がんが発症する。

(17) 4

硫化水素はシアンやアジ化ナトリウムと同様、電子伝達系のシトクロムオキシダーゼを阻害することにより ATP 産生を抑制する。

(18) 4

メタロチオネインは重金属と結合しその毒性を軽減するタンパク質で、分子量約6000、構成アミノ酸の約1/3が遊離型システイン（分子内S−S結合をもたない）、チロシンなど芳香族アミノ酸を含まないため280 nm に吸収をもたない、重金属（Zn、Cd、Hg など）で誘導される、という特徴をもつ。

(19) 3

1 ×　スーパーオキシドジスムターゼ（SOD）は、Mn または Zn および Cu を含有し、スーパーオキシドを過酸化水素に変換する酵素である。

2 ×　NADPH オキシダーゼは活性酸素を産生する酵素である。

3 ○　グルタチオンペルオキシダーゼは、Se（セレノシステイン）を活性中心に持つ酸化還元酵素で、還元型グルタチオン存在下に過酸化水素を水に還元する酵素である。

4 ×　カタラーゼはヘムタンパク質の一種で Fe を含有し、過酸化水素を酸素と水に変換する。

5 ×　メタロチオネインは金属結合タンパク質であるが、活性酸素を消去する作用も知られている。

□(20) 反応により過酸化水素を生成する抗酸化酵素はどれか。1つ選べ。
1 グルタチオンペルオキシダーゼ　2 スーパーオキシドジスムターゼ
3 カタラーゼ　4 NADH 酸化酵素　5 ヘムオキシゲナーゼ

□(21) 図は、我が国の薬物事犯について、2010 年から 2019 年の法律別検挙人数を示したものである。法律 A ～ E は、覚醒剤取締法、大麻取締法、麻薬及び向精神薬取締法、あへん法、毒物及び劇物取締法のいずれかである。近年、法律 B による検挙人数が増加傾向にある。法律 B として正しいのはどれか。1つ選べ。 107-21

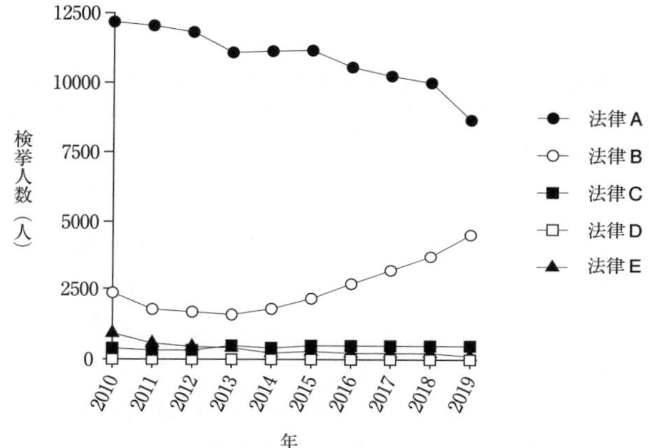

(注) 覚醒剤取締法、大麻取締法、麻薬及び向精神薬取締法、あへん法違反の検挙人数は特別司法警察員が検挙した者を含む。
令和 2 年版 犯罪白書を基に作成

1 覚醒剤取締法　2 大麻取締法　3 麻薬及び向精神薬取締法
4 あへん法　5 毒物及び劇物取締法

□(22) トルエン曝露後、尿中に高濃度で認められる物質はどれか。1つ選べ。
1 メルカプツール酸　2 ピルビン酸　3 胆汁酸　4 馬尿酸
5 フェノール

□(23) 抱合反応により活性代謝物となることがある乱用薬はどれか。1つ選べ。
1 コカイン　2 3,4-メチレンジオキシメタンフェタミン
3 メスカリン　4 シロシビン　5 モルヒネ

□(24) 大麻喫煙時の精神作用の本体である薬物はどれか。1つ選べ。
1 テトラヒドロカンナビノール　2 ヘロイン
3 リゼルギン酸ジエチルアミド（LSD-25）
4 メタンフェタミン　5 サイロシビン

(20) 2

スーパーオキシドジスムターゼ（SOD）は、スーパーオキシドから酸素と過酸化水素を生成する反応を触媒する。過酸化水素はスーパーオキシドより酸化力が弱く、またスーパーオキシドはNOと反応して極めて酸化力の強いパーオキシナイトライトとなるため、スーパーオキシドを除去するSODは抗酸化酵素として重要な役割を担っている。

(21) 2

わが国では1994年以降、薬物事犯の中で覚醒剤取締法による検挙者が最も多い状態が続いており、大麻事犯は覚醒剤事犯に迫る勢いで伸びている。他の薬物事犯の人数は、非常に低い数値で推移している。

(22) 4

トルエンはP450によるα位の酸化を受けてベンジルアルコールとなり、順次ベンズアルデヒド、安息香酸へと代謝される。安息香酸はさらにグリシン抱合されて馬尿酸となり、尿中に排泄される。

(23) 5

モルヒネの主代謝物は活性がない3位フェノール性ヒドロキシ基のグルクロニドである。一方、比較的マイナーな代謝物である6位アルコール性ヒドロキシ基のグルクロニドは、親化合物より強いオピオイドμ受容体への結合性を示す。

(24) 1

大麻に含有される精神作用は、テトラヒドロカンナビノール（Δ^9-THC）による。Δ^9-THCは代謝がきわめて速く、未変化体はほとんど排泄されない。またΔ^9-THCは窒素を含まないため、アルカロイド呈色試薬のドラーゲンドルフ試薬には反応しない。

☐ (25) モルヒネ急性中毒に用いられる治療薬はどれか。1つ選べ。

1 フルマゼニル　2 ナロキソン塩酸塩　3 ネオスチグミン臭化物
4 プルシアンブルー　5 デフェロキサミンメシル酸塩

☐ (26) 以下の農薬の中毒が疑われる症例で、選択すべき治療薬はどれか。1つ選べ。

1 エデト酸カルシウム二ナトリウム
2 プルシアンブルー
3 ヨウ化プラリドキシム
4 D-ペニシラミン
5 アトロピン

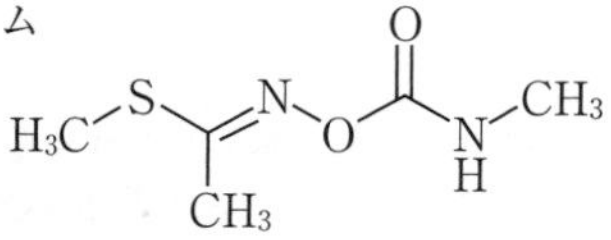

☐ (27) 薬物中毒の原因薬物と処置薬物の組合せのうち、誤っているのはどれか。1つ選べ。

1 メタノール……………………エタノール
2 麻薬……………………………ナロキソン
3 有機リン製剤、サリン……アトロピン
4 シアン化合物………………*N*-アセチルシステイン
5 ベンゾジアゼピン系薬……フルマゼニル

☐ (28) ベンゾジアゼピン系薬物による中毒に用いる中毒処置薬はどれか。1つ選べ。

1 アトロピン硫酸水和物　2 プラリドキシムヨウ化メチル
3 フルマゼニル　4 ジメルカプロール
5 *N*-アセチルシステイン

☐ (29) 次の方法で中毒原因物質を簡易に定性分析することができるのはどれか。1つ選べ。

「尿を水酸化ナトリウムアルカリ性として、ハイドロサルファイトナトリウムで還元すると青色を呈する」

1 フェニトロチオン　2 パラコート　3 DDT
4 メソミル　5 PCB

☐ (30) 右に示す薬物の定性試験として適切なのはどれか。1つ選べ。

1 ヒドロキサム酸-鉄反応
2 銅-ピリジン反応
3 ムレキシド反応
4 アセチルアセトン法
5 ビタリー反応

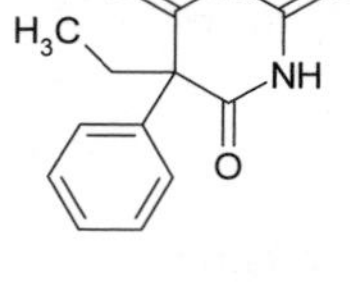

☐ (31) 内分泌かく乱物質の作用として適切でないのはどれか。1つ選べ。

1 エストロゲン受容体活性化作用　2 甲状腺ホルモン受容体活性化作用
3 多環式芳香族炭化水素受容体活性化作用
4 アンドロゲン受容体拮抗作用　5 キサンチンオキシダーゼ阻害作用

(25) 2

モルヒネの急性中毒では、特に呼吸抑制に拮抗させる目的でナロキソン塩酸塩が用いられる。

(26) 5

図はカルバメート系殺虫剤のメソミルの構造。カルバメート剤は、有機リン剤と同様にアセチルコリンエステラーゼを阻害するが、中毒時にはヨウ化プラリドキシムは用いず、アトロピンのみ対症療法として用いる。

(27) 4

シアン化合物中毒に対しては、亜硝酸アミルの吸入後、亜硝酸ナトリウム(市販品ではない)の投与を行い、チオ硫酸ナトリウムの投与を行う。

(28) 3

1 × 有機リン中毒に使用される。
2 × 有機リン中毒に使用される。
3 ○
4 × ビスマス、クロム、アンチモン等の中毒に使用される。
5 × アセトアミノフェン中毒に使用される。

(29) 2

パラコートは尿中に未変化体として排泄される。パラコートは、水酸化ナトリウムアルカリ条件下、ハイドロサルファイトナトリウムで一電子還元することにより、青色のパラコートラジカルとなる。

(30) 2

図はフェノバルビタールの構造で、バルビツール酸の定性反応である銅–ピリジン反応に陽性である。

(31) 5

内分泌かく乱作用は、ホルモン様作用や抗ホルモン作用を介して内分泌系の機能が変化することによる。選択肢1、2、4はいずれもホルモン受容体に対する作用であり、3の多環式芳香族炭化水素受容体（AhR）はダイオキシンの受容体として知られ、その活性化がホルモン受容体の作用をかく乱するものとされる。5のキサンチンオキシダーゼと内分泌系との関連性は知られていない。

(32) メス巻貝のオス化作用を示す物質はどれか。1つ選べ。

1　ビスフェノールA　　2　DDT　　3　ノニルフェノール
4　トリブチルスズ　　5　ジエチルスチルベステロール

《化学物質の安全性評価と適正使用》

(33) 化学物質のリスク分析において、「消費者、事業者、行政担当者などの関係者の間で情報及び意見を共有することで相互に意思疎通を図ること」を意味するのはどれか。1つ選べ。 **107-22**

1　リスク評価　　2　リスク管理　　3　リスクコミュニケーション
4　安全データシート（SDS）制度　　5　マニフェスト制度

(34) 化学物質の慢性毒性試験で算出される毒性や安全性の指標はどれか。1つ選べ。

1　LD_{50}　　2　生殖毒性　　3　無毒性量（NOAEL）
4　催奇形性　　5　用量－反応曲線

(35) 安全量を Tolerable Daily Intake（耐容1日摂取量）で表すのはどれか。1つ選べ。

1　ベンジジン　　2　パラコート　　3　カドミウム
4　メソミル　　5　グリホサート

(36) 3種の実験動物を用いた慢性毒性の結果を以下の表に示す。1日許容摂取量として適当なのはどれか。1つ選べ。なお、安全係数は100とする。

動物種	試験	NOAEL
マウス	18ヵ月発がん性試験	10 mg/kg/日
ラット	24ヵ月慢性毒性試験	32 mg/kg/日
イヌ	12ヵ月慢性毒性試験	3 mg/kg/日

1　0.03 mg/kg/日　　2　0.1 mg/kg/日　　3　0.15 mg/kg/日
4　0.32 mg/kg/日　　5　300 mg/kg/日

(37) 発がん性の評価の際に毒性に閾値がないと考えられている化学物質はどれか。1つ選べ。

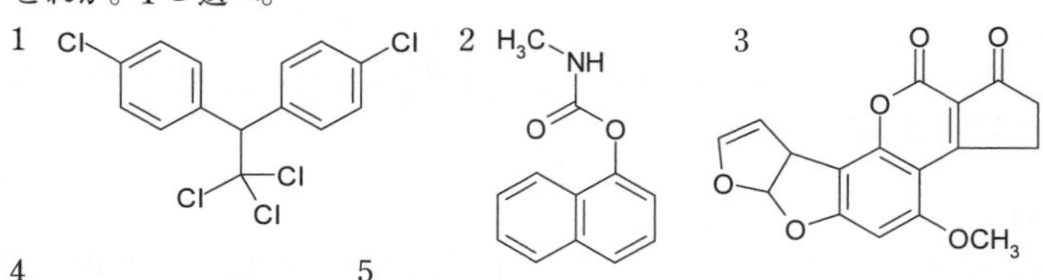

4　　5

(32) 4

船底防汚剤として使われたトリブチルスズなどの有機スズ化合物は、イボニシなどの巻貝でメス個体のオス化を引き起こす。

(33) 3

1 × リスク評価とは、いかなるリスクが発生するかを調査・検討することである。

2 × リスク管理とは、見出されたリスクについて、予防・低減するための対策を決定することである。

4 × 事業者による特定の化学物質の性状および取扱いに関する情報の提供制度のことである。

5 × 産業廃棄物の処理から処分場までの流れを、排出事業者が管理する制度のことである。

(34) 3

慢性毒性試験(反復投与毒性試験)では、最大無作用量(NOEL)や無毒性量(NOAEL)を把握しヒトが長期に曝露された場合の毒性を予測することを目的としている。

(35) 3

閾値がある化学物質のうち、非意図的生成物の安全量は耐容1日摂取量(TDI)で表す。また、閾値のない化学物質の安全量は実質安全量(VSD)で表す。

(36) 1

安全上、最も厳しい値を示した試験のNOAELを用いてADIの算出を行う。
1日許容摂取量(ADI) = NOAEL ÷ 安全係数(100:種差10×個体差10)

(37) 3

遺伝子障害性がある発がん物質には閾値がないと考えて発がん性の評価をする。選択肢中遺伝子障害性があるものはアフラトキシン B_1。

1:DDT
2:カルバリル
3:アフラトキシン B_1
4:フェノバルビタール
5:2,3,7,8−テトラクロロジベンゾ−*p*−ジオキシン(2,3,7,8−TCDD)

(38) 化審法が制定される契機となった化学物質はどれか。1つ選べ。

1 PCB　2 DDT　3 トリクロロエチレン
4 ビス（トリブチルスズ）オキシド　5 ビスフェノールA

(39) 化審法第一種特定化学物質に指定されているのはどれか。1つ選べ。

1 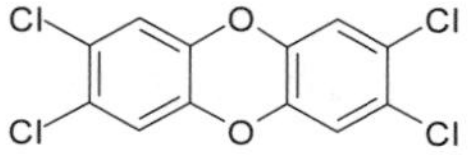　2

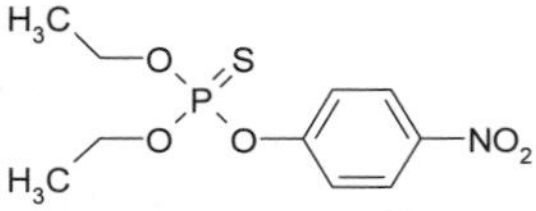

3 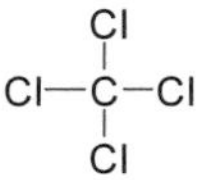　4 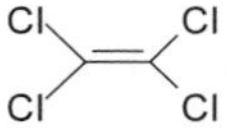　5

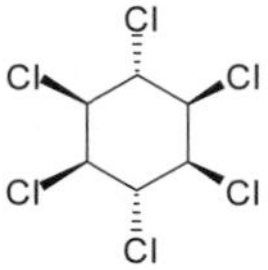

(40)「化学物質の審査及び製造等の規制に関する法律（化審法）」によって規制されている第一種特定化学物質はどれか。1つ選べ。 **99-21**

1 塩化トリフェニルスズ　2 トリクロロエチレン
3 ポリ塩化ビフェニル　4 ポリ塩化ジベンゾフラン
5 ポリ塩化ジベンゾ-*p*-ジオキシン

(41)「化学物質の審査及び製造等の規制に関する法律」（化審法）において、難分解性、高蓄積性及びヒト又は高次捕食動物への長期毒性を有する化学物質の分類はどれか。1つ選べ。 **100-21**

1 監視化学物質　2 優先評価化学物質　3 特定毒物
4 第一種特定化学物質　5 第二種特定化学物質

(42) 化審法※において、化学物質が生物濃縮を受けやすいかどうかを調べるのに適した試験はどれか。1つ選べ。 **105-24**

※化審法：化学物質の審査及び製造等の規制に関する法律

1 マウスを用いた単回投与毒性試験
2 ヒメダカを用いた急性毒性試験
3 ミジンコを用いた急性遊泳阻害試験
4 活性汚泥を用いた微生物分解度試験
5 1-オクタノール / 水分配係数測定試験

(43) 化学物質の審査及び製造等の規制に関する法律（化審法）において、蓄積性の判定に用いられる試験はどれか。1つ選べ。 **101-23**

1 活性汚泥を用いた分解度試験
2 コイを用いた濃縮度試験
3 ネズミチフス菌を用いた復帰突然変異原性試験
4 マウスを用いた反復投与毒性試験
5 ミジンコを用いた急性遊走阻害試験

(38) 1

化審法はPCBによるカネミ油症が社会問題化したことを契機として、1973年に制定された。

(39) 5

PCB、ポリ塩化ナフタレン(塩素数が2以上のもの)、ヘキサクロロベンゼン、ドリン剤(アルドリン、ディルドリン、エンドリン)、クロルデン、DDT、TBTO(ビス(トリブチルスズ)=オキシド)、ヘキサクロロシクロヘキサン(選択肢5)など34物質が第一種特定化学物質に指定されている(令和3年10月末日現在)。

1は2,3,7,8-テトラクロロジベンゾ-p-ジオキシン、2はパラチオン、3は四塩化炭素、4はテトラクロロエチレン。

(40) 3

1 × 化審法第二種特定化学物質
2 × 化審法第二種特定化学物質
3 ○ 化審法第一種特定化学物質
4 × PCBの不純物(非意図的生成化学物質、化審法の対象外)
5 × ごみ焼却炉などで発生する非意図的生成化学物質

(41) 4

化審法で規制される化学物質のうち、「難分解性・高蓄積性・人への長期毒性または高次捕食動物への長期毒性をもつもの」は、第一種特定化学物質に指定される。

(42) 5

蓄積性は1-オクタノール/水分配係数(Po/w)測定試験または魚介類(ヒメダカ、コイなど)を用いた濃縮度試験で判定される。

(43) 2

1 × 活性汚泥を用いた分解度試験は、分解性の判定に用いられる。
2 ○ 蓄積性はn-オクタノール/水分配係数(Po/w)試験、コイを用いた濃縮度試験で判定される。
3 × ネズミチフス菌を用いた復帰突然変異原性試験(Ames試験)は、遺伝毒性のスクリーニングに用いられる。
4 × マウスを用いた反復投与毒性試験は、ヒトへの長期毒性を推定するためのスクリーニング試験として実施される。
5 × ミジンコを用いた急性遊走阻害試験は、生態毒性の判定に用いられる。

☐ (44) 次の化審法第1種特定化学物質のうち、生体内において代謝的活性化を受けて毒性を示すのはどれか。1つ選べ。

1 エンドリン　2 γ−ヘキサクロロシクロヘキサン　3 DDT
4 アルドリン　5 ビス（トリブチルスズ）オキシド

☐ (45)「ダイオキシン類対策特別措置法」において、1日耐容摂取量は何pg·TEQ/kg/日と定められているか。1つ選べ。

1 1　2 2　3 4　4 8　5 10

☐ (46) 化学物質の審査及び製造等の規制に関する法律（化審法）で定める第一種特定化学物質はどれか。1つ選べ。 **104-22**

1 クロロホルム　2 四塩化炭素　3 ポリ塩化ビフェニル
4 2,3,7,8−テトラクロロジベンゾ−*p*−ジオキシン　5 スクラロース

《化学物質による発がん》

☐ (47) エポキシ化により代謝的活性化を受ける発がん物質はどれか。1つ選べ。

1 ヘキサクロロブタ−1,3−ジエン　2 アフラトキシン B_1
3 ジメチルニトロソアミン　4 2,3,7,8−テトラクロロジベンゾ−*p*−ジオキシン
5 1,2−ジブロモエタン

☐ (48) 次の発がん物質の活性化に最も深くかかわる代謝様式はどれか。1つ選べ。

$$(H_3C)_2N{-}N{=}O$$

1 ヒドロキシルアミン生成　2 アセチル化　3 エポキシ化
4 *N*−脱メチル化　5 一電子還元

☐ (49) 2−ナフチルアミンが生体内で代謝的活性化されてニトレニウムイオンを生じる過程において、最初に起こる代謝反応はどれか。1つ選べ。 **107-23**

1 エポキシ化　2 *N*−ヒドロキシ化　3 グルクロン酸抱合
4 硫酸抱合　5 アセチル抱合

☐ (50) Ames 試験に用いられる微生物の菌株はどれか。1つ選べ。 **105-22**

1 トリプトファン要求性酵母変異株
2 トリプトファン要求性大腸菌変異株
3 トリプトファン要求性ネズミチフス菌変異株
4 ヒスチジン非要求性ネズミチフス菌変異株
5 ヒスチジン要求性ネズミチフス菌変異株

☐ (51) Ames 試験において、代謝的活性化のために用いるのはどれか。1つ選べ。

1 ヒト肝ホモジネート　2 ラット肝 S9 mix
3 TA98 菌株など *Salmonella typhimurium* 変異株のホモジネート
4 ラット肝ミクロソーム画分　5 ヒト肝 S9 mix

(44) 4

アルドリンはエポキシ化されてディルドリンとなり、肝障害などの毒性を示す。

(45) 3

わが国の1日耐容摂取量は、4 pg·TEQ/kg/日と定められている。

(46) 3

化審法で定める第一種特定化学物質は、基本的にはポリ塩化ビフェニルと類似の物理化学的特性と生体・環境影響（難分解性、高蓄積性及び長期毒性又は高次捕食動物への慢性毒性）を有する化学物質である。

(47) 2

アフラトキシン B_1 は、*Aspergillus flavus* などのカビが産生する発がん性マイコトキシン。矢印の2重結合がシトクロム P450 によりエポキシ化されて活性化する。

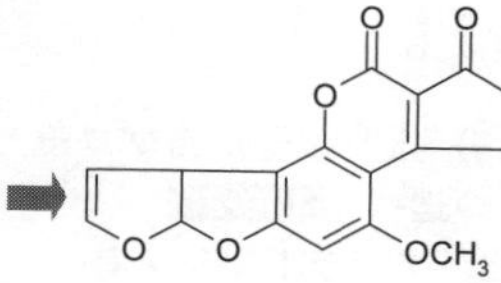

(48) 4

ジメチルニトロソアミンはシトクロム P450 により *N*–脱メチル化を受けた後、メチルカルボニウムイオンを放出し、DNA を修飾する。

(49) 2

2–ナフチルアミンをはじめとする多くの発がん性芳香族アミンは、基本的にシトクロム P450（主に CYP1A2）による *N*–ヒドロキシ化と続いて起こる *O*–アセチル化（または *O*–硫酸化）、および *N*–アセチル化により不安定なエステル体が生じ、これが分解してニトレニウムイオンが生成する。

(50) 5

Ames 試験では、ヒスチジン合成酵素の遺伝子に変異があり、ヒスチジン合成能が低下しているネズミチフス菌を用いる。この変異株は、ヒスチジンを最小量しか添加していない培地ではほとんどコロニーを形成しないが、化学物質による復帰変異（変異遺伝子に再度変異が入ることによりヒスチジン合成能が回復（復帰）すること）によりコロニーを形成するようになる。

(51) 2

Ames 試験では被験物質の代謝活性化のために、ラット肝 9,000 × *g* 上清に NADPH 生成系を加えて調整した S9 mix を用いる。

☐(52) 変異原性試験で検出できない発がん性物質はどれか。1つ選べ。
1 TPA（テトラデカノイルホルボールアセテート） 2 ベンジジン
3 塩化ビニルモノマー 4 ベンゾ［*a*］ピレン 5 Trp−P−1

☐(53) 発がんプロモーターはどれか。1つ選べ。
1 2−アセチルアミノフルオレイン
2 12−*O*−テトラデカノイルホルボール 13−アセテート（TPA）
3 アフラトキシン B_1
4 ベンジジン 5 ジエチルニトロソアミン

☐(54) 大腸がんのプロモーターはどれか。1つ選べ。 **106-21**
1 12−*O*−テトラデカノイルホルボール 13−アセテート（TPA）
2 食塩
3 デオキシコール酸
4 フェノバルビタール
5 2,3,7,8−テトラクロロジベンゾ−*p*−ジオキシン

☐(55) 強力な発がんプロモーターとして知られている化学物質はどれか。1つ選べ。 **100-20**
1 アフラトキシン B_1 2 ジメチルニトロソアミン 3 サイカシン
4 プタキロシド 5 オカダ酸

☐(56) 次のがん遺伝子のうち、受容体型チロシンキナーゼはどれか。1つ選べ。
1 c−*src* 2 *erbB2* 3 K−*ras* 4 c−*fos* 5 c−*myc*

(52) 1

TPAはクロトン油の成分中に見出された発がんプロモーター物質である。イニシエーター活性をもたない純粋な発がんプロモーターは、遺伝子障害性を示さないため、変異原性試験において陰性となる。

(53) 2

12-*O*-テトラデカノイルホルボール 13-アセテート（TPA）はプロテインキナーゼCを活性化し、発がんプロモーション活性を示す。遺伝子毒性を示さない純粋な発がんプロモーターである。

(54) 3

一般に、発がんプロモーター作用とは、発がんイニシエーターにより遺伝子修飾を受けた細胞の増殖を促進し変異を固定化させ、がん化させる作用のことをいう。デオキシコール酸やリトコール酸といった2次胆汁酸は、大腸の消化管上皮細胞に対して発がんプロモーター作用を示す。TPAは皮膚、食塩は胃、フェノバルビタールおよび2,3,7,8-テトラクロロジベンゾ-*p*-ジオキシン（TCDD）は肝臓の発がんプロモーターとして作用する。

(55) 5

1　×　アフラトキシン B_1 は *Aspergillus flavus* などのカビ毒成分で、発がんイニシエーターである。

2　×　ジメチルニトロソアミンは、食品由来の亜硝酸イオン（口腔内で硝酸イオンから生成）と2級アミンが胃内の酸性条件下、非酵素的に反応して生成する物質である。

3　×　サイカシンはソテツに含まれる配糖体で、主に腸内細菌により加水分解されて生じたアグリコンから非酵素的に生じるメチルカチオンが核酸を修飾する発がんイニシエーターである。

4　×　プタキロシドはワラビに含まれる配糖体で、発がんイニシエーター。

5　○　オカダ酸は有毒渦鞭毛藻類が産生するポリエーテル化合物で、プロテインフォスファターゼを阻害して皮膚がんプロモーター作用（細胞増殖促進作用）を示す。

(56) 2

erbB2 は *HER2* ともよばれ、上皮成長因子（EGF）受容体ファミリーに属するがん原遺伝子である。細胞外に受容体ドメイン、細胞内にチロシンキナーゼドメインをもつ。転移性乳がんの約2～3割でerbB2タンパクが高発現しており、そのモノクローナル抗体（トラスツズマブ）は抗がん剤として用いられている。

☐ (57) がん抑制遺伝子はどれか。1つ選べ。 97-21

1 *src*　2 *fos*　3 *kit*　4 H−*ras*　5 *p53*

《放射線の生体への影響》

☐ (58) 次の放射線のうち、体内被ばくで最も問題となるのはどれか。1つ選べ。

1 α線　2 β^-線　3 β^+線　4 γ線　5 X線

☐ (59) 次の放射線障害のうち、放射線による晩発性障害はどれか。1つ選べ。

1 脱毛　2 皮膚炎　3 不妊症　4 悪性貧血　5 白血病

☐ (60) 放射線に対する感受性が最も高い器官又は組織はどれか。1つ選べ。 100-22

1 脂肪組織　2 皮膚　3 リンパ組織　4 肺　5 神経組織

☐ (61) 被ばくした女子は奇形を出産することがあるが、このリスクの最も高い被ばく時期はどれか。1つ選べ。

1 受胎直前　2 受胎直後より妊娠1カ月　3 妊娠1～3カ月
4 妊娠5～7カ月　5 妊娠8～10カ月

☐ (62) 細胞の電離放射線に対する感受性が高くなる条件はどれか。1つ選べ。

1 低温処理　2 グルタチオンの存在　3 細胞周期のS期
4 高酸素状態　5 低線量率

☐ (63) 生体への影響を考慮した電離放射線の実効線量の単位はどれか。1つ選べ。 99-22

1 クーロン　2 グレイ　3 シーベルト
4 ベクレル　5 カンデラ

☐ (64) ポジトロン断層撮影（PET）に用いられる放射線はどれか。1つ選べ。

1 X線　2 α線　3 β^-線　4 β^+線　5 γ線

(57) 5

1 × *src*：がん遺伝子（細胞質チロシンキナーゼ）
2 × *fos*：がん遺伝子（転写因子）
3 × *kit*：がん遺伝子（受容体型チロシンキナーゼ）
4 × H−*ras*：がん遺伝子（GTP 結合タンパク質）
5 ○ *p53*：がん抑制遺伝子（細胞周期調節転写因子）

(58) 1

体内被ばくでは透過性の低い α 線が問題となる。一方、体外被ばくでは透過性の高い γ 線や X 線が問題となる。

(59) 5

放射線被ばく後、数カ月〜数十年経過してから生ずる放射線障害を晩発性障害といい、発がん、寿命の短縮、白内障、再生不良性貧血が挙げられる。

(60) 3

人体組織器官の放射線に対する感受性は、リンパ組織＞皮膚＞肺＞脂肪組織＞神経組織、の順となる。

(61) 3

妊娠1〜3カ月での被ばくで奇形を出産するリスクが最も高い。

(62) 4

1 × 温熱処理により感受性が高められる。
2 × 放射線防護剤のグルタチオンが存在すると、感受性は低くなる。
3 × 感受性は、分裂期（M 期）で高くなり、DNA 合成期（S 期）で低くなる。
4 ○ 感受性は、酸素の存在下では無酸素状態より高くなる（酸素効果）。
5 × 感受性は、高線量率で高くなる。

(63) 3

1 × 放射線の照射線量の単位であり、空気を電離する能力を表し、X 線と γ 線に対して用いられる。
2 × 放射線の吸収線量の単位であり、被照射物質が単位重量当たりに吸収されたエネルギーの大きさで、1 Gy = 1 J/kg である。
3 ○ 等価線量と実効線量の単位である。
4 × 放射能量の単位であり、放射性核種が放射線を出す能力をいい、1 秒間に1回の壊変を 1 Bq と定めた。
5 × 光度の単位であり、光源が放つ光「全体」の量を示す「明るさ」である。

(64) 4

PET では、ポジトロン（β^+ 線）を放出する放射性同位元素（^{11}C、^{18}F など）で標識された診断薬を静脈注射し、体内から放出される放射線を経時観察する。血管狭窄の診断などにも利用されている。

(65) 次の放射性核種のうち、脾臓に集積性を示すのはどれか。1つ選べ。

1 ^{3}H　2 ^{45}Ca　3 ^{59}Fe　4 ^{137}Cs　5 ^{226}Ra

(66) 自然放射線被曝のもととなる放射性核種はどれか。1つ選べ。101-24

1 ^{40}K　2 ^{90}Sr　3 ^{131}I　4 ^{137}Cs　5 ^{239}Pu

(67) 次の非電離放射線のうち、400 ～ 750 nm の波長を有するのはどれか。1つ選べ。

1 紫外線　2 可視光線　3 赤外線　4 マイクロ波　5 電波

(68) 次の非電離放射線のうち、エネルギーの最も大きいのはどれか。1つ選べ。

1 紫外線　2 可視光線　3 赤外線　4 マイクロ波　5 電波

(69) UVB の働きによるものとして、正しいのはどれか。1つ選べ。

1 ビタミン D の活性化　2 即時黒化を引き起こす　3 殺菌
4 微細血管の拡張　5 局所火傷

(70) 紫外線のうち、UVC（190 ～ 280 nm）の特徴について、正しいのはどれか。1つ選べ。

1 ビタミン D_3 の合成に関与する。
2 紫外線のうち、皮膚への透過力が最も大きい。
3 ドルノ線とよばれる。
4 DNA 傷害作用がある。
5 サンタンの原因となる。

(71) 赤外線の特徴や生体への影響に関する記述のうち、正しいのはどれか。1つ選べ。102-23

1 紫外線に比べ、皮膚における透過性が低い。
2 可視光線に比べ、波長が短い。
3 ガラス工などの高温作業従事者における白内障の原因となる。
4 日焼けによる色素沈着の原因となる。
5 遠赤外線は殺菌灯に用いられる。

（65）3

鉄は赤血球中のヘモグロビン構成成分。赤血球中は寿命がくると脾臓で破壊されることから、この臓器に鉄が集まることになる。

（66）1

代表的な天然放射性核種として、^{40}K：半減期 12.7 億年、^{14}C：半減期 5730 年、^{226}Ra：半減期 1600 年、^{238}U：半減期 45 億年などが挙げられる。^{40}K は食物とともに体内に取り込まれる。

（67）2

赤外線、可視光（赤色光）線および紫外線の波長は、それぞれ約 750 nm ～ 1 mm、400 ～ 750 nm および 200 ～ 400 nm である。

（68）1

放射線の有するエネルギー E はプランク常数 h に振動数 ν を乗じた値である。一方、光速 c に波長の逆数を乗じたものが振動数であるから、波長の小さいものは振動数が大きくなり、エネルギーが大きくなる。したがって、紫外線のエネルギーが最大となる。

（69）1

1 ○ UVB は皮膚内のビタミン D 活性化反応に関与する。
2 × UVA による作用である。
3 × UVC による作用である。
4、5 × 赤外線による作用である。

（70）4

1 × UVB：7−デヒドロコレステロールをビタミン D_3 に変換する。
2 × UVA：皮膚への透過力は波長の長い順、UVA ＞ UVB ＞ UVC となる。
3 × UVB：ドルノ線（D 線）とよばれる。
4 ○ UVC：チミンダイマーを形成させ、DNA 傷害を引き起こす。
5 × UVA：徐々にメラニン色素が酸化されて、皮膚が黒くなる（サンタン）。

（71）3

1 × 紫外線に比べて、皮膚における透過率が高い。
2 × 可視光線に比べて、波長が長い。
3 ○ 紫外線の曝露によって白内障が起こるが、強い赤外線を浴びる労働が多い職業従事者は白内障になりやすい。
4 × 日焼けにより色素沈着の原因となるのは、UVB と UVA である。
5 × 殺菌灯に用いられるのは、紫外線である。

□ (72) 赤外線に関する記述のうち、正しいのはどれか。1つ選べ。

1 放出は物質の温度が高いほど少なくなる。
2 波長は可視光線と電波の間に分布する。
3 酸素ガスにより効率よく吸収される。
4 振動数は可視光線より大きい。
5 煙に対する透過性は可視光線より小さい。

□ (73) 赤外線の特徴について、誤っているのはどれか。1つ選べ。

1 遠赤外線は、温熱効果を示す。
2 近赤外線は、CCD カメラの夜間光源に利用される。
3 紫外線より皮膚への透過力は大きい。
4 大気中の酸素に吸収される。
5 長時間曝露により白内障を引き起こす。

(72) 2

赤外線の波長は可視光（赤色光）線と電波の間に分布し、高い温度の物質ほど強く放出する。赤外線の透過性は波長が可視光線より長いことからこれより大きく、反対に振動数はより小さくなる。また、赤外線は水蒸気や二酸化炭素により、よく吸収される。

(73) 4

赤外線は、大気中の酸素ではなく二酸化炭素や水蒸気に吸収される。赤外線は波長が紫外線より長いので、皮膚への透過力も紫外線より大きい。赤外線は、遠赤外線、中赤外線、近赤外線に分けられる。遠赤外線は温熱効果を示すので、加熱調理器や腰痛治療に用いられる。近赤外線は可視光線に近い性質をもつので、CCD カメラの夜間光源に利用される。

❸生活環境と健康

《地球環境と生態系》

☐(1) 温室効果を有するが、オゾン層を破壊しない物質はどれか。1つ選べ。 **100-23**

1　クロロフルオロカーボン　　2　パーフルオロカーボン
3　ハイドロクロロフルオロカーボン　　4　ハロン
5　臭化メチル

☐(2) オゾン層の破壊作用を有する温室効果ガスはどれか。1つ選べ。 **106-23**

1　メタン　2　六フッ化硫黄　3　パーフルオロカーボン
4　ハイドロクロロフルオロカーボン　5　ハイドロフルオロカーボン

☐(3) オゾン破壊効率が最も大きいのはどれか。1つ選べ。

1　フッ素　2　塩素ラジカル　3　臭素ラジカル
4　酸素　5　窒素

☐(4) 太陽光線のうち成層圏オゾン層により吸収され、地上に到達しにくいのはどれか。1つ選べ。

1　赤外線　2　可視光線　3　UVA　4　UVB　5　UVC

☐(5) 地球温暖化をもたらす温室効果ガスが吸収するのは、次のうちどれか。1つ選べ。

1　紫外線　2　可視光線　3　赤外線　4　β線　5　γ線

☐(6) 次のうち、地球温暖化係数は最も小さいが、地球温暖化への寄与度が最も大きいのはどれか。1つ選べ。 **104-21**

1　メタン　2　二酸化炭素　3　一酸化二窒素
4　ハイドロフルオロカーボン　5　六フッ化硫黄

☐(7) 地球温暖化係数（単位濃度当たりの温暖化効果）が最も大きい温室効果ガスはどれか。1つ選べ。

1　一酸化二窒素（N_2O）　　2　二酸化炭素（CO_2）
3　ハイドロフルオロカーボン（HFC）　　4　メタン（CH_4）
5　六フッ化硫黄（SF_6）

☐(8) 生態系における生産者はどれか。1つ選べ。

1　植物プランクトン　2　動物プランクトン
3　草食動物　4　雑食動物　5　肉食動物

(1) 2

成層圏に存在するオゾン層を破壊する物質としてフロンが問題となり、それに代わるオゾン層破壊作用を有しない代替フロンが製造された。代替フロンのうち、ハイドロフルオロカーボンにはオゾン層破壊作用は認められないが、ハイドロクロロフルオロカーボンはオゾン層破壊作用が認められ、温室効果作用も有している。パーフルオロカーボンには温室効果作用があるが、オゾン層破壊作用は認められない。

(2) 4

オゾン層破壊作用があるのは、塩素原子または臭素原子を有するフロンである。

(3) 3

オゾンの破壊作用は、臭素ラジカルの方が塩素ラジカルよりも大きい。

(4) 5

紫外線のうち波長の短いUVCは、オゾン層により吸収されて地上に到達しない。

(5) 3

温室効果ガスは、地表面から放出される赤外線の一部を吸収する。

(6) 2

地球温暖化への寄与度が最も高いのは二酸化炭素、次いでメタンである。地球温暖化係数とは、二酸化炭素を基準に、他の温室効果ガスがどれだけ温暖化する能力があるか表したもので、単位質量の温室効果ガスが大気中に放出されたときに、一定時間内に地球に与える放射エネルギーの積算値を二酸化炭素（二酸化炭素を1とする）に対する比率として見積もったものである。

(7) 5

温室効果ガスの地球温暖化係数は、SF_6 > HFC > N_2O > CH_4 > CO_2 の順になっている（CO_2 の地球温暖化係数 = 1）。一方、地球温暖化への寄与度は CO_2 が最も高い。

(8) 1

生態系の生産者は、無機物から有機物を生産することができるものをいい、植物、植物プランクトンがある。

(9) 生態系における分解者の役割はどれか。1つ選べ。

1 無機物を有機物に換える。
2 有機物を有機物に換える。
3 有機物を無機物に換える。
4 熱エネルギーを有機物に換える。
5 熱エネルギーを無機物に換える。

(10) 生態系を構成する生物のうち、独立栄養生物はどれか。1つ選べ。 **108-21**

1 一次消費者　2 二次消費者　3 高次消費者
4 分解者　5 生産者

(11) 生態系における食物連鎖の頂点に位置するのはどれか。1つ選べ。

1 植物　2 草食動物　3 肉食動物　4 ヒト　5 微生物

(12) 環境中に放出された有害化学物質を微生物を用いて分解し、環境修復を行うことを何というか。1つ選べ。

1 バイオアッセイ　2 バイオレメディエーション
3 バイオエンジニアリング　4 バイオデグラデーション
5 バイオシンチレーション

(13) ヒトの健康に影響を及ぼす環境中化学物質の性状とは関係しないのはどれか。1つ選べ。

1 脂溶性　2 *n*-オクタノール／水の分配係数
3 難分解性　4 濃縮係数　5 食物連鎖

(14) 生物濃縮における濃縮係数と正の相関を示すのはどれか。1つ選べ。

1 生分解性　2 *n*-オクタノール／水の分配係数
3 生物変換能　4 化学結合能　5 急性毒性

(15) ある海域の海水中の化学物質Aの濃度は 5×10^{-8} mg/L であり、この海域に生息するシャチの体内から検出された化学物質Aの濃度は 1×10^{-3} mg/kg であった。このときの生物濃縮係数に最も近い値はどれか。1つ選べ。ただし、海水の比重は1.0と近似できるものとする。 **108-22**

1 5×10^{-5}　2 5×10^{-3}　3 1×10^{1}
4 2×10^{2}　5 2×10^{4}

(16) 環境汚染化学物質のうち、環境中で内分泌かく乱化学物質を生成するのはどれか。1つ選べ。

1 直鎖型アルキルベンゼンスルホン酸塩
2 トリクロロエチレン
3 分岐型アルキルベンゼンスルホン酸塩
4 テトラクロロエチレン
5 ノニルフェノールポリエトキシレート

(9) 3

生態系の分解者は、動植物の死骸や排泄物などの有機物を分解して無機物に戻す。

(10) 5

独立栄養生物は生産者に分類される。

(11) 4

植物（生産者）を底辺とした食物連鎖による生態ピラミッドの頂点は、ヒトである。

(12) 2

微生物による有機物の分解能を利用して環境化学物質汚染の修復を行うことをバイオレメディエーションという。

(13) 5

食物連鎖は、化学物質の性状には関係なく、食物として捕食される順番を示す。

(14) 2

濃縮係数と正の相関を示すのは、*n*-オクタノール／水の分配係数である。

(15) 5

海水の比重が1.0に近似できるので、海水中のAの濃度は5×10^{-8} mg/kg。したがって、

$$\text{生物濃縮係数} = \frac{\text{シャチの体内のAの濃度}}{\text{海水中のAの濃度}} = \frac{1 \times 10^{-3}}{5 \times 10^{-8}} = 2 \times 10^{4}$$

(16) 5

非イオン界面活性剤であるノニルフェノールポリエトキシレートは生分解されて、内分泌かく乱作用のあるノニルフェノールを生じる。

☐ (17) ストックホルム条約（POPs 条約）によって規制される有機汚染物質の条件に<u>含まれない</u>のはどれか。1つ選べ。
1　脂溶性　　2　難分解性　　3　高蓄積性
4　長期（慢性）毒性　　5　長距離移動性

☐ (18) POPs 条約の規制対象物質に含まれないのはどれか。1つ選べ。
1　DDT　　2　PCB　　3　PCDD　　4　2,4-D　　5　アルドリン

☐ (19) 残留性有機汚染物質の減少を目的に、指定物質の製造・取扱い等について制限を定めた国際的な取り決めを何というか。1つ選べ。
1　モントリオール議定書　　2　ワシントン条約
3　ロッテルダム条約　　4　ストックホルム条約　　5　パリ協定

☐ (20) 有害廃棄物の国境を越える移動及び処分の規制に関する国際的な取り決めを何というか。1つ選べ。
1　モントリオール議定書　　2　ワシントン条約
3　バーゼル条約　　4　ストックホルム条約　　5　パリ協定

☐ (21) 環境汚染化学物質のうち、非意図的生成物はどれか。1つ選べ。
1　DDT　　2　TCDD　　3　PCB
4　クロルデン　　5　ヘプタクロル

☐ (22) 特定地域において自動車から排出される大気汚染物質のうち、総量の削減などを規制しているのはどれか。1つ選べ。
1　一酸化炭素　　2　二酸化硫黄　　3　二酸化炭素
4　浮遊粒子状物質　　5　光化学オキシダント

《環境保全と法的規制》

☐ (23) 環境基本法に定める七公害に含まれないのはどれか。1つ選べ。
1　大気汚染　　2　水質汚濁　　3　土壌汚染
4　火山噴火　　5　悪臭

☐ (24) 環境基本法で規定された以下の公害のうち、環境基準が設定されていないのはどれか。1つ選べ。 **98-25**
1　騒音　　2　振動　　3　大気汚染　　4　水質汚濁　　5　土壌汚染

☐ (25) 環境基本法で規定された以下の公害のうち、環境基準が設定されていないのはどれか。1つ選べ。 **102-25**
1　大気汚染　　2　悪臭　　3　騒音　　4　土壌汚染　　5　水質汚濁

☐ (26)「生活環境の保全に関する環境基準」項目のうち、閉鎖性海域における富栄養化の指標はどれか。1つ選べ。 **100-24**
1　大腸菌群数　　2　COD(化学的酸素要求量)　　3　*n*-ヘキサン抽出物質
4　全リン　　5　全亜鉛

（17）1

POPs（残留性有機汚染物質）として、化学的性状の脂溶性は規制条件ではない。

（18）4

有機塩素系農薬の2,4−D（除草剤）は、対象物質ではない。

（19）4

ストックホルム条約は、正式には「残留性有機汚染物質に関するストックホルム条約」といい、残留性有機汚染物質条約、POPs条約とも呼ばれる。平成13年に採択された。

（20）3

バーゼル条約は、正式には「有害廃棄物の国境を越える移動及びその処分の規制に関するバーゼル条約」といい、平成1年にスイスのバーゼルで採択、平成4年に発効された。

（21）2

TCDD（ダイオキシン）は、ごみ焼却時にプラスチック類が反応して生成する非意図的生成物である。

（22）4

「自動車から排出される窒素酸化物及び粒子状物質の特定地域における総量の削減等に関する特別措置法（自動車NOx·PM法）」により、窒素酸化物、浮遊粒子状物質が規定されている。

（23）4

火山噴火などの自然災害は、公害とはみなさない。

（24）2

振動に関する基準は設定されていない。

環境基準設定項目：大気の汚染、水質の汚濁、土壌の汚染、騒音に係わる環境基準

（25）2

環境基準については、環境基本法第16条に「大気の汚染、水質の汚濁、土壌の汚染及び騒音に係る環境上の条件について、それぞれ、人の健康を保護し、及び生活環境を保全する上で維持されることが望ましい基準を定めるものとする。」と規定されている。典型七公害のうち、環境基準が設定されていないのは、地盤沈下、振動、悪臭である。

（26）4

湖沼・海域における植物プランクトンの大量増殖の主たる原因は、水中の窒素およびリンの濃度の増加であることから、生活環境を保全するうえで望ましい基準として、全窒素ならびに全リンの環境基準が設定されている。

☐(27) 大気汚染防止法で「特定粉じん」に指定されている物質はどれか。1つ選べ。 100-25
1 ディーゼル排気粒子　2 ばいじん　3 スギ花粉　4 鉛ヒューム　5 石綿

☐(28) 大気中に含まれる物質のうち、環境基本法により環境基準が設定されていないのはどれか。1つ選べ。 103-25
1 一酸化炭素　2 二酸化炭素　3 二酸化窒素
4 テトラクロロエチレン　5 ベンゼン

☐(29) 大気汚染に係る環境基準の項目として、設定されていないのはどれか。1つ選べ。 97-24
1 一酸化炭素　2 二酸化硫黄　3 浮遊粒子状物質
4 二酸化窒素　5 二酸化炭素

☐(30) 大気汚染物質の排出規制基準として、K値規制を課しているのはどれか。1つ選べ。
1 硫黄酸化物　2 窒素酸化物　3 浮遊粒子状物質
4 一酸化炭素　5 光化学オキシダント

☐(31)「生活環境の保全に関する環境基準」の設定項目のうち、湖沼における富栄養化の指標はどれか。1つ選べ。
1 全亜鉛　2 全窒素　3 大腸菌群数
4 直鎖アルキルベンゼンスルホン酸及びその塩　5 浮遊物質（SS）

☐(32) 水域における生活環境の保全に関する環境基準において、河川にのみ定められている項目はどれか。1つ選べ。 104-25
1 水素イオン濃度（pH）　2 生物化学的酸素要求量（BOD）
3 化学的酸素要求量（COD）　4 浮遊物質量（SS）
5 溶存酸素量（DO）

☐(33) 公共用水域の水質汚濁に関する「人の健康の保護に関する環境基準」において、基準値が「検出されないこと」と定められているのはどれか。1つ選べ。 107-24
1 カドミウム　2 ヒ素　3 アルキル水銀
4 トリクロロエチレン　5 硝酸性窒素及び亜硝酸性窒素

(27) 5

大気汚染防止法において、「粉じん」とは、物の破砕、選別その他の機械的処理またはたい積に伴い発生し、または飛散する物質をいう。このうち、人の健康に被害を生じるおそれのある物質を「特定粉じん」(現在、石綿が指定されている)、それ以外の粉じんを「一般粉じん」として定めている。

(28) 2

大気汚染に係る環境基準として、二酸化硫黄、一酸化炭素、浮遊粒子状物質、二酸化窒素、光化学オキシダント、微小粒子状物質、ベンゼン、トリクロロエチレン、テトラクロロエチレン、ジクロロメタンが設定されている。二酸化炭素は、多人数いる室内では空気中濃度が高くなりやすいために、その濃度は室内における換気の指標となり、学校環境衛生基準では望ましい基準値が設定されている。一方で、屋外の大気中では人体に有害なレベルまで濃度が高くなりにくいため、大気中の環境基準は設定されていない。

(29) 5

二酸化炭素は大気汚染物質ではない。一酸化炭素、二酸化窒素、二酸化硫黄、浮遊粒子状物質、光化学オキシダント、ベンゼン、トリクロロエチレン、テトラクロロエチレン、ジクロロメタンについて、環境基準が設定されている。

(30) 1

硫黄酸化物(二酸化硫黄)には、一般排出基準にK値として地域ごとに定められた定数を掛けて(K値規制)、規制基準としている。

(31) 2

富栄養化の制限因子は窒素及びリンであり、富栄養化の指標は全窒素及び全リンである。なお、湖沼における設定項目は、選択肢以外に全リン、pH、DO、COD がある。

(32) 2

生物化学的酸素要求量(BOD)あるいは化学的酸素要求量(COD)はいずれも環境水の有機汚濁を測る指標として用いられており、BOD は河川、COD は湖沼・海域の環境基準の項目となっている。湖沼や海域では、水が滞留して植物プランクトンが異常増殖すると、日中は光合成により酸素が産生される。このため BOD では有機汚濁による酸素要求量を正確に測りにくいことから、湖沼と海域では COD が基準項目となる。

(33) 3

「人の健康の保護に関する環境基準」では、全シアン、アルキル水銀、PCB の3つについて「検出されないこと」(定量限界を下回る)と定められている。

《水環境》

☐(34) 水年、我が国において水道の水源として年間取水量が最も多いのはどれか。1つ選べ。 108-23

1 河川水　2 伏流水　3 ダム水　4 湖沼水　5 井戸水

☐(35) 水道原水として、地表水には含まれないのはどれか。1つ選べ。

1 河川水　2 湖沼水　3 ダム湖水　4 浅井戸水　5 雨水

☐(36) 地表水の特徴(地下水と比較)として、誤っているのはどれか。1つ選べ。

1 溶存酸素量が多い。　2 有機物含量が多い。

3 硬度が高い。　4 自浄作用を受けやすい。

5 細菌汚染を受けやすい。

☐(37) わが国の上水道普及率（%）として、正しいのはどれか。1つ選べ。

1 75以下　2 80　3 85　4 90　5 95以上

☐(38) 浄水法における緩速ろ過法として、正しいのはどれか。1つ選べ。

1 凝集剤を使用　2 速やかな処理

3 生物ろ過膜を利用　4 フロックを形成　5 薬品の残留

☐(39) 急速ろ過法で用いられる凝集剤はどれか。1つ選べ。

1 塩化カルシウム　2 硫酸アルミニウム

3 水酸化ナトリウム　4 硫酸　5 亜硫酸ナトリウム

☐(40) 水の塩素消毒における残留塩素として、誤っているのはどれか。1つ選べ。

1 NH_2Cl　2 $NHCl_2$　3 HCl　4 HClO　5 ClO^-

☐(41) 水道水の塩素消毒において、殺菌力が最も強いのはどれか。1つ選べ。
106-24

1 HClO　2 ClO^-　3 Cl^-　4 NH_2Cl　5 $NHCl_2$

☐(42) 水の消毒工程において塩素が用いられる利点として、誤っているのはどれか。1つ選べ。

1 作用が速やかである。　2 残留性がある。

3 微量で有効である。　4 経済的である。

5 副生成物ができる。

☐(43) 水道水の水質基準項目のうち、塩素消毒による副生成物でないのはどれか。1つ選べ。 103-24

1 ジェオスミン　2 ジブロモクロロメタン　3 クロロ酢酸

4 クロロホルム　5 ブロモホルム

(34) 3

近年、水道の水源としての年間取水量の上位はダム水、河川水、井戸水の順である。

(35) 4

井戸水は浅井戸、深井戸とも地下水である。

(36) 3

地表水は、地下水と比較して硬度は低い。地下水は、地下に浸透していく過程で地層中の無機物を溶解するため、硬度が高くなる。

(37) 5

上水道普及率は、令和2年3月31日現在で98.1%である。

(38) 3

緩速ろ過では、ろ過砂層表面に形成される生物ろ過膜による生物化学的分解力を利用する。

(39) 2

凝集剤には硫酸アルミニウム（硫酸ばん土）やポリ塩化アルミニウムが用いられる。

(40) 3

HCl は残留塩素ではない。NH_2Cl と $NHCl_2$ は結合残留塩素といい、HClO と ClO^- は遊離残留塩素という。

(41) 1

HClO、ClO^- を遊離残留塩素といい、HClO は ClO^- より殺菌力が強い。クロラミン（NH_2Cl、$NHCl_2$、NCl_3）を結合残留塩素といい、遊離残留塩素よりも殺菌力が弱い。

(42) 5

欠点として、水溶性のフミン質と反応して副生成物であるトリハロメタンが生成する。

(43) 1

ジェオスミンは、富栄養化が進んだ水環境において、藍藻や放線菌などによって産生され、水道原水に含まれるとカビ臭の原因となる。ブロモジクロロメタン、ジブロモクロロメタン、クロロホルム、ブロモホルムの4種類はトリハロメタンとよばれ、土壌中の腐植質に由来するフミン質を含む水を塩素消毒すると副生成物としてトリハロメタンが生じる。ハロ酢酸（クロロ酢酸、ジクロロ酢酸、トリクロロ酢酸）は、有機物を含む水を消毒した際の副生成物である。

☐(44) 水の塩素消毒の際に生成する物質（副生成物）として、ヒトの健康に有害な物質はどれか。1つ選べ。

1 次亜塩素酸　2 モノクロラミン
3 ジクロラミン　4 トリハロメタン　5 硝酸

☐(45) 塩素消毒に強い抵抗性を示す病原体はどれか。1つ選べ。**99-20**

1 インフルエンザウイルス　2 レジオネラ属菌　3 大腸菌
4 クリプトスポリジウム　5 赤痢菌

☐(46) 水道水の水質基準のうち、「検出されないこと」とされているのはどれか。1つ選べ。

1 水銀　2 シアン化物イオン　3 大腸菌
4 ジェオスミン　5 フェノール類

☐(47) 水道水の水質基準のうち、塩素消毒に由来<u>しない</u>のはどれか。1つ選べ。

1 クロロホルム　2 ブロモホルム　3 ブロモジクロロメタン
4 ジブロモクロロメタン　5 ジクロロメタン

☐(48) 水道法施行規則に基づいてその含有量の下限値が定められている水道水成分はどれか。1つ選べ。**98-24**

1 ナトリウム及びその化合物　2 残留塩素
3 カルシウム、マグネシウム等（硬度）　4 亜鉛及びその化合物
5 塩化物イオン

☐(49) 水道水の給水栓における遊離残留塩素濃度（mg/L 以上）として、正しいのはどれか。1つ選べ。

1 0.1　2 0.4　3 1.0　4 1.5　5 4.0

☐(50) 水道水の残留塩素の測定に用いられるのはどれか。1つ選べ。

1 EBT 法　2 DPD 法　3 ウィンクラー法
4 ピリジン－ピラゾロン法　5 ナフチルエチレンジアミン法

☐(51) ジエチル-*p*-フェニレンジアミン（DPD）法による水道水中の残留塩素の測定において、DPD と速やかに反応して赤色を呈するのはどれか。1つ選べ。**97-23**

1 HClO　2 NH_2Cl　3 $NHCl_2$　4 NCl_3　5 $CHCl_3$

(44) 4

消毒副生成物のトリハロメタンのうち、クロロホルムの発がん性が問題視されている。

(45) 4

クリプトスポリジウム原虫は、感染した人や動物の糞便中にオーシストと呼ばれる卵状の殻でおおわれた形態で排泄されるため、塩素に対する抵抗性が非常に強く、塩素により消毒できない。クリプトスポリジウムを除去するには、浄水処理法による膜ろ過処理や煮沸が有効である。

(46) 3

水質基準で「検出されないこと」とされているのは、し尿汚染の指標の大腸菌である。

(47) 5

ジクロロメタンは、消毒副生成物のトリハロメタンではない。

(48) 2

pHにも下限値が定められている。pHが低い酸性の水道水では、水道管の腐食などの弊害があるため、pHは中性付近であることが求められる。しかし選択肢にpHがない。

下限値が定められている項目ということは、水道水に一定以上含有されることが求められることである。塩素消毒は水系感染症を防止するために行われるので、残留塩素濃度が一定以上であることが求められる。一方、残留塩素自身の毒性による健康障害を防止するために、上限値も定められている。

(49) 1

給水栓における遊離残留塩素は、0.1 mg/L以上とされている。結合残留塩素の場合では0.4 mg/L以上である。

(50) 2

残留塩素は、DPD（ジエチル-*p*-フェニレンジアミン）と反応して、赤色の呈色物質を生成する。

(51) 1

遊離残留塩素（HClO）がDPD試薬と速やかに反応する。結合残留塩素（NH_2Cl、$NHCl_2$、NCl_3）は反応が遅いため、KIを加えて総残留塩素を測定し、遊離残留塩素の測定結果との差を結合残留塩素とする。クロロホルム（$CHCl_3$）は残留塩素ではない。

☐ (52) 水道水の総硬度を測定する試験法はどれか。1つ選べ。 99-23

1 ジエチル-*p*-フェニレンジアミン（DPD）法
2 エチレンジアミン四酢酸（EDTA）による滴定法（エリオクロムブラックT法）
3 インドフェノール法
4 硝酸銀滴定法（モール法）
5 オルトフェナントロリン法

☐ (53) 下水処理における二次処理で主に処理されるのはどれか。1つ選べ。

1 固形物　2 浮遊物質　3 有機物　4 無機物　5 揮発性物質

☐ (54) 下水処理に用いられる活性汚泥の主な構成成分はどれか。1つ選べ。

1 好気性微生物　2 嫌気性微生物　3 硝化細菌
4 活性炭　5 メタン生成菌

☐ (55) 嫌気的微生物処理が主に適用されるのはどれか。1つ選べ。

1 シアン化物含有排水　2 6価クロム含有排水
3 ヒ素含有排水　4 N、P含有排水　5 し尿

☐ (56) 下水処理法のうち、好気的微生物分解法<u>でない</u>のはどれか。1つ選べ。

1 活性汚泥法　2 オキシデーションディッチ法
3 メタン発酵法　4 散水ろ床法　5 接触ばっ気法

☐ (57) 工場排水の排水基準として、「検出されないこと」とされているのはどれか。1つ選べ。

1 シアン化合物　2 ヒ素およびその化合物　3 PCB
4 アルキル水銀化合物　5 カドミウムおよびその化合物

☐ (58) 水質汚濁に関する公共用水域の環境基準として、BODを規定しているのはどれか。1つ選べ。

1 河川　2 湖沼　3 内湾　4 内海　5 海域

☐ (59) 水質汚濁に関して、地下水汚染が問題になったのはどれか。1つ選べ。

1 シアン化物　2 アルキル水銀　3 PCB
4 チウラム　5 トリクロロエチレン

☐ (60) 公共用水域（河川、湖沼、海域）における生活環境の保全に関する環境基準として、海域には適用<u>されない</u>のはどれか。1つ選べ。

1 pH　2 DO　3 大腸菌群　4 SS　5 全亜鉛

(52) 2

1　×　ジエチル-*p*-フェニレンジアミン（DPD）法は、残留塩素の測定に用いられる。

2　○　EDTA による滴定法（エリオクロムブラック T 法）は、総硬度の測定に用いられる。

3　×　インドフェノール法は、アンモニア性（態）窒素の測定に用いられる。

4　×　硝酸銀滴定法（モール法）は、塩化物イオンの測定に用いられる。

5　×　オルトフェナントロリン法は、鉄（鉄イオン）の測定に用いられる。

(53) 3

二次処理では、主に活性汚泥が用いられ、有機物を酸化分解処理する。

(54) 1

活性汚泥は、好気性の細菌、真菌、藻類、原生動物などを含む微生物の集団である。

(55) 5

嫌気的微生物処理は、主にし尿処理に用いられる。

(56) 3

メタン発酵法は、嫌気性微生物による高分子有機物の分解作用を利用する。有機物は分解されてメタン、硫化水素、アンモニアなどを生成する。

(57) 4

工場排水の排水基準では、アルキル水銀化合物は「検出されないこと」とされている。

(58) 1

公共用水域の環境基準は、河川が BOD、湖沼および海域（内湾、内海を含む）が COD を規定している。

(59) 5

地下水汚染が問題となったのは、トリクロロエチレン、テトラクロロエチレンなどの低沸点有機ハロゲン化合物である。

(60) 4

生活環境の保全に関する環境基準として、海域には SS ではなく、*n*-ヘキサン抽出物質が規定されている。DO（Dissolved Oxygen）は溶存酸素量で、SS（Suspended Solid）は浮遊物質量のことである。

☐ (61) 水質汚濁指標である溶存酸素量（DO）の測定法はどれか。1つ選べ。
108-24

1　インドフェノール法
2　ウインクラー法
3　エチレンジアミン四酢酸（EDTA）による滴定法
4　硝酸銀滴定法（モール法）
5　ピリジン・ピラゾロン法

☐ (62) DO（溶存酸素）の測定において、溶存酸素を固定して生じる化学形態はどれか。1つ選べ。

1　MnO　2　$Mn(OH)_2$　3　H_2MnO_3　4　$MnSO_4$　5　$Na_2S_2O_3$

☐ (63) 生物化学的酸素要求量（BOD）を測定する際に用いる試験法はどれか。1つ選べ。105-25

1　ウインクラー法　2　酸性高温過マンガン酸法
3　オルトフェナントロリン法　4　重量法
5　インドフェノール法

☐ (64) BOD 測定に際して、試料水に微生物が存在しない場合に、外から適当な微生物を含む水を添加することを何というか。1つ選べ。

1　植菌　2　植株　3　植種　4　細菌移植　5　微生物移植

☐ (65) COD 測定の際に、酸化剤として用いられるのはどれか。1つ選べ。

1　Na_2CO_3　2　$Ca(OH)_2$　3　$Mn(OH)_2$　4　$KMnO_4$　5　Na_2SO_3

☐ (66) 水源の富栄養化によって生じるかび臭物質はどれか。1つ選べ。

1　メタン　2　硫化水素　3　クロロフェノール
4　ジェオスミン　5　トリクロロエチレン

☐ (67) 富栄養化によって生成する物質として、肝臓毒性を有するのはどれか。1つ選べ。

1　ジェオスミン　2　2-メチルイソボルネオール
3　メタン　4　ミクロシスチン　5　アンモニア

☐ (68) 湖沼の富栄養化の進行に伴い、アオコを形成する藍藻類が産生し、肝毒性を示す物質はどれか。1つ選べ。104-23

1　ペンタクロロフェノール　2　ジクロラミン
3　ミクロシスチン　4　ジェオスミン
5　2-メチルイソボルネオール

(61) 2

1 × アンモニア態窒素の測定法
2 ○
3 × 硬度の測定法
4 × 塩化物イオンの測定法
5 × シアン化物イオンおよび塩化シアンの測定法

(62) 3

NaOH と $MnSO_4$ によって生じる $Mn(OH)_2$ が、溶存酸素と反応して H_2MnO_3（亜マンガン酸）となる。

(63) 1

生物化学的酸素要求量(BOD)は、水中の有機物などの水質汚濁物質を微生物が酸化分解する際に消費される酸素の量で表したものであり、河川の有機汚濁をはかる代表的な指標である。一般的に5日間の溶存酸素量（mg/L）の変化をもとに算出する。溶存酸素は、ウインクラー法により測定する。

(64) 3

試料水に外から適当な好気性微生物を含む水を加えることを植種といい、この水を植種水という。

(65) 4

COD 測定用の酸化剤としては、$KMnO_4$ や $K_2Cr_2O_7$ が用いられる。

(66) 4

水源の富栄養化によって増殖した藻類が産生するかび臭物質には、ジェオスミンや2−メチルイソボルネオールがある。

(67) 4

富栄養化に伴って生成する環状ヘプタペプタイド（アミノ酸7個がペプチド結合）のミクロシスチンは、肝臓毒であることが判明している。

(68) 3

富栄養化に伴って、有毒アオコを形成するミクロキスティス属（*Microcystis*）、アナベナ属（*Anabaena*）、ユレモ属（*Oscillatoria*）などの藍藻類は、ミクロシスチンと呼ばれる7個のアミノ酸からなる環状ペプチドをつくる。これは肝臓に特異的に作用する毒である。また藍藻類が産生する代表的なカビ臭物質は、2−メチルイソボルネオール、ジェオスミンである。富栄養化になると藻類等が異常増殖して水中の酸素消費量が高くなることで貧酸素化し、藻類が生産する有害物質によって水生生物が死滅する。

☐(69) 閉鎖性水域における富栄養化の制限因子はどれか。1つ選べ。 101-25

1 カリウム　2 亜鉛　3 鉄　4 硫黄　5 リン

《大気環境》

☐(70) 自然大気に占める体積比（%）の大きさの順序を正しく表示しているのはどれか。1つ選べ。 99-24

1 二酸化炭素＞メタン＞アルゴン　2 二酸化炭素＞アルゴン＞メタン
3 メタン＞二酸化炭素＞アルゴン　4 アルゴン＞二酸化炭素＞メタン
5 アルゴン＞メタン＞二酸化炭素

☐(71) 大気汚染物質のうち、二次汚染物質はどれか。1つ選べ。

1 二酸化硫黄　2 二酸化窒素　3 浮遊粒子状物質
4 一酸化炭素　5 光化学オキシダント

☐(72) 大気汚染物質の発生源として、主に移動発生源が問題となるのはどれか。1つ選べ。

1 二酸化硫黄　2 二酸化窒素　3 光化学オキシダント
4 トリクロロエチレン　5 ジクロロメタン

☐(73) 大気汚染物質のうち浮遊粒子状物質とは、大気中に浮遊する粒子状物質で粒径が何μm以下のものをいうか。1つ選べ。

1 0.1　2 1　3 10　4 20　5 100

☐(74) 大気汚染物質の健康影響として、気管支喘息の原因物質とされるのはどれか。1つ選べ。

1 二酸化硫黄　2 二酸化窒素　3 浮遊粒子状物質
4 一酸化炭素　5 光化学オキシダント

☐(75) 大気汚染物質のうち、環境基準達成率が最も低いのはどれか。1つ選べ。

1 二酸化硫黄　2 二酸化窒素　3 浮遊粒子状物質
4 一酸化炭素　5 光化学オキシダント

☐(76) 大気汚染物質のうち、ザルツマン法によって測定されるのはどれか。1つ選べ。

1 二酸化硫黄　2 二酸化窒素　3 浮遊粒子状物質
4 一酸化炭素　5 光化学オキシダント

☐(77) 大気汚染物質のうち、溶液導電率法によって測定されるのはどれか。1つ選べ。

1 二酸化硫黄　2 二酸化窒素　3 浮遊粒子状物質
4 一酸化炭素　5 光化学オキシダント

(69) 5

富栄養化とは、閉鎖性水域において、リン、窒素（栄養塩類）が多量に水中に溶存し、植物性プランクトンが異常に増殖した状態である。植物性プランクトンの増殖を制限する因子は、窒素およびリンである。

(70) 4

大気中の成分として、窒素（約78%）、酸素（21%）の次に、アルゴン（0.93%）があり、さらに二酸化炭素（0.03～0.04%）、メタン（0.00017%）となっている。

(71) 5

二次汚染物質である光化学オキシダントは、オゾン、PANなどが含まれ、窒素酸化物、炭化水素、紫外線などが生成に関与する。

(72) 2

移動発生源として自動車からの排出が問題になるのは、二酸化窒素である。エンジン中での高温燃焼時に空気中の窒素と酸素が反応して生成する（サーマル NO_x）。

(73) 3

浮遊粒子状物質とは、大気中に浮遊する粒子状物質のうち粒径10 μm以下のものをいう。

(74) 1

公害病の1つである四日市喘息の原因物質は、二酸化硫黄とされる。

(75) 5

環境基準が設定されている大気汚染物質のうち、近年、達成率が最も低いのは光化学オキシダントである。

(76) 2

NO_2 はザルツマン試薬（酢酸酸性のスルファニル酸、*N*-（1-ナフチル）エチレンジアミン二塩酸塩混液）と反応して、橙赤色のアゾ色素を生成する。NOは過マンガン酸カリウムで酸化して、NO_2 にしてからザルツマン試薬と反応させる。

(77) 1

SO_2 は、硫酸酸性の過酸化水素水（H_2O_2）と反応して H_2SO_4 を生成し、導電率が増加する。

□(78) 気象条件のうち、大気汚染物質が停滞して拡散しにくくなるのはどれか。1つ選べ。

1 放射性逆転　2 乱流　3 高気圧　4 低気圧　5 高温

《室内環境》

□(79) カタ冷却力は、カタ温度計の示度が38℃から何℃まで低下するのに要する時間を測定して求めるか。1つ選べ。

1 37　2 36　3 35　4 34　5 33

□(80) アスマン通風乾湿計と乾カタ温度計のみを用いて測定できる室内空気環境の指標はどれか。1つ選べ。 **102-24**

1 必要換気量　2 気動　3 熱輻射　4 湿カタ冷却力
5 補正感覚温度

□(81) 感覚温度を算出するために<u>必要でない</u>のはどれか。1つ選べ。

1 気温　2 気湿　3 気圧　4 カタ冷却力　5 気動

□(82) 室内の必要換気量を求める際の標準汚染物質はどれか。1つ選べ。

1 窒素　2 酸素　3 一酸化炭素　4 二酸化炭素　5 メタン

□(83) 室内環境の汚染化学物質として、室内空気指針値が定められて<u>いない</u>のはどれか。1つ選べ。

1 ホルムアルデヒド　2 ベンゼン　3 トルエン
4 キシレン　5 パラジクロロベンゼン

□(84) ビルの空調設備（冷却塔）を汚染して、蒸気ミストに混ざって室内に飛散し、集団感染の原因となった細菌はどれか。1つ選べ。

1 クリプトスポリジウム　2 レジオネラ属菌　3 コレラ菌
4 サルモネラ　5 結核菌

□(85) レジオネラ症の主要な症状はどれか。1つ選べ。

1 下痢　2 嘔吐　3 肺炎　4 吐き気　5 腹痛

□(86) シックハウス症候群の主要な原因物質とされているのはどれか。1つ選べ。

1 二酸化炭素　2 メタン　3 ホルムアルデヒド
4 ベンゼン　5 アセトン

□(87) ハウスダストに含まれる家ダニの死骸、糞などによって引き起こされる主な健康影響はどれか。1つ選べ。

1 アトピー性皮膚炎　2 吐き気　3 腹痛　4 下痢　5 嘔吐

(78) 1

気象条件として逆転層が形成されると、大気の流れは安定して、汚染物質が停滞することになる。

(79) 3

カタ温度計の示度が38℃から35℃まで低下するのに要する時間を秒単位で測定する。

(80) 2

気動は、気温とカタ冷却力をもとに算出する。気温はアスマン通風乾湿計(乾球温度の示度)、カタ冷却力はカタ温度計を用いて測定する。

(81) 3

感覚温度を求めるには、気温、気湿、カタ冷却力から得られる気動が必要である。気圧は算出因子に入っていない。

(82) 4

必要換気量は、通常、ヒトの呼気中に排出される二酸化炭素の濃度を測定して求める。

(83) 2

室内空気汚染が問題となる化学物質は、室内空気濃度の指針値が規定されているが、ベンゼンは対象になっていない。

(84) 2

空調設備の給水塔の水が、本来土壌細菌であるレジオネラ属菌に汚染し、室内の人に感染した事例が発生している。

(85) 3

レジオネラ症は、肺炎様症状を起こす。

(86) 3

建物の内装材などの接着剤に含まれるホルムアルデヒドは、シックハウス症候群を引き起こす主要な原因物質とされる。

(87) 1

ハウスダストによるアレルギーとして、アトピー性皮膚炎の発症がある。

☐ (88) シロアリ駆除剤として建材に用いられ、シックハウス症候群の原因物質の1つとされた化学物質はどれか。1つ選べ。 **99-25**

1　パラジクロロベンゼン　　2　フタル酸ジ-*n*-ブチル
3　アセトアルデヒド　　4　ホルムアルデヒド　　5　クロルピリホス

☐ (89) 体内組織の酸素欠乏を起こしやすく、建築物環境衛生管理基準が10 ppm以下となっている室内汚染物質はどれか。1つ選べ。 **104-24**

1　一酸化炭素　　2　二酸化炭素　　3　アンモニア　　4　二酸化窒素
5　二酸化硫黄

《廃棄物》

☐ (90) 廃棄物のうち、一般廃棄物に<u>含まれない</u>のはどれか。1つ選べ。

1　家庭用生ごみ　　2　可燃物　　3　不燃物　　4　し尿　　5　汚泥

☐ (91) 産業廃棄物のうち、排出量が最も多いのはどれか。1つ選べ。

1　汚泥　　2　建築廃材　　3　動物の糞尿　　4　燃えがら　　5　廃油

☐ (92) ごみ焼却時に、焼却炉から排出されることが問題となった化学物質はどれか。1つ選べ。

1　DDT　　2　トリクロロエチレン　　3　ダイオキシン類
4　ノニルフェノール　　5　トリハロメタン

☐ (93) 医療廃棄物のうち、感染性廃棄物と<u>されない</u>のはどれか。1つ選べ。

1　血液等が付着した鋭利なもの
2　手術によって発生した病理廃棄物
3　血液、血清、血漿および体液
4　血液等が付着したガーゼ類を滅菌処理したもの
5　病原微生物に関連した検査、試験等に用いられたもの

☐ (94) 医療機関より廃棄される“血液の付着したガーゼ（未滅菌）”が該当する区分として、最も適切なのはどれか。1つ選べ。 **97-25**

1　産業廃棄物　　2　特別管理産業廃棄物　　3　事業系一般廃棄物
4　家庭系一般廃棄物　　5　特別管理一般廃棄物

(88) 5

1　×　衣類の防虫剤、トイレの芳香剤として使用される。
2　×　壁紙、接着剤などの可塑剤として使用される。
3　×　合成樹脂や接着剤などから揮散する。喫煙でも発生する。
4　×　接着剤に含まれる。シックハウス症候群の原因物質として一番問題視されている。
5　○　有機リン系殺虫剤としてシロアリの駆除に使用される。

(89) 1

「建築物環境衛生管理基準」において、空気環境の基準は下記の通りである。

ア　浮遊粉じんの量	0.15 mg/m^3 以下
イ　一酸化炭素の含有率	100 万分の 10 以下（= 10 ppm 以下） ※特例として外気がすでに 10 ppm 以上ある場合には 20 ppm 以下
ウ　二酸化炭素の含有率	100 万分の 1000 以下（= 1000 ppm 以下）
エ　温度	(1) 17℃以上 28℃以下 (2) 居室における温度を外気の温度より低くする場合は、その差を著しくしないこと。
オ　相対湿度	40％以上 70％以下
カ　気流	0.5 m/ 秒以下
キ　ホルムアルデヒドの量	0.1 mg/m^3 以下（= 0.08 ppm 以下）

(90) 5

汚泥は、産業廃棄物に含まれる。

(91) 1

産業廃棄物の中では、汚泥の排出量が最も多く約 45％を占める。

(92) 3

生ごみとともに焼却されるプラスチックが燃焼時に反応してダイオキシン類が生成し、環境を汚染して問題となった。

(93) 4

血液等が付着したもので鋭利なものでなく、院内で滅菌処理したガーゼ等は、非感染性廃棄物として処理できる。

(94) 5

医療機関より廃棄される血液等の付着した廃棄物は感染性廃棄物といい、特別管理廃棄物である。注射針は金属くずに分類され、採血管はガラスくずに分類されるため特別管理産業廃棄物であるが、ガーゼは繊維くずに分類されるため特別管理一般廃棄物である。

□ (95) 指定感染症*の治療・検査時に使用された医療用マスクを滅菌せずに廃棄する際の分類として、適切なのはどれか。1つ選べ。**106-25**

1　産業廃棄物　　2　事業系一般廃棄物　　3　感染性一般廃棄物
4　特別管理産業廃棄物　　5　感染性産業廃棄物

*感染症の予防及び感染症の患者に対する医療に関する法律において規定

□ (96) 病院薬剤部において高カロリー輸液を調製する際に排出される廃棄物のうち、感染性廃棄物と同等の取扱いとするのはどれか。1つ選べ。**108-25**

1　輸液バッグのゴム栓のアルコール消毒に用いたガーゼ
2　輸液バッグへ薬液を添加するのに用いた注射筒
3　輸液バッグへ薬液を添加するのに用いた注射針
4　輸液バッグへ添加する薬液を取って空になったバイアル
5　調製時に用いたディスポーザブル手袋

□ (97) 医療機関により廃棄される未使用の注射針が該当する区分として、最も適切なのはどれか。1つ選べ。**107-25**

1　事業系一般廃棄物　　2　家庭系一般廃棄物
3　特別管理一般廃棄物　　4　特別管理産業廃棄物　　5　非感染性廃棄物

□ (98)「循環型社会形成推進基本法」に基づくリサイクル法として規定されていないのはどれか。1つ選べ。

1　容器包装　　2　家電　　3　建設　　4　食品　　5　汚泥

(95) 3

医療用マスクは一般廃棄物に分類される。感染症法の一類、二類、三類感染症、新型インフルエンザ等感染症、指定感染症及び新感染症の治療、検査等に使用された後、排出されたものは感染性廃棄物と判断される（廃棄物処理法に基づく感染性廃棄物処理マニュアル［平成30年3月 環境省］）。このため指定感染症の治療、検査時に排出される医療用マスクは、滅菌せずに処理する場合には感染性一般廃棄物に分類される。

(96) 3

注射針のような鋭利なものは、感染性廃棄物と同等の取扱いをする。

(97) 4

鋭利なもの（注射針、メスなど）は、滅菌や未使用にかかわらず感染性廃棄物として扱う。注射針は、感染性の産業廃棄物であることから、特別管理産業廃棄物に区分される。

(98) 5

汚泥は、脱水、焼却などの中間処理が行われるが、リサイクル法は定められていない。

薬剤師国家試験対策
必須問題集 I 2025

2024 年 4 月 1 日 初 版 第 1 刷発行

編著者 薬学教育センター
発行者 安田喜根
発行所 株式会社 評言社
東京都千代田区神田小川町 2-3-13（〒101-0052）
電 話 03-5280-2550
https://hyogensha.co.jp
印 刷 株式会社 シナノ パブリッシング プレス

©Yakugaku Kyoiku Center 2024 Printed in Japan
落丁・乱丁本の場合はお取り替えいたします。
ISBN 978-4-8282-0450-5 C3047